次世代バイオ医薬品の製剤設計と開発戦略

Next-Generation Biodrug : Formulation Design and Development Strategy

《普及版／Popular Edition》

監修 森下真莉子

シーエムシー出版

刊行にあたって

医薬品業界が低分子薬からバイオ医薬へと世界的な大転換機を迎えています。バイオ医薬品は“バイオテクノロジーを応用して製造される医薬品”と定義されますが（本書籍，早川堯夫先生の章参照），今や医薬品全体の中で，上位を占める品目数の比率的にも経済効果においても極めて大きな位置を占めるに至っています。2010年には医薬品の売り上げ上位21品目中，バイオ医薬品は半数近くの8品目を占め，前年比11.8%増で低分子化学合成医薬品の6割に相当する518.1億ドルを売り上げています。低分子の新薬開発がなかなか進まない現状にあって，今後，新規承認医薬品に占めるバイオ医薬品の割合は2010年代末までに50%にも達すると予測されています。このようにバイオ医薬品の開発競争は，後続バイオ製品も視野に入れて，今後益々激しさを増していくものと推測されます。

バイオ医薬品は低分子化学合成医薬品とは本質的に大きく異なるため，材料となるペプチド・タンパク質の創製，生産，精製，解析などに関する新技術開発はバイオ医薬の製剤設計に不可欠な要素であると考えられます。また，安全性については，免疫原生や不純物に起因した有害作用，さらには主薬そのものの薬理作用が強く出る有害作用もあり，適切な安全性評価や品質特性解析が重要です。さらに，適切な疾患モデル動物，ペプチド改変技術，糖鎖改変技術，薬効評価のためのバイオマーカーの探索，革新的なDDS技術なども益々求められていくものと思います。こうした背景から本書は，今後，バイオ医薬の開発が広がるにつれて増加すると考えられる様々なニーズに応えることを目指して企画されました。

本書は大きく5つの編で構成されています。第Ⅰ編“開発の現状”ではバイオ医薬品開発に求められるキーポイントと途上国を含む海外情勢の分析を，また，低分子化合物とは本質的に異なるバイオ医薬品の製造ついては，第Ⅱ編“製剤設計と品質管理”で重点的に取り扱います。第Ⅲ編では，有効性と安全性評価に欠かすことのできない“動態解析”を，バイオ医薬品開発の実績は第Ⅳ編でご紹介します。また，第Ⅴ編でバイオ医薬品に特徴的な“投与デバイスの開発事例”について取り扱います。さらに，注射剤がメインのバイオ医薬品において，次世代型ともいえる非侵襲・低侵襲バイオ医薬品に関する最先端の研究開発を第Ⅵ編にまとめました。

以上のように本書は，バイオ医薬品の開発に関わるすべてを網羅した内容になっているため，今後バイオ薬物の製剤設計や体内動態を研究するアカデミアの研究者に，また製薬業界でバイオ医薬品の基礎研究ならびに臨床開発に携わっている方々に必ず役立つものと考えています。日本で最初に承認されたバイオ医薬品：インスリンの発見から約100年の時を経た今このときに，本書を通して未来のバイオ医薬品製剤の開発に少しでも貢献できれば，監修者としてこれ以上の喜びはありません。

最後に，ご多忙にも関わらず本書の執筆にご快諾いただき，ご専門分野を丁寧に解説いただきました各執筆者の先生方にこの場をお借りして厚く御礼申し上げると共に，企画から出版に至るまでご尽力をいただきました㈱シーエムシー出版・編集部の仲田さんに心より感謝を申し上げます。

2011年11月

森下真莉子

普及版の刊行にあたって

本書は2011年に『次世代バイオ医薬品の製剤設計と開発戦略』として刊行されました。普及版の刊行にあたり，内容は当時のままであり加筆・訂正などの手は加えておりませんので，ご了承ください。

2018年３月９日

シーエムシー出版　編集部

執筆者一覧（執筆順）

森下真莉子	星薬科大学　薬剤学教室　准教授
早川堯夫	近畿大学　薬学総合研究所　所長，特任教授
中村洋	慶應義塾大学　大学院経営管理研究科（ビジネススクール）　教授
鹿野真弓	㈱医薬品医療機器総合機構　規格基準部　部長
土屋政幸	中外製薬㈱　戦略マーケティングユニット
白洲一新	白洲知的財産権事務所　所長；弁理士
加藤浩	日本大学大学院　知的財産研究科　教授
山口照英	国立医薬品食品衛生研究所　生物薬品部　研究員
蒲池信一	㈱ジーンテクノサイエンス　取締役　事業開発部長
伊豆津健一	国立医薬品食品衛生研究所　薬品部　主任研究官
津本浩平	東京大学　医科学研究所　教授
高倉喜信	京都大学　大学院薬学研究科　病態情報薬学分野　教授
加藤基浩	中外製薬㈱　前臨床研究部　主席研究員
深瀬浩一	大阪大学　大学院理工学研究科　教授
田中克典	大阪大学　大学院理工学研究科　助教
二宮一敏	ノボ ノルディスク ファーマ㈱　人事総務本部　FTD 部　営業研修グループ　グループマネージャー
藤倉剛志	ノボ ノルディスク ファーマ㈱　開発本部　開発企画部
杉井寛	ノボ ノルディスク ファーマ㈱　開発本部　本部長
出村信隆	ノバルティス ファーマ㈱　開発本部　探索開発部　前臨床開発グループ　マネージャー
中里雅光	宮崎大学　医学部　内科学講座　神経呼吸内分泌代謝学分野　教授
小田実	スリーエムヘルスケア㈱　ドラッグデリバリーシステムプロジェクト部　部長
鎌田春彦	㈱医薬基盤研究所　バイオ創薬プロジェクト　サブプロジェクトリーダー
堤康央	大阪大学大学院　薬学研究科　毒性学分野　教授；㈱医薬基盤研究所　バイオ創薬プロジェクト　チーフリーダー
角田慎一	㈱医薬基盤研究所　バイオ創薬プロジェクト　プロジェクトリーダー
吉岡靖雄	大阪大学　臨床医工学融合研究教育センター　特任准教授（常勤）
金井靖	アスビオファーマ㈱　代謝・安全性ファカルティ　主幹研究員
奥田知将	名城大学　薬学部　薬物動態制御学研究室　助教
岡本浩一	名城大学　薬学部　薬物動態制御学研究室　教授
亀井敬泰	日本赤十字社　血漿分画センター　技術開発部
山本昌	京都薬科大学　薬剤学分野　教授
小檜山康司	㈱医薬基盤研究所　アジュバント開発プロジェクト　プロジェクト研究員
石井健	㈱医薬基盤研究所　アジュバント開発プロジェクト　プロジェクトリーダー；大阪大学　免疫学フロンティア研究センター　ワクチン学　招聘教授
岡田弘晃	東京薬科大学　名誉教授；㈱岡田 DDS 研究所　所長
金沢貴憲	東京薬科大学　薬学部　製剤設計学教室　助教
松尾一彦	大阪大学　薬学研究科　薬剤学分野　特任研究員
岡田直貴	大阪大学　薬学研究科　薬剤学分野　准教授
中川晋作	大阪大学　薬学研究科　薬剤学分野　教授
西山伸宏	東京大学　大学院医学系研究科　臨床医工学部門　准教授
片岡一則	東京大学　大学院医学系研究科　臨床医工学部門　教授；同大学　大学院工学系研究科　マテリアル工学専攻　教授

執筆者の所属表記は，2011 年 11 月 18 日当時のものを使用しております。

目　　次

【第Ⅰ編　バイオ医薬品の開発の現状と展望】

第１章　タンパク質性バイオ医薬品開発の現状とこれから　　早川堯夫

1　はじめに……………………………………1
2　医薬品の有効成分としてのタンパク質……………………………………1
2.1　医薬品の有効成分における本質的属性と製剤における第二の属性……1
2.2　医薬品（原薬及び製剤）の素材としてのタンパク質の物質的・機能的特徴……………………………………2
3　タンパク質性バイオ医薬品開発の変遷……………………………………3
3.1　わが国で承認された細胞基材由来タンパク質性バイオ医薬品…………3
3.2　タンパク質性医薬品の開発の契機……………………………………3
4　タンパク質性バイオ医薬品の開発と技術……………………………………3
4.1　有用タンパク質の創製，解析，品質・安全性・有効性評価技術開発……………………………………3
4.2　製剤技術開発………………………7
5　タンパク質性バイオ医薬品に関する規制環境の整備……………………………7
6　タンパク質性バイオ医薬品開発のこれから……………………………………9
6.1　新規有効成分の探索，発見や創製，製剤 DDS の活用…………………9
6.2　後続タンパク質性バイオ医薬品…9
6.3　わが国の後続タンパク質性医薬品の今後の展望……………………11
7　おわりに…………………………………12

第２章　低迷するマクロ経済環境が医療費・薬剤費の動向に与える影響とバイオ医薬品にかかわる企業の戦略の方向性　　中村　洋

1　はじめに…………………………………15
2　日本のマクロ経済の低迷と財政収支悪化…………………………………………15
3　マクロ経済の低迷に連動する医療費上昇の抑制…………………………………16
4　さらなる高齢化の進展による医療費・薬剤費の増加懸念………………………17
5　薬剤比率…………………………………17
6　経済性を考慮したバイオ医薬品の開発の必要性…………………………………19
7　併用薬のジェネリック医薬品への転換…………………………………………19
8　まとめ……………………………………20

第3章　製薬企業におけるM&A・アライアンスの現状と今後　中村　洋

1　はじめに …… 21
2　M&A・アライアンス活発化の背景… 21
2.1　研究開発の生産性低下 …… 21
2.2　「自前主義」の放棄とオープン・イノベーション …… 22
2.3　ターゲット疾患とテクノロジーの変化 …… 23
3　M&A・アライアンスを容易にする組織改革 …… 24
3.1　疾病領域別の専門的・機能横断的なスモール・ユニット …… 24
3.2　領域間連携のための専門組織による支援 …… 25
3.3　コーポレートファンドの活用 …… 26
4　今後のM&A・アライアンス分野…… 26
4.1　活性化する日本企業のM&A・アライアンス活動と課題 …… 26
4.2　M&A・アライアンスの原資となった豊富な手元流動性とその限界 …… 26
4.3　必要となる差別化 …… 27
5　まとめ …… 28

第4章　バイオ医薬品とレギュラトリーサイエンス　鹿野真弓

1　はじめに …… 29
2　レギュラトリーサイエンスに関する国内動向 …… 29
2.1　学界の動向 …… 29
2.2　政策・行政 …… 30
3　欧米規制当局と regulatory science …… 32
4　これからのレギュラトリーサイエンス …… 34

第5章　抗体医薬品の現状と開発の動向　土屋政幸

1　はじめに …… 36
2　米国における承認の状況 …… 36
3　本邦における承認の状況 …… 37
4　抗体創薬の動向 …… 40
5　抗体創薬の特徴 …… 43
6　市場動向 …… 44
7　おわりに …… 46

第6章　中国におけるバイオ医薬品の研究開発と知的財産権保護　白洲一新

1　中国におけるバイオ医薬品の定義…… 47
2　中国におけるバイオ医薬品に関する現状 …… 47
2.1　バイオ医薬産業 …… 47
2.2　政策 …… 49
3　バイオ医薬品に関する知的財産権保護 …… 49
3.1　バイオ医薬品に関する発明の特許出

願 ………………………………… 49
3.2 バイオ医薬品の知的財産に関する法律 ………………………………… 50
3.3 医薬品に関する知的財産権訴訟 ………………………………… 53
4 結語 ………………………………… 53

第7章 途上国におけるバイオ医薬品の開発 加藤 浩

1 はじめに ………………………………… 54
2 途上国における研究開発の現状 —全ての技術分野— ………………………………… 54
2.1 研究開発の推進と特許出願 ……… 54
2.2 研究開発の課題と今後の方向性 ………………………………… 55
3 途上国におけるバイオ医薬品の研究開発の現状 ………………………………… 56
3.1 バイオ医薬品に関する特許出願の動向 ………………………………… 56
3.2 バイオ医薬品に関する特許制度の経緯と現状 ………………………………… 57
4 バイオ医薬品開発に向けた政策的な取り組み —科学技術政策・知的財産政策— ………………………………… 58
4.1 中国 ………………………………… 59
4.2 韓国 ………………………………… 59
4.3 インド ………………………………… 59
4.4 シンガポール ………………………………… 60
4.5 ブラジル ………………………………… 61
4.6 南アフリカ共和国 ………………… 61
5 途上国におけるバイオ医薬品の事例研究 ………………………………… 62
5.1 インターフェロン ……………… 63
5.2 エリスロポエチン ……………… 63
5.3 G-CSF (顆粒球コロニー刺激因子) ………………………………… 64
5.4 TPA（組織プラスミノーゲン活性化因子）………………………………… 64
5.5 その他のバイオ医薬品 ………… 65
6 考察 —途上国におけるバイオ医薬品の開発の方向性— ………………………………… 65

【第Ⅱ編 バイオ医薬品の製剤設計と品質管理】

第1章 バイオ医薬品開発初期での品質・安全性確保 山口照英

1 はじめに ………………………………… 67
2 開発初期のバイオ医薬品 ……………… 69
2.1 臨床開発初期のバイオ医薬品の製法開発と品質 ………………………………… 70
2.2 バイオ医薬品の安全性—これまでの知見からの考察 ………………… 74
3 ウイルス安全性 ………………………… 75
4 まとめ ………………………………… 76

第2章　バイオ医薬品の不純物に関する3極CMC規制と申請上の留意点

蒲池信一

1　はじめに……………………………… 78
2　不純物のリストアップ……………… 79
3　目的物質由来不純物………………… 79
4　製造工程由来不純物………………… 81
5　混入汚染物質………………………… 81
6　不純物への対応時期………………… 82
7　不純物の規格値……………………… 83
8　不純物における留意点……………… 83

第3章　タンパク質医薬品の安定化処方　伊豆津健一

1　はじめに……………………………… 86
2　製剤が受けるストレスとタンパク質の変化……………………………… 86
2.1　溶液製剤の安定性………………… 87
2.2　凍結乾燥製剤の安定性…………… 87
2.3　臨床使用での変化………………… 88
2.4　製剤品質と免疫原性……………… 88
3　タンパク質溶液製剤の設計………… 88
3.1　タンパク質濃度とpHの選択…… 89
3.2　添加剤を用いた溶液製剤の安定化……………………………… 89
3.3　糖類とアミノ酸類による高次構造の保護……………………………… 90
3.4　その他の添加剤の安定化機構…… 91
3.5　溶液製剤の設計に向けた評価法……………………………… 91
4　凍結乾燥製剤の設計………………… 92
4.1　糖類による安定化………………… 92
4.2　糖アルコールとアミノ酸による安定化……………………………… 93
4.3　その他の添加剤による安定化…… 94
5　凍結乾燥の工程と製剤品質の確保…… 95

第4章　バイオ医薬品の可溶化，会合体形成の作用機序と検出　津本浩平

1　はじめに……………………………… 96
2　蛋白質の可溶化：溶液製剤と凍結乾燥……………………………… 96
2.1　溶液製剤…………………………… 96
2.2　凍結乾燥…………………………… 98
3　蛋白質会合凝集形成：原理と実際…… 99
4　蛋白質会合体の検出と定量的評価：各サイズに応じた分析法………………100
5　おわりに………………………………101

【第Ⅲ編　バイオ医薬品の動態解析】

第1章　バイオ薬物ターゲティングの動態解析　高倉喜信

1　はじめに………………………………103
2　バイオ薬物の体内動態解析…………103

2.1　解析の理論的背景 ………………103
2.2　生体の解剖学的，生理学的特性 ……………………………………105
2.3　高分子の一般的な体内動態特性 ……………………………………107
3　バイオ薬物のパッシブターゲティング ……………………………………107
3.1　カチオン化によるパッシブターゲティング…………………………108
3.2　血中滞留性の改善 ………………108
3.3　腫瘍へのパッシブターゲティング ……………………………………109
4　バイオ薬物のアクティブターゲティング ……………………………………109
4.1　レセプターを介したアクティブターゲティング …………………………109
4.2　モノクローナル抗体を用いたアクティブターゲティング …………110

第2章　バイオ医薬品の体内動態特性　加藤基浩

1　はじめに ………………………………111
2　高分子薬物の体内動態の特徴………112
2.1　高分子薬物と低分子薬物の体内動態の比較 …………………………112
2.2　分布 ………………………………113
2.3　クリアランス機構 ………………113
3　体内動態制御…………………………116
3.1　放出制御…………………………116
3.2　糸球体ろ過の回避 ………………116
3.3　レセプター介在性エンドサイトーシスの回避…………………………116
3.4　FcRn の利用 ……………………117
4　おわりに ……………………………117

第3章　ペプチド・タンパク質，細胞の革新的標識法とPETによる動態解析への応用　深瀬浩一，田中克典

1　はじめに ………………………………119
2　革新的リジン残基標識プローブの開発に基づく可溶性糖タンパク質の PET イメージング：シアル酸含有糖鎖によるタンパク質の血中内安定性への影響 …120
3　糖鎖デンドリマープローブの作成とイメージング ……………………………123
4　細胞表層の標識と細胞表層糖鎖エンジニアリングと細胞動態の可視化………124
5　おわりに ……………………………125

【第Ⅳ編　バイオ医薬品の開発事例】

第1章　インスリンアナログ製剤　二宮一敏，藤倉剛志，杉井　寛

1　インスリンアナログ製剤の開発にいたる背景 ………………………………127
2　ヒトインスリン速効型製剤の問題点 ……………………………………128

3　超速効型インスリンアナログ（insulin aspart）……128
4　ヒトNPHインスリン製剤の問題点……131
5　持効型インスリンアナログ（insulin detemir）……131
6　次世代の持効型インスリンアナログ（insulin degludec）……132
7　結びに……134

第2章　持続性ソマトスタチンアナログマイクロスフェア型徐放性製剤～サンドスタチン®LAR®筋注用の開発事例～　出村信隆

1　はじめに……135
2　非臨床成績……136
3　臨床成績……137
4　おわりに……139

【第Ⅴ編　投与デバイスの開発事例】

第1章　インスリン自己投与デバイスの開発　二宮一敏，藤倉剛志，杉井　寛

1　ノボ ノルディスク社のインスリン自己投与デバイス開発までの背景……143
2　ペン型インスリン注入システムの開発……144
2.1　ペンフィル製剤の開発……144
2.2　ノボペンシステムの開発……145
3　プレフィルドタイプデバイス……145
4　インスリンキット製剤の評価……146
5　インスリン自己投与デバイスの使用情勢……146
6　インスリン製剤開発と注入システム……148

第2章　GLP-1の経鼻投与による2型糖尿病の治療開発　中里雅光

1　はじめに……150
2　鼻腔内投薬装置……152
3　2型糖尿病に対する経鼻GLP-1投与の医師主導治験……153

第3章　マイクロニードル製剤の開発　小田　実

1　はじめに……155
2　薬物投与デバイスとしてのマイクロニードル開発状況……155
2.1　現在開発中のマイクロニードル：薬物放出形態……155
2.2　現在開発中のマイクロニードル：素材および形状……156
2.3　適用薬物……157
3　事例紹介……158
3.1　薬物コーティング型マイクロニード

ル製剤 ……………………………158
3.2 中空型マイクロニードル製剤 …159
4 おわりに ………………………………161

【第Ⅵ編 次世代バイオ医薬品の研究開発】

第1章 自己免疫疾患に対するタンパク医薬とDDS

鎌田春彦，堤 康央，角田慎一

1 はじめに ………………………………163
2 抗体医薬の現状 ………………………163
3 自己免疫疾患に対する抗サイトカイン療法 ………………………………………165
4 抗TNF療法 …………………………165
5 TNFR1特異的阻害剤（TNFR1 antagonist変異体）…………………166
6 おわりに ………………………………168

第2章 PEG化TNFα **吉岡靖雄，角田慎一，堤 康央**

1 はじめに ………………………………170
2 腫瘍壊死因子（TNFα）………………170
3 高分子バイオコンジュゲーション …171
4 部位特異的バイオコンジュゲーション ………………………………………172
5 DDS機能を有した機能化高分子キャリアの設計 ………………………………174
6 おわりに ………………………………175

第3章 生理活性ペプチドの経鼻製剤の研究開発 **金井 靖**

1 はじめに ………………………………177
2 創薬ターゲットとしての生理活性ペプチドの魅力 ……………………………177
3 GLP-1経鼻製剤の研究開発 ………178
4 PTH経鼻製剤の研究開発 …………181
5 おわりに ………………………………182

第4章 遺伝子粉末吸入剤の開発 **奥田知将，岡本浩一**

1 はじめに ………………………………184
2 肺の組織学的特徴 ……………………184
3 遺伝子治療の対象となる肺疾患 ……185
4 遺伝子粉末吸入剤開発に関わる重要項目 ………………………………………186
4.1 調製法の確立 ……………………186
4.2 分散性・肺内沈着性の獲得 ……186
4.3 ベクターの選択 …………………187
5 遺伝子粉末吸入剤開発の動向 ………188
5.1 噴霧乾燥法による製剤開発 ……188
5.2 超臨界流体晶析法による製剤開発 ………………………………………188
5.3 噴霧急速凍結乾燥法による製剤開発 ………………………………………190

5.4 肺内送達量と遺伝子発現効果の同一個体内解析……190
6 おわりに……191

第5章 バイオ医薬品の経口および経鼻送達システムの開発

森下真莉子，亀井敬泰

1 はじめに……193
2 細胞膜透過ペプチド（CPPs）の概要……193
3 CPPsによるインスリンの消化管粘膜吸収性の改善……194
4 CPPsによるインスリンの鼻粘膜吸収改善……196
5 CPPsによる各種バイオ薬物の粘膜吸収改善……198
6 Penetratinのアミノ酸配列を基盤とした新規CPPsの探索研究……199
7 おわりに……201

第6章 ペプチド・タンパク性医薬品を含む難吸収性薬物の消化管ならびに経粘膜吸収性の改善

山本 昌

1 はじめに……203
2 製剤添加物（吸収促進剤）の利用…203
3 薬物の分子構造修飾……207
4 薬物の剤形修飾……210
5 薬物の新規投与経路の開発（経肺吸収ならびに経皮吸収）……212
6 おわりに……214

第7章 バイオ医薬品における新規アジュバントの開発

小檜山康司，石井 健

1 はじめに……216
2 ワクチンとアジュバント……218
3 TLRリガンドとアジュバント……220
4 サイトカインとアジュバント……221
5 おわりに……222

第8章 経膣粘膜DNAワクチン

岡田弘晃，金沢貴憲

1 はじめに……224
2 遺伝子発現への性周期の影響……225
3 種々の投与経路におけるワクチン活性……226
4 機能性ペプチドによるワクチン活性の賦活……226
5 膣粘膜投与による支配リンパ節での細胞性免疫活性の賦活……227
6 家兎における針なし注射器による免疫活性……228

7　おわりに ……………………………………229

第9章　感染症予防対策に資する画期的経皮免疫製剤（貼るワクチン）の開発　**松尾一彦，岡田直貴，中川晋作**

1　はじめに ……………………………………231
2　免疫組織としての皮膚 …………………231
3　経皮薬物デリバリー技術を応用した経皮ワクチンの開発 ……………………………232
4　親水性ゲルパッチを応用した貼るワクチンの開発 …………………………………233
5　親水性ゲルパッチを応用した破傷風・ジフテリアトキソイドワクチンの有効性 ……………………………………………233
6　皮膚内溶解型マイクロニードルを応用した貼るワクチンの開発 ………………235
7　おわりに ……………………………………236

第10章　高分子ミセル型 DDS　**西山伸宏，片岡一則**

1　はじめに ……………………………………238
　1.1　高分子ミセルの調製と薬物の封入 ……………………………………………239
　1.2　高分子ミセル型 DDS の体内動態 ……………………………………………241
　1.3　高分子ミセルの安全性と治療効果 ……………………………………………242
2　おわりに ……………………………………243

【第Ⅰ編　バイオ医薬品の開発の現状と展望】

第１章　タンパク質性バイオ医薬品開発の現状とこれから

早川堯夫*

1　はじめに

バイオ医薬品とは，バイオテクノロジーを応用して製造される医薬品を指す。その有効成分はタンパク質のみならず，細胞，遺伝子，低分子核酸などが挙げられる[1)]。しかし，本稿ではタンパク質を有効成分とするバイオ医薬品に焦点をあてる。タンパク質性バイオ医薬品の開発にはさまざまな要素が関係するが，とくにタンパク質に特有の物質的・機能的特徴，関連技術（探索，創製，解析，製剤化），規制環境（品質・安全性・有効性評価）などの要素が鍵になると考えられるのでこれらを中心に概説する。

2　医薬品の有効成分としてのタンパク質

2.1　医薬品の有効成分における本質的属性と製剤における第二の属性

医薬品とは，有効性・安全性が評価され，そのバランスの上に，対象疾患に対して有用性が認められたものを指す。医薬品の有効性・安全性のもととなるのは，第一義的には「医薬品の本質的属性」を体現する有効成分である。この有効成分の分子構造に内在的にDDS機能が秘められている，あるいは秘めることができるケースも少なくない。筆者はこれを仮に「内在性DDS機能」という概念としてとらえている。「内在性DDS機能」は有効成分の基本的要素特性としての「特有の生物学的機能」と併せて「医薬品の本質的属性」を体現し，際立たせる要素でもある。

医薬品という呼称・概念には，「原薬・原体」と「製剤」が含まれているが，適宜，これらを区別して考える必要がある。「原薬」あるいは「原体」と称されるものは，有効成分とほぼ同義であるが不純物等も含まれている。この原薬をもとにヒトに投与する適切な形として製品化としたものが「製剤」である。

医薬品は「製剤」として外部から投与され，目的を達することが期待されている。そのため医薬品に期待されるのは，剤形，投与経路，用法・用量が患者にとってより非侵襲的でコンプライアンスを高めること，有効成分が目的とする場，濃度，時間という観点からみてその「本質的属性」を最大限発揮することである。従って，有効成分のもつ「本質的属性」の発揮がより目的に相応しい形で医薬品として活用できるよう製剤化や投与方法を意図的に工夫し，新機能の付加や

---

*　Takao Hayakawa　近畿大学　薬学総合研究所　所長，特任教授

増強を図ることも多い。このような機能や付加価値などは，「医薬品としての第二の属性」といえる。この第二の属性はいわゆる「DDS 機能」と称されるものにほぼオーバーラップする。本稿では，「製剤 DDS 機能」という呼称と概念でとらえることとする（図 1）。理想的には，有効成分自体に「内在性 DDS 機能」を付与するとともに，適切な製剤設計等により「製剤 DDS 機能」を付加・拡充することができれば，より効果的な薬物療法が期待できるであろうことは想像に難くない。

2.2　医薬品（原薬及び製剤）の素材としてのタンパク質の物質的・機能的特徴

タンパク質性医薬品において有効成分はタンパク質である。医薬品有効成分という視点からみれば，当該タンパク質の構造的特徴や物理的・化学的・生物学的性質が第一義的には「医薬品の本質的属性」を決定づけている。逆にタンパク質の側からみれば，当該タンパク質が固有の物質的・機能的特徴を有し，それがある対象疾患に対する医薬品有効成分として有用であると評価されたということである。

タンパク質は一般に 18 個のアミノ酸を構成要素として，ペプチド結合によって形成されているという共通の化学構造を持つ物質群である。一方で個別タンパク質は，アミノ酸の配列順序と長さ（一次構造）が異なり，その違いによって固有の物理的・化学的性質（電荷，疎水性，高次構造，安定性など）や特異的な生物学的性質を持つ物質としてのプロファイルを示す。

医薬品の原薬あるいは製剤の素材としてみた場合，あるタンパク質は他の化学薬品等では期待できない有効性を発揮する特異的な生物作用を有する希有なものとしてとらえられよう。また，その作用（や作用機構）と生命現象（や疾病）との関係が比較的明確になっていることも多い。構成アミノ酸の置換や修飾によって特有の性質を増強・制御したり，部分的に変換させたりすることも可能である。反面，物理的，化学的あるいは生化学的に不安定であり，本来の特性を失いやすいことや，また高分子としての物性が医薬品の有効成分としての活用を制限する要因になっている。例えば生物活性のもととなっている高次構造形成やその保持は容易ではなく，さまざまな要因に対し不安定である。また，物理的要因（温度）や化学的要因（酸素，酸，アルカリ等），生化学的要因（タンパク質分解酵素等）により，分解や凝集など化学的変化を受けやすい。生体

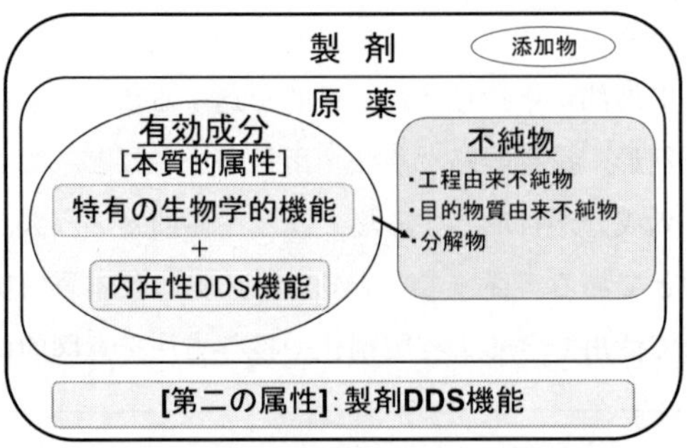

図1　医薬品の有効性・安全性を決定する要素

での吸収性や膜透過性，体内動態に関して，低分子化学物質より制約が多く，また制御が容易ではない。こうしたタンパク質の長所が活かされ，短所が克服されたものが医薬品の素材として有用であるということであり，ハードルをクリアしてきたものが，タンパク質性医薬品として登場しているということである。

3　タンパク質性バイオ医薬品開発の変遷

3.1　わが国で承認された細胞基材由来タンパク質性バイオ医薬品

表1に現在までにわが国で承認された各種細胞基材由来のタンパク質性バイオ医薬品を示す。一部を除きいずれも注射剤として投与し，有効性・安全性面からみた有用性が評価されたものである。視点を変えると，これまでのタンパク質性医薬品の大きな特徴は，有効成分自体に医薬品にふさわしい「医薬品の本質的属性」すなわち少なくとも「特有の生物学的機能」と「内在性DDS機能」が備わっていて医薬品としての有用性を発揮しているということである。それだけに「製剤DDS機能」の付加価値発揮には大きな可能性が秘められている。

3.2　タンパク質性医薬品の開発の契機

有効成分をベースとするタンパク質性医薬品の開発の契機の1つとして挙げられるのは，その時点で明らかになった生命現象に直接関与するタンパク質や関連成分に医療上の有用性が期待される場合，それらの成分が医薬品の候補となることである。ホルモン，成長因子，酵素，インターフェロン，エリスロポエチン，インターロイキン，コロニー形成刺激因子，血液凝固因子などはその典型である。有効成分としては，まずは天然型がベースとなっている。そののち次第にプロトタイプのアミノ酸残基置換や糖鎖構造などの改変，その他の改変誘導体の作製や有効成分の修飾により「新たな内在性DDS機能」を付与し，作用発現時間や作用持続時間をコントロールしたり，機能増強を図ることも行われるようになってきている。新規有効成分の発掘と合わせ，既存の有効成分を改変し「新たな内在性DDS機能」を付与するトレンドは今後も続いていくと思われる。

もう1つの開発の契機として生命現象の理解と疾病の機構に関する知見に基づき，疾病原因や疾病機構を制御し，あるいは破綻の修復に寄与できると期待されるものを開発目標とする場合がある。その典型的な例がコンポーネントワクチンや抗体医薬品である。

4　タンパク質性バイオ医薬品の開発と技術

4.1　有用タンパク質の創製，解析，品質・安全性・有効性評価技術開発

生命科学分野では学問的解明と技術開発とが相互に影響し，相乗的に寄与・触発・刺激し合う関係で進歩，加速してきている。これはタンパク質性医薬品の新規開発や改善・改良への応用

表1　日本で承認されたタンパク質性バイオ医薬品

	分類	一般名	生産細胞	承認年
酵素	t-PA	Alteplase	CHO	1991
	t-PA	Pamiteplase	CHO	1998
	t-PA	Monteplase	BHK	2000
	グルコセレブロシダーゼ	Imiglucerase	CHO	1998
	α ガラクトシダーゼ	Agalcidase alfa	ヒト線維肉腫細胞株 HT-1080	2006
	α ガラクトシダーゼ	Agaclidase beta	CHO	2004
	α-L-イズロニダーゼ	Latonidase	CHO	2006
	酸性 α-グルコシダーゼ	Algulcosidase alfa	CHO	2007
	イズロン酸 2 スルファターゼ	Idulusulfase	ヒト線維肉腫細胞株 HT-1080	2007
	ヒト N-アセチルガラクトサミン-4-スルファターゼ	Galsulfase	CHO	2008
	尿酸分解酵素	Rasburicase	酵母	2009
血液凝固線溶系因子	血液凝固第Ⅷ因子	Octocog alfa	BHK	1993
	血液凝固第Ⅷ因子	Rurioctocog alfa	CHO	2006
	血液凝固第Ⅶ因子（活性型）	Eptacog alfa（activated）	BHK	2000
	血液凝固第Ⅸ因子	Nonacog Alfa	CHO	2009
	トロンボモジュリン	Thrombomodulin alfa	CHO	2008
ホルモン	ヒトインスリン	Insulin human	大腸菌	1985
	ヒトインスリン　(Pro)	Insulin human	大腸菌	1987
	ヒトインスリン	Insulin human	酵母	1991
	ヒトインスリン	Insulin human	大腸菌	1991
	ヒトインスリン	Insulin human	大腸菌	1994
	インスリンアナログ	Insulin lispro	大腸菌	2001
	インスリンアナログ	Insulin aspart	酵母	2001
	インスリンアナログ	Insulin glargin	大腸菌	2003
	インスリンアナログ	Insulin detemir	酵母	2007
	インスリンアナログ	Insulin glulisine	大腸菌	2009
	ヒト成長ホルモン	Somatropin	大腸菌	1988
	ヒト成長ホルモン	Somatropin	大腸菌	1988
	ヒト成長ホルモン	Somatropin	大腸菌	1989
	ヒト成長ホルモン	Somatropin	CHO	1992
	ヒト成長ホルモン	Somatropin	大腸菌	1993
	ヒト成長ホルモン（後続品）	Somatropin	大腸菌	2009
	PEG 化ヒト成長ホルモン	Pegbisomant	大腸菌	2007
	ソマトメジン C	Mecacermin	大腸菌	1994
	ヒトナトリウム利尿ペプチド	Carpetritide	大腸菌	1995
	ヒトグルカゴン	Glucagone	大腸菌	1996
	ヒト卵胞刺激ホルモン	Follitropin alfa	CHO	2006
	ヒト卵胞刺激ホルモン	Follitropin beta	CHO	2005
	ヒトグルカゴン様ペプチド-1 アナログ	Liraglutide	大腸菌	2010
	ヒト副甲状腺ホルモンアナログ	Teriparatide	大腸菌	2010
ワクチン	B 型肝炎ワクチン	沈降 B 型肝炎ワクチン	酵母	1988
	B 型肝炎ワクチン	沈降 B 型肝炎ワクチン	酵母	1988
	B 型肝炎ワクチン	沈降 B 型肝炎ワクチン	huGK-14 細胞（ヒト肝細胞）	1996
	A 型肝炎ワクチン	不活化 A 型肝炎ワクチン	アフリカミドリザル腎細胞(GL37)	1994
	HPV16 & 18 型感染予防ワクチン	組換え沈降 2 価 HPV 様様粒子ワクチン	イラクサギンウワバ細胞	2009
インターフェロン類	インターフェロン α	Interferon alfa　(NAMALWA)	NAMALWA（ヒト）	1987
	インターフェロン α	Interferon alfa-2b	大腸菌	1987

（つづく）

表1　日本で承認されたタンパク質性バイオ医薬品（つづき）

インターフェロン類	インターフェロン α	Interferon alfa (BALL-1)	BALL-1（ヒト）	1988
	インターフェロン α	Interferon alfacon-1	大腸菌	2001
	インターフェロン β	Interferon beta	ヒト正常2倍体線維芽細胞	1985
	インターフェロン β	Interferon beta	ヒト正常2倍体線維芽細胞	1988
	インターフェロン β	Interferon beta-1a	CHO	2006
	インターフェロン β	Interferon beta-1b	大腸菌	2000
	インターフェロン γ	Interferon gamma-1a	大腸菌	1989
	インターフェロン γ	インターフェロン　ガンマ-n1	HBL-38（ヒトミエロモノサイト細胞株）	1996
	PEG 化インターフェロン α	Peginterferon alfa-2a	大腸菌	2003
	PEG 化インターフェロン α	Peginterferon alfa-2b	大腸菌	2004
エリスロポエチン類	エリスロポエチン	Epoetin alfa	CHO	1990
	エリスロポエチン	Epoetin beta	CHO	1990
	エリスロポエチン（後続品）	Epoetin Kappa	CHO	2010
	改変型エリスロポエチン	Darbepoetin alfa	CHO	2007
サイトカイン類	G-CSF	Filgrastim	大腸菌	1991
	G-CSF	Lenoglastim	CHO	1991
	G-CSF 誘導体	Nartoglastim	大腸菌	1994
	ヒトインターロイキン-2	Celmoleukin	大腸菌	1992
	m ヒトインターロイキン-2	Teceleukin	大腸菌	1992
	ヒト bFGF	Trafermin	大腸菌	2001
その他	アルブミン	Human serum albumin	酵母	2007
融合タンパク質	可溶性 TNF 受容体 Fc 融合タンパク質	Etanercept	CHO	2005
	ヒト細胞傷害性Tリンパ球抗原-4改変型Fc融合タンパク質	Abatacept	CHO	2010
	Fc-ヒトトロンボポエチン受容体結合配列ペプチド融合タンパク質	Romiplostim	大腸菌	2011
抗体	抗 CD3 抗体	Muromonab-CD3	マウスリンパ球	1991
	ヒト型抗 EGF 受容体モノクローナル抗体	Trastuzumab	CHO	2001
	キメラ型抗 CD20 モノクローナル抗体	Rituximab	CHO	2001
	ヒト型抗 RS ウイルス抗体	Palivizumab	NS0	2002
	キメラ型抗 TNFα モノクローナル抗体	Infliximab	SP2/0	2002
	キメラ型抗 CD25 モノクローナル抗体	Basiliximab	SP2/0	2002
	ヒト型化抗 IL6 受容体モノクローナル抗体	Tocilizumab	CHO	2005
	カリケアマイシン結合ヒト型化抗 CD33 抗体	Gemtuzumab ozigamicine	NS0	2005
	ヒト化抗 VEGF 抗体	Bevacizumab	CHO	2007
	マウス抗 CD20 抗体	Ibritumomab tiuxetan	CHO	2008
	マウス抗 CD20 抗体	イブリツモマブ　チウキセタン	CHO	2008
	ヒト抗 TNFα 抗体	Adalimumab	CHO	2008
	キメラ型抗 EGFR 抗体	Cetuximab	SP2/0	2008
	ヒト化抗 VEGF 抗体フラグメント	Ranibizumab	大腸菌	2009
	ヒト化抗 IgE 抗体	Omalizumab	CHO	2009
	ヒト抗補体 C5 抗体	Eculizumab	マウス骨髄腫（NS0）細胞	2010
	ヒト抗 EGFR 抗体	Panitumumab	CHO	2010
	ヒト抗 IL12/IL23-p40 抗体	Ustekinumab	マウスミエローマ（Sp2/0）細胞	2011

（探索，機構解明，大量生産，精製，特性解析，品質・有効性・安全性評価，品質管理等）にも連動し，多くの有用な製品が生み出されてきた。

生命科学の進歩や技術の進歩及び品質・有効性・安全性の向上追求が相互に作用し合いつつ，タンパク質性医薬品の開発と進化をもたらした1つの典型がインスリン開発の歴史と進歩からうかがえる。インスリンの発見は，ランゲルハンス等を実験的に破壊もしくは部分破壊すると糖尿病が発症するという現象（1901年）が契機になっている。1921年に膵臓から血糖降下作用のある（インスリンを含む）抽出物が単離され，1922年には動物由来の膵臓抽出物が糖尿病患者に投与され，糖尿病に効果があることが確認された。これが広く1型糖尿病の治療に用いられ，数百万の患者の治療に威力を発揮するようになったのは同年にとりあえず大量抽出技術，精製技術が確立されたからであった。この成果は早くも1923年にノーベル生理学・医学賞の対象となる。その後インスリンという素材の存在は，タンパク質一次構造の解析法（1958年ノーベル化学賞），X線回析による生体分子の分子構造の決定（1964年ノーベル化学賞），ラジオイムノアッセイ（1973年ノーベル生理学・医学賞）などの生体内機能分子の解析に重要な革新的技術開発に決定的な役割を演じることになる。翻ってインスリン治療発展の歴史そのものは，初めてヒトに投与（First-in-Man）時の粗製品による重篤なアレルギー症状発生からタンパク質性医薬品の持つ共通の安全性上の課題である免疫原性との闘いでもあった。抽出・精製技術の改良，起源をウシからブタへの切り替え，液体クロマトグラフィーの技術進歩を利用したモノコンポーネントインスリンの生産を経て，ついに1982年遺伝子組換え技術によるヒトインスリン製品の誕生に至る（図2）。

遺伝子組換え技術，遺伝子導入技術，細胞育種・分離・培養技術，精製技術，核酸合成・増幅・分析技術，タンパク質特性解析技術などの進歩は，ヒトの生命現象に直接関与するさまざまな生体内微量活性タンパク質の大量生産と医薬品化を可能とした。また，天然由来の物に比べ，組換え医薬品等の製造工程は，適切に管理された人工的シナリオによるので，感染性物質混入の回避，培地成分や製剤添加物への動物由来成分の使用制限など安全性向上を図るための製造設計も可能になった。エリスロポエチンのような糖タンパク質性医薬品の登場は，必然的に質量分析

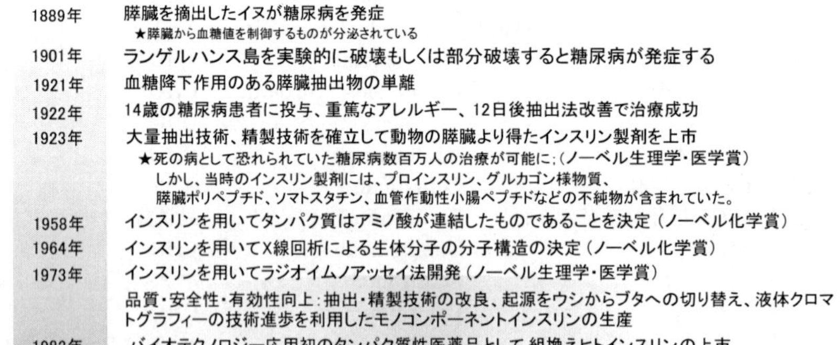

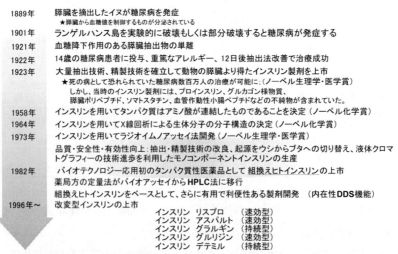

図2　生命科学の進歩と技術の進歩及び品質・有効性・安全性の向上追求が相互に作用し合いつつ，タンパク質性医薬品の開発と進化をもたらした典型：インスリン開発の歴史と進歩

法等の糖タンパク質解析技術の飛躍的進歩をもたらし，糖タンパク質における糖鎖の機能と構造との関係を明らかにするのに必須のツールとなった。遺伝子やタンパク質の人工的操作の延長線での当然の展開として，これもインスリンやエリスロポエチン等に典型的にみられるように，さらなる安全性やより意図する目的に叶う機能を有する改変型人工機能タンパク質（非天然型タンパク質）の開発が進められている。

抗体医薬品は細胞融合法と細胞大量培養技術という新たなテクノロジーをベースにしてまずマウス抗体として開発され，その後，遺伝子工学的手法等が活用されることによりヒト/マウスキメラ抗体，ヒト化抗体，ヒト抗体，ヒト抗体の一部活用と進化してきている（表1)。

4.2　製剤技術開発

適切な製剤設計と投与方法の工夫により「新たな製剤DDS」を開発する試みも活発になされている。有効成分がタンパク質であるという分子特性のために注射剤に限定されていた投与方法が「新たな製剤DDS」により経粘膜，経口，経鼻等でも可能になれば，タンパク質性医薬品の開発に新たな方向性を加えることになる[2]。

5　タンパク質性バイオ医薬品に関する規制環境の整備

タンパク質性バイオ医薬品開発の合理的推進に必要な要素として，規制環境の整備が挙げられる。幸い，1991年より医薬品先進地域である日・米・欧3極における承認審査基準や必要なデータを調和させようとする国際活動，医薬品規制調和国際会議（The International Conference on Harmonisation of Technical Requirements for Registration of Pharmaceuticals for Human Use（ICH））が開始され，今日に至っている。その間，タンパク質性医薬品についても，その開発及び評価にあたって根幹となる課題に関するガイドラインが作成されている[3~9]（図3)。

製造過程に沿って各ガイドラインの主なポイントを解説すると，「遺伝子安定性（Q5B)」は，遺伝子組換え体作成に関する基本的留意点及び培養後の導入遺伝子解析と生産物であるタンパク質解析の両方が一定の目的タンパク質を生産するための遺伝子安定性評価に重要であることを述

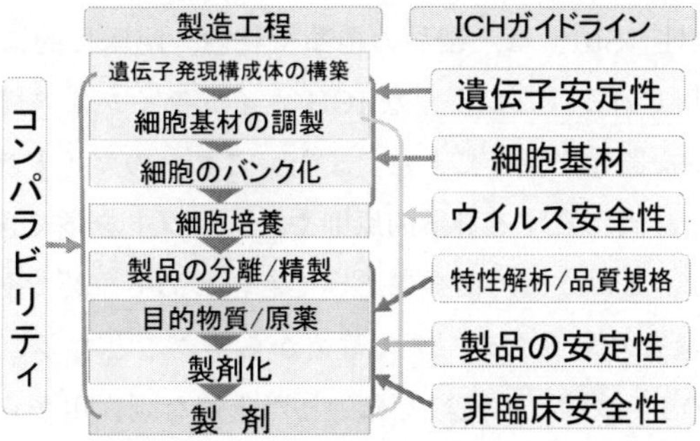

図3　細胞基材由来タンパク質性医薬品に関するICHガイドライン

べている。

「細胞基材（Q5D)」は，タンパク質性医薬品製造素材として，十分に特性解析され，安全で，安定な細胞基材（セル・バンク）を確立し，管理することが肝要であることを示している。適切な医薬品製造基材（原料／材料）の確立が製品の品質，安全性の確保及び恒常的生産のための大前提であり，かつ最も合理的方策である，とのコンセプトは，その他のバイオロジクス製造の基本となるものである。

「製品の規格・特性解析（Q6B)」では，製品の品質確保の全体戦略と規格の位置づけ，不可避的な不均一性を前提とした対応，各種タンパク質の分子構造をベースにした目的物質の定義と有効成分との関係，非臨床／臨床で有効性・安全性が評価された製品での品質を確保することが以降の品質管理の基本となること，規格設定に際して考慮すべき要件，標準品と標準物質などに関し，明確なコンセプトを示している。

「製品の安定性（Q5C)」では，実保存期間，実保存条件での保存試験成績が基本であることを明示している。

「ウイルス安全性（Q5A)」は，適格な原材料や医薬品製造基材（細胞基材等）の選定と試験，適切な製造段階での製品試験，精製工程でのウイルスクリアランス試験の相補的組み合わせでウイルス安全性確保を図るという新たなコンセプトが創出されている。これはその後，他のバイオロジクスにおけるウイルス安全性を確保する上での基本原理になっている。

「コンパラビリティ（Q5E)」は，医薬品の本質が有効性，安全性であることを前提とした上で，有効性及び安全性に直接関係する品質特性においてきわめて高い類似性を有する製法変更前後の製品は同等・同質とみなせる，という見解を明示した。この延長線上に，「有効性及び安全性に直接関係する品質特性」とは，医薬品にとって「超重要な品質特性」（Critical Quality Attribute：CQA）であり，これらを明らかにし，把握しておくことこそが製品レベルで品質問題を考える際の鍵となる，というコンセプトがある。また，有効性及び安全性に直接関係する製造工程上の要素は，「医薬品にとって超重要な製造工程要素」（Critical Process Parameter：CPP）である。ウイルスクリアランスに関わる製造工程上の要素は典型的なCPPであり，CQAとしては表現できない。CQAとCPPは一般に相互補完的なものであるが，CQAでCPPを反映できる場合もある。この場合は，CPPに関連する製法変更も可能である。

「バイオ医薬品の安全性（S6)」は，製品の種類や特性，臨床目的に応じた合理的で適切な非臨床試験のあり方を示している。このようなICHガイドラインの整備は明らかにタンパク質性医薬品の合理的で効率的な開発を促してきた。また，これらのガイドラインには，時代を超えてタンパク質医薬品開発や評価に資する科学的原則やコンセプトを多く含んでおり，それらをいかに理解し，活用するかが，これからの開発においてもきわめて重要であると思われる。

安全性については，過去の事例やデータの蓄積から学ぶことも多い。抗CD28スーパーアゴニスト抗体TGN1412のP1試験（FIM）で発生した重篤な副作用から，明らかなリスクを有する薬物が例示され，また，このような薬物のFIM試験における開始用量の設定に関しては，無毒性量に基づく算出法に依存するのではなく，例えば，「最小予測生物学的影響量（MABEL：最小の生物学的作用を生じる用量)」など幅広いアプローチを採択すべきことなどが教訓として残された[10, 11]。また，免疫原性については，動物を用いた非臨床試験で意味ある知見は余り期待できず，CMC の段階で可能な限り想定される抗原を除去することや市販後のモニターが重要であることが認識されてきている。さらに，免疫原性が低いと期待されたヒト抗 TNFα 抗体アダリムマブで，日本人では高頻度に抗アダリムマブ抗体が出現することが報告されるなど，抗体産生に人種差があることも観察されている[12]。

6　タンパク質性バイオ医薬品開発のこれから

6.1　新規有効成分の探索，発見や創製，製剤 DDS の活用

今後のタンパク質性バイオ医薬品を展望する際，言うまでもなく疾病治療に有用な特異的生物作用を示す新規有効成分の発見や創製への期待が挙げられる。従来もそうであったように，生命科学のさらなる進歩はもとより，ゲノム創薬の視点で疾患関連遺伝子やタンパク質の探索，発見が医薬品の新規有効成分に繋がるという展開がタンパク質性医薬品開発の王道であることは論を待たない。

また，発見された新規タンパク質そのものを医薬品原薬とするのではなく，それをベースにいわゆる「内在性 DDS 機能」を増強するために，アミノ酸や糖鎖改変体あるいは他の成分との融合体など新規人工機能タンパク質を有効成分とする創薬も当然展望される。

さらに，発見された疾患関連タンパク質を分子標的とする抗体医薬品も依然として開発の主流の一つであろうと考えられる。

新規成分そのものだけでは医薬品としての開発が困難なケースもある。この場合，「製剤 DDS」を活用して医薬品として有用なものとするアプローチも DDS 技術の進歩とともに展望できるであろう。

6.2　後続タンパク質性バイオ医薬品

著者はかねてより，先発品の特許が切れ，後続メーカによる開発が可能になったタンパク質性医薬品の総称として「後続タンパク質性医薬品」という用語を当てている。巷間流布されている「バイオシミラー」という用語は，狭義でかつ EU 域の行政的施策に基づくものであり，米国も「Beyond Biosimilar」として独自の路線をとることが予測されるので，これにとらわれるのは科学的にも，行政的にも良策とはいえない。むしろわが国が科学技術創造立国として，特許による制約が無くなったことにより，後述するようなさまざまなタイプの医薬品開発やアプローチが可能になったことを用語としても明瞭に表現し，これを具現化すべきと考えている。そして，わが国の関係者がこの機会を最大限活用して世界に先駆け，将来を切り拓くことを切望している。

後続組換えタンパク質性製品の品質・安全性・有効性評価における典型的な流れを図4にま

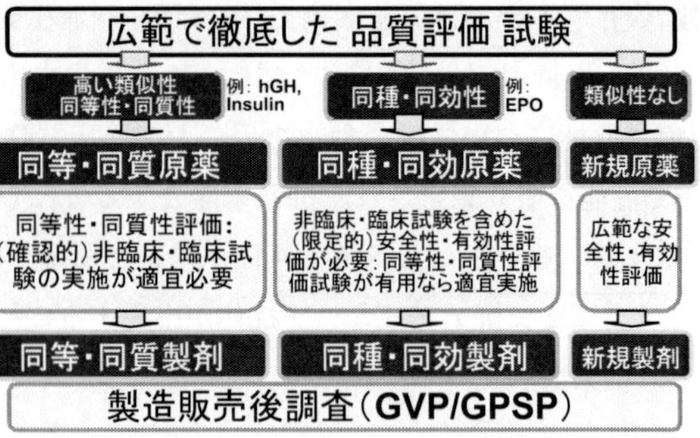

図4　後続タンパク質性バイオ医薬品評価例

とめた。

結論的にいえば，製品が何であれ，また，どのように呼称しようが，医薬品としての本質に関して最重要，不可欠なことは，品質，安全性，有効性の確保である。したがって，「タンパク質性後続バイオ製品（後続バイオ製品）」の評価に関する議論や考察も，この医薬品の本質論に始まり，医薬品の本質論に帰するべきである。また，製品が何であれ，各種工程管理を含めて厳密に規定された製造工程を確立し，その一定性を保つことは，有効性/安全性を保証できる品質基準を充たす製品の恒常的製造のために必要不可欠な要素である。このような条件を充たすことが示されさえすれば，どのようなアプローチであっても，医薬品として認められるはずである。

後続メーカはまず何よりも独自に一定の製品を恒常的に製造できる方法を確立し，得られた製品について広範で徹底した特性・品質評価試験を実施する必要がある。

インスリンやヒト成長ホルモンのような単純タンパク質（非複合型タンパク質）については，「目的物質」のアミノ酸配列や物理的化学的性質等が公知のものと一致する必要がある。その他の品質特性についても，その時点までに集積されている膨大な公知の情報等を駆使して評価し，「類似性が高い」ことが立証できれば，「同等／同質の原薬」が開発されたことになる。これより製剤化し，適宜，先発メーカ製剤との比較を含む（確認的な）非臨床，臨床試験を必要度に応じて実施するとともに，集積されている公知の情報を駆使して検討することにより「同等性・同質性」が立証できれば，「同等／同質の後続製剤」が得られたことになる。製剤学的な工夫がうまくいけばBiobetterとして評価できるかも知れない。

糖タンパク質のうち，エリスロポエチンのようなタンパク質部分の構造が明確に規定できるものについては，製造方法の確立と徹底した品質特性の解析の結果，「目的物質」のタンパク質部分は同一であるべきで，そうでないとエポエチン（エリスロポエチンの一般的名称）とはいえない。しかし，糖鎖部分については（解析が高度になればなるほど）高い類似性があるとはいえないであろう。血液凝固第Ⅷ因子のような高分子タンパク質で複雑な構造を持ち，プロセッシングを伴い不均一な分子集合体からなる「目的物質」を生成するようなものにあっては，タンパク質部分そのものも同一であることは望めない。そのことを前提に想定内のタンパク質構造であることや，特有の生物活性面から「類似性」を評価せざるを得ない。結局，異なる細胞バンク由来の後続糖タンパク質は，先発品とタンパク質部分については同一もしくは類似性を有することが期待できるが，糖鎖部分等においては異なるため，国際一般的名称（INN）も異なるであろうし，同等・同質とは言い難く，むしろ「同種・同効の原薬」か否かという評価の仕方が妥当であろうと思われる。こうした原薬をもとに製剤化したものについて，非臨床試験及び臨床試験による安全性・有効性評価が必要である。ただし，非臨床／臨床試験を限定的とすることは可能である。品質特性解析結果や公知の情報を大いに活用して試験を省略すること，あるいは先発メーカ製剤等を用いた同等性・同質性評価試験がもし有用なら適宜実施するなど合理的なアプローチが望まれる。安全性・有効性からみた有用性が評価されれば，後続同種・同効製剤の誕生となる。

いずれの場合も製造販売後の追跡調査がきわめて重要である。

後続のうち，第3のカテゴリーがある。先の2つのケースに該当せず品質特性において類似性がない場合には，取り下げるか，新規原薬，新規製剤として認められるに十分な安全性及び有効性に関するデータを提出し，有用性が評価される以外の道はない。一方，より積極的には，アミノ酸配列等に関する物質特許がなくなったことを利用して，意図的に機能改変し，Biobetterを目指すという戦略もこの第3のカテゴリーにある。

6.3　わが国の後続タンパク質性医薬品の今後の展望

わが国の後続タンパク質性医薬品開発への今後の対応にはいくつかのポイントが挙げられる。例えば，①高効率生産を可能にする新規細胞基材や既存基材の改善，②高効率新規培養法の開発，③精製法の効率化，④LC/MS/MS等による品質特性解析法の進展と解析の迅速・簡便化，⑤より合目的性を示す改善改良：Biobetterの創製，⑥製剤学的工夫，などである。

①から④のポイントは，例えば今後大量に特許切れが予測されている抗体医薬品などに関して，トータルとして10倍の効率化が実現すれば，本来1抗体の後続品しか開発できないところを10種類の抗体を開発できる可能性を秘めているところにある。また，これらの技術開発は知財として確保するという意味合いもあり，グローバル化の中でわが国の優位性を保持するためにはきわめて意義が高い。

Biobetterに関しては，a）より合目的性を示す目的物質分子集合体，b）より合目的性を示す分子基本構造改変型，c）より合目的性を示す製剤DDSがある。

このうち，a）については，例えばエリスロポエチン製品はグリコフォームの分子集合体であり，低い比活性グループから高い非活性グループまで存在している。これらのグループはクロマトグラフ法などにより分画することができるので[13]，精製方法などの効率化により比活性の高い製品を得ることが可能である。投与量の低減は安全性の向上をもたらすと期待できる。

b）については，前項でも述べたように，特許切れに伴い，アミノ酸改変型，糖鎖改変型を開発するチャンスが到来したととらえるべきである。インスリン製剤等では次々と改変型が開発されていることは周知の事実だが，これらの例に倣うということである。またエリスロポエチンではアミノ酸改変により糖鎖を2本追加し，シアル酸数を14個から22個にすることにより，血中半減期を約3倍に（静脈内投与で約8時間から約25時間に，皮下で約19時間から49時間に延長）することで週2～3回の投与から週1回の投与としたDarbepoetin alfa（NESP）の例がある。また，ポリエチレングリコールで修飾することにより体内貯留性を高めたエリスロポエチン誘導体が開発されている。今後も，potelligent技術（フコース欠損抗体作成技術）に代表される糖鎖改変技術による抗体依存性細胞傷害（ADCC）活性の画期的向上やアミノ酸改変による等電点変化での体内貯留性を高めた抗体など，わが国発の技術によるBiobetterの開発に期待したい。

さらに，c)「より合目的性を示す製剤DDS」の開発もわが国が得意とするところである。従来の注射剤に代わる投与法を可能にする経皮吸収デバイスや経鼻投与デバイスなどのデバイス開発，経粘膜や経皮吸収改善技術などに関する研究が進展しており，これらにより非侵襲・低侵襲のBiobetter後続品がわが国で続々と誕生することを期待したい。

「後続タンパク質性製品」は，開発目標がきわめて明確である。また，膨大な情報が蓄積されていて，それを有効に活用すれば，効率的，効果的かつ合理的開発や評価が可能な対象である。先発品と同等・同質あるいは同種・同効のものを目指すも良し，改良的開発すなわちBiobetterを目指すのも良い。後者は新たな創出でもある。右手に「後続タンパク質性製品」開発，左手に新規バイオ医薬品開発への展望，今の採算よりも，将来の採算を，と考えるべきである。

7　おわりに

古くより天然由来のタンパク質性医薬品は，その起源・製造方法，従来の化学合成医薬品等では望めない独特の分子構造及び機能などによって医薬品の中で，特異的かつ重要な位置を占めてきた。1980年代前半より「生命科学の進歩」，「タンパク質関連技術（特異的なタンパク質を人工的に創製し，大量生産し，評価・管理する技術基盤としてのバイオテクノロジーやタンパク質・糖鎖などの解析手段など）の進歩」，「タンパク質性バイオ医薬品の品質・安全性・有効性の向上」が相互に触発する関係で相乗的な展開をみせた結果，タンパク質性バイオ医薬品開発には大きな拍車がかかり，今やこれらは医薬品全体の中で，比率的にも経済的にもきわめて大きな位置を占めるに至っている。この傾向は今後も続き，やがては化学合成医薬品を市場的にも上回る可能性がある。

医薬品の本質が対象疾病における有効性・安全性からみた有用性にあり，有用性は必要な機能が空間，時間，濃度面において最も効果的に発揮されることに依存しているとすれば，今後のタンパク質性バイオ医薬品開発の鍵となる主な要素は自ずと明らかである。第1に，疾病治療に関して従来の医薬品の有用性を凌駕する新規の特有な生物学的機能と内在性DDS機能を有する新規有効成分の発見である。また，生物学的機能や内在性DDS機能を遺伝子工学等により増強し，天然には無い新規有効成分を創製することも重要な開発の標的となるであろう。発見された新規生体機能因子という分子標的に対する抗体医薬品等の開発も当然視野に入る。さらに，製剤DDSとりわけ従来は有効成分がタンパク質であるという分子特性のために注射剤に限定されていた投与方法が「新たな製剤DDS」により経粘膜，経口，経鼻等でも可能になれば，タンパク質性医薬品の開発に新たな方向性を加えることになる。第2に，既存の有効成分をベースとする後続タンパク質性医薬品に関連した取り組みがある。これにはまず先発品に類似のものを開発して医療費削減や先発品に独占されていた市場に参入するという視点がある。しかし，それまで存在していた特許による制約が解かれたことに着目してアミノ酸配列の改変など，対象疾患は同じでもむしろ内在性DDS機能の強化によるより有用な改善・改良型を目指すことに着目するという視点もきわめて重要であると考えられる。もちろん，「新たな製剤DDS」の開発が特許切れになった既存製品に適用されることにより新たな命を吹き込まれることにも期待したい。後続品問題の将来を見据えた要諦はBiobetterにあると考えられる。次元は異なるが，タンパク質創製，生産，精製，解析などに関する新技術開発もわが国が今後本分野で活路を見い出し，優位性を確保していくための不可欠な要素である。第3に，タンパク質や機能自体は既知であっても，さまざまな要因により医薬品として活用できていなかったものに関して，①構造改変等による改善・改良（内在性DDS機能の付加や充実等長所の伸張，短所の克服等），新規性の創出，②製剤DDSによる長所の伸張，短所の克服等新たな展開などにより医薬品に仕立てていくことも考えられる。

科学技術創造立国日本として，タンパク質性バイオ医薬品開発に関するわが国のresource, potentialをいかに活用し，バイオ医薬品の新規開発による国内外への公衆衛生上の貢献，あるいは自給率をいかに高めるか，なし得る限りのチャレンジを期待したい。

先端医薬品分野においてはとくに水先案内，牽引力，推進力としての規制の役割も大きい。規制は共通のゴールに向かって科学的，合理的，効率的，効果的に進むための方策である。日本方式によるより速やかなゴールを目指して，全関係者は同じピッチに立ち，ともにゴールに向かうプレーヤであり，国は産業化推進のアシスト役であってほしい。

文　　献

1）バイオ医薬品の開発と品質・安全性確保，早川堯夫監修，エル・アイ・シー，東京（2007）
2）BIODRUG DELIVERY SYSTEMS: FUNDAMENTALS, APPLICATIONS, AND CLINICAL DEVELOPMENT（eds. by Mariko Morishita and Kinam Park），Informa Health Care USA, Inc., New York, USA（2009）
3）ICHQ5A「ヒト又は動物細胞株を用いて製造されるバイオテクノロジー応用医薬品のウイルス安全性評価」について，医薬審 第329号（平成12年2月22日）
4）ICHQ5B「組換えDNA技術を応用したタンパク質生産に用いる細胞中の遺伝子発現構成

体の分析について」，医薬審 第3号（平成10年1月6日）
5）ICHQ5C「生物薬品（バイオテクノロジー応用製品／生物起源由来製品）の安定性試験」について，医薬審 第6号（平成10年1月6日）
6）ICHQ5D「生物薬品（バイオテクノロジー応用医薬品／生物起源由来医薬品）製造用細胞基材の由来，調製及び特性解析」について，医薬審 第873号（平成12年7月14日）
7）ICHQ5E「生物薬品（バイオテクノロジー応用医薬品／生物起源由来医薬品）の製造工程の変更にともなう同等性／同質性評価」について，薬食審査発 第0426001号（平成17年4月26日）
8）ICHQ6B「生物薬品（バイオテクノロジー応用医薬品／生物起源由来医薬品）の規格及び試験方法の設定」について，医薬審発 第571号（平成13年5月1日）
9）ICHS6「バイオテクノロジー応用医薬品の非臨床における安全性評価」について，医薬審発　第326号（平成12年2月22日）
10）European Medicines Agency（EMEA）.（2007）. EMEA workshop on the guideline for first-in-man clinical trials for potential high-risk medicinal products. http://www.emea.europa.eu/pdfs/conferenceflyers/first_in_man/17720307en.pdf.
11）European Medicines Agency（EMEA）.（2007）. Guideline on strategies to identify and mitigate risks for first-in human clinical trials with investigational medicinal products. EMEA/CHMP/SWP/28367/07.
12）T. Hayakawa and A. Ishii, Japanese Regulatory Perspective on Immunogenicity. Detection and Quantification of Antibodies to Biopharmaceuticals : Practical and Applied Considerations（ed. by Michael G. Tovey）, John Wiley & Sons, Inc., New Jersey, USA（in press）
13）K. Morimoto *et al.*, *Glycoconjugate J.*, **13**, 1013-1020（1996）

第２章　低迷するマクロ経済環境が医療費・薬剤費の動向に与える影響とバイオ医薬品にかかわる企業の戦略の方向性

中村　洋*

1　はじめに

医薬品の研究開発に影響を与えるのは，創薬テクノロジーの進歩だけではなく，新薬の上市時ならびに上市後に予想される薬価水準である。その予想薬価の水準が製造コスト・研究開発費用に比べ十分な利益が確保できない程低い場合，あるいは予想自体が困難な場合，企業にとって当該医薬品の研究開発の優先度は著しく低下する。

その予想薬価の水準に大きな影響を与えるのが，国の財政状況であり，財政状況を左右するマクロ経済の動向である。例えば，マクロ経済の状況が好転せず，財政状況が厳しいと，国民医療費の上昇に抑制がかかり，薬剤費抑制圧力の高まりを通じて，個々の薬価に影響が及ぶ。

本章では，データを踏まえて，以下の点について記述する。

(1)　日本のマクロ経済の低迷と財政収支悪化

(2)　マクロ経済の低迷に連動する医療費上昇の抑制

(3)　さらなる高齢化の進展による医療費・薬剤費の増加懸念

経済・財政状況から見て，薬剤費上昇抑制に対する圧力の高まりは不可避である。その中でも，高い製造コストに起因する高薬価のバイオ医薬品に対する強い風当たりが予想される。以下では，今後の企業としての対応のあり方についても考察を行う。これまで研究開発型製薬企業は「効果」の高い新薬を上市しようとしてきたが，医薬品の経済性評価（費用対効果）に最近注目が集まっているなか，これまで以上に「費用減」に着目した研究開発戦略が求められるようになってきている。

2　日本のマクロ経済の低迷と財政収支悪化

国民・企業が直接的に，あるいは税金・保険を通じて間接的に支払う医療費は，国民ならびに企業が稼ぐ所得・利益の水準に影響される。それらの水準を反映した指標が国内総生産（GDP：Gross Domestic Product）であり，一定期間内に国内で産み出された付加価値の総額として定義される。

国民医療費の水準は，診療報酬や薬価などの改定に応じて変化するため，比較すべき対象は名目 GDP である（実質 GDP は物価変動の影響が取り除かれている）。ここで，第一に注目すべき

---

*　Hiroshi Nakamura　慶應義塾大学　大学院経営管理研究科（ビジネススクール）教授

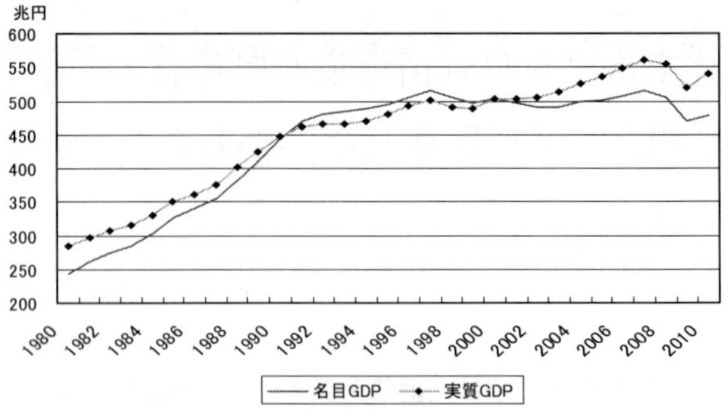

図1　名目・実質 GDP の推移
出所：内閣府

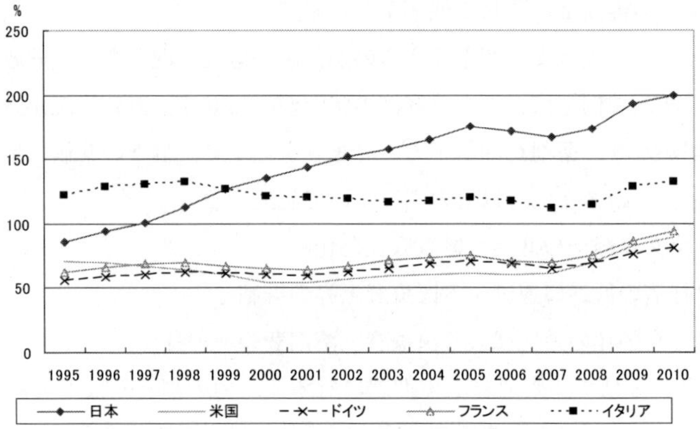

図2　一般政府の対 GDP 比の債務残高の国際比較
出所：財務省，IMF

点は，2010 年の名目 GDP の水準が 1990 年代前半の水準とほぼ変わらないことである（図 1 参照)。医療費支払いの源泉となる名目 GDP の数値が伸びない中，医療費ひいては薬剤費の伸びが抑えられるのは，当然の帰結であろう。

第二に注目すべきは，名目 GDP の伸びの鈍化に加え，日本の財政収支が急激に悪化していることである。図 2 は，一般政府の対 GDP 比の債務残高の国際比較を表している。日本の数値は 1990 年代後半以降急速に悪化し，現在では 200%（2010 予算ベース）に達し，先進国最悪の状況に陥っている。その要因は，景気低迷による法人税などの減少ならびに，景気刺激のための財政支出の増大である（さらに，2011 年 3 月の大震災の影響で，さらなる悪影響が懸念される)。

3　マクロ経済の低迷に連動する医療費上昇の抑制

名目 GDP の伸びの鈍化ならびに財政収支の悪化に伴い，国民医療費の伸びが抑えられている。図 3 では，名目 GDP と国民医療費の変化率がほぼ連動していることが，如実に示されてい

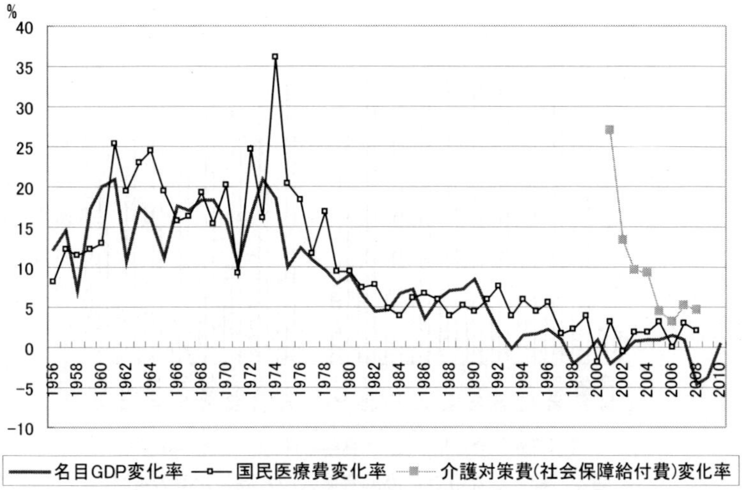

図３　名目 GDP と国民医療費の変化率の推移（参考：介護対策費の変化率の推移）
出所：内閣府，厚生労働省

る。

また，社会保障においては，医療だけでなく，年金，社会福祉関連費用も大きな割合を占める。その中で，医療に近いのは，介護分野である。2000 年の介護保険制度施行後，介護対策費（社会保障給付費）は，しばらくは高い伸びを示していたが，近年は伸びが抑えられている。

4　さらなる高齢化の進展による医療費・薬剤費の増加懸念

しかし，日本における高齢化の今後の進展で，医療費は今後さらに伸びざるを得ない。図４は，今後の高齢化の進展を表している。日本の全体の人口が減少していく中で，65 歳以上の人口は今後も増えつづける。高齢化率は 2020 年には 30％を超え，2050 年には 40％程度に達することが予想されている。

また，高齢者の一人当たりの医療費は，他の年齢層に比べてより多くの医療費がかかる（図5)。そのため，高齢化の進展はさらなる医療費ならびに薬剤費の上昇につながるであろう[注1)]。

5　薬剤比率

一方，薬剤比率（各年６月の数値）の推移を示したのが図６である（ただし，薬剤比率の計算には DPC 対象病院が含まれない)。薬剤比率（総数）は 2008 年まで微増傾向であった。

注 1)　図３で国民医療費の変化率が名目 GDP 変化率を上回っているのは，高齢化の進展が一つの要因である。

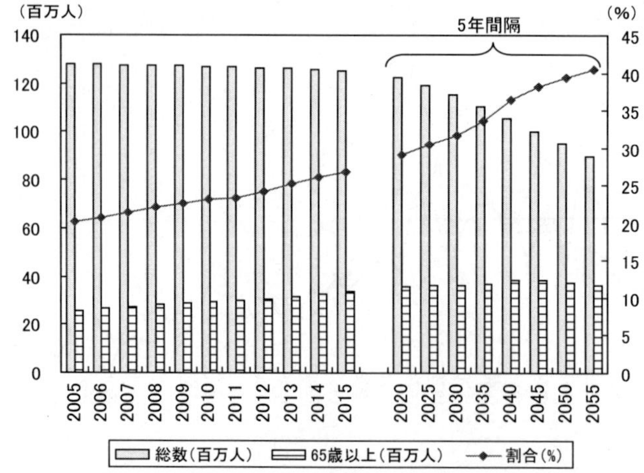

図4　総人口ならびに高齢者層人口と高齢化率の推移
出所：国立社会保障・人口問題研究所

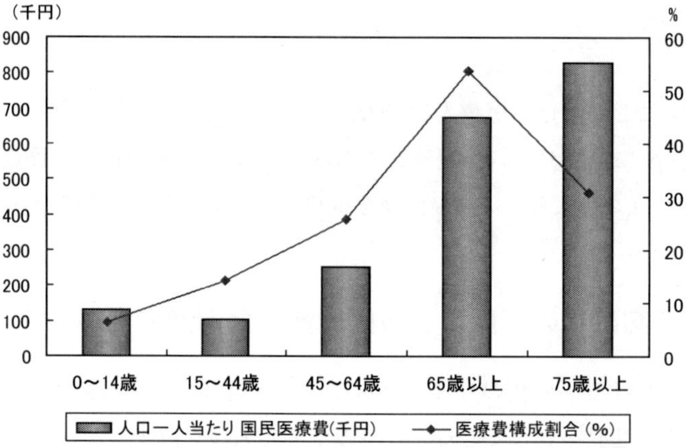

図5　高齢者の一人当たりの医療費と医療費構成割合（2008年）
出所：厚生労働省
注：75歳以上の区分を除く4つの区分の合計が100%となる。

2009年には，入院外の薬剤比率に引っ張られる形で全体の比率が急上昇している。2010年6月には対前年同月比で微減したものの，今後その上昇が続くかどうかは，今後のデータの発表を待たなければならない。

ただ，2010年4月から実施された「新薬創出・適応外薬解消等促進加算」は薬剤比率を少なくとも短期的には上昇させることになろう（中長期的には，その加算の導入の見返りに長期収載品の薬価が引き下げられ，薬剤比率を押し下げる要因になる）。

また，今後予想される高薬価のバイオ医薬品の相次ぐ上市は，さらに薬剤比率を押し上げかねない。したがって，製薬業界に対する風当たりは強くなりかねない。

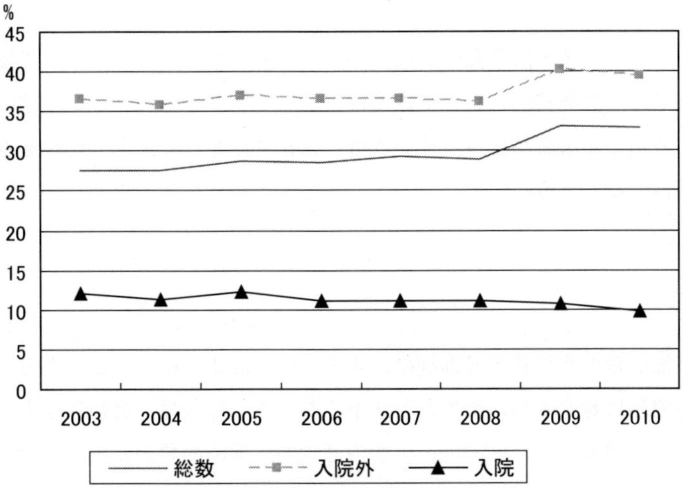

図６　薬剤比率の推移（各年6月の数値）
出所：社会医療診療行為別調査
注：薬剤比率の計算には DPC 対象病院は含まれない。

6　経済性を考慮したバイオ医薬品の開発の必要性

上記のことを考え合わせると，高薬価のバイオ医薬品に対し，薬価抑制の圧力が今後強まることは容易に想像できる。

製薬企業の今後の対応としては，以下の３つの方向性が考えられる。第一に，バイオ後続品（バイオ医薬品版のジェネリック医薬品）の研究開発促進である。日本でも，2009 年以降，バイオ後続品が上市されている。日本政府も治験が充実したバイオ後続品に対して薬価優遇を行い，研究開発を促している。

第二の方向性は，バイオ医薬品自体の実質的なコスト低下をもたらすイノベーションである。具体的には，DDS（Drug Delivery System）の活用などによる効果の持続性向上，製法の工夫による製造コストの低減，バイオ医薬品の低分子化などが具体的な研究開発テーマとして考えられる。バイオ医薬品の分野で出遅れた日本企業でも，この方向性での革新的な研究開発に成功すれば，先行する企業に追いつき，追い越すことが可能になる。

7　併用薬のジェネリック医薬品への転換

第三の方向性は，バイオ医薬品と併用される医薬品をジェネリック医薬品に積極的に転換することである。バイオ医薬品は，副作用の軽減などの目的のため，他の薬剤と併用されることが多い。バイオ医薬品自体が高い薬価で提供されていても，併用薬をジェネリック医薬品に積極的に転換することにより，患者の全体的な経済負担を軽減することが可能である。

また，ジェネリック医薬品普及に障害となっている安定供給，情報提供について，先発品メーカーが，特許が有効なバイオ医薬品と併用薬のジェネリック医薬品をセットで安定供給，情報提供するという戦略は，医療機関にとっては受け入れやすい。さらに，製薬企業が，特定の疾病領域で競争力のあるバイオ医薬品を持っていれば，他社に先駆けて上記の転換を進めることで，他社との差別化要因になりうる。

8　まとめ

経済・財政状況からの薬剤費上昇抑制に対する圧力の高まりは不可避である。その中でも，高薬価のバイオ医薬品に対する強い風当たりが予想される。今後は，経済性を考慮したバイオ医薬品の研究開発など，国家ならびに国民・患者の財政的・経済的負担に配慮した企業戦略の検討・実行が切望される。

第3章　製薬企業におけるM&A・アライアンスの現状と今後

中村　洋*

1　はじめに

近年，大手製薬企業を中心に，バイオテクノロジー企業とのM&A（Merger & Acquisition：合併と買収）ならびにアライアンスが活発化している[注1)]。M&A・アライアンスの対象となるバイオテクノロジー企業は，満たされない医療ニーズの強い疾病領域において有望な新薬や豊富なパイプラインを持つ企業や，多くの新薬開発につながりうるテクノロジー（プラットフォームを含む）を持つ企業である。

自社の超大型新薬の特許切れという「2010年問題」に直面している多くの日本企業も，2000年代後半以降，欧米を中心としたバイオテクノロジー企業とのM&A・アライアンスを積極的に進めている。

本章では，M&A・アライアンス活発化の背景ならびに，その活性化のための企業戦略・組織改革，今後の方向性について考察する。また，日本企業によるM&A・アライアンスの動向についても記述する。

2　M&A・アライアンス活発化の背景

2.1　研究開発の生産性低下

M&A・アライアンス活発化の背景としては，1990年代後半以降における新薬の研究開発の生産性低下が指摘できる。その低下は，研究開発費と新薬承認数の時系列的な推移からうかがえる。図1では，製薬企業の研究開発費用総額と世界最大のアメリカ市場で承認された新薬数（NME〔new molecule entity〕とバイオ医薬品）の推移が示されている。

研究開発費については，米国製薬工業協会PhRMA（The Pharmaceutical Research and Manufacturers of America）のメンバーならびにバイオ医薬品企業などを含む企業全体の数値が示されているが，研究開発費が右肩上がりで増えていることがわかる。一方で新薬承認数は，ほぼ右肩下がりで減ってきている。1996年から2000年までの5年間で平均40個程度だった承

注1)　M&Aの代表例としては，ロシュによるジェネンテックの買収（2009年，ロシュグループ入りは1990年），サノフィ・アベンティスによるジェンザイム買収（2011年）が挙げられる。

* Hiroshi Nakamura　慶應義塾大学　大学院経営管理研究科（ビジネススクール）教授

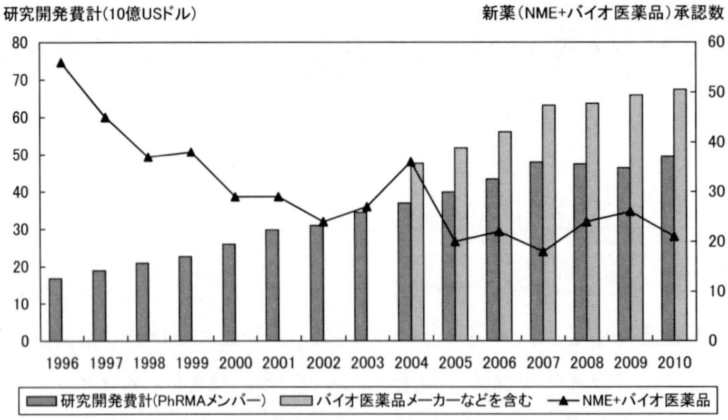

図1　研究開発費の高騰と承認された新薬数の低下
出所：米国製薬工業協会（PhRMA），FDAから作成

認数が，2006年から2010年の5年間では平均20個程度に低下した。

このように研究開発が困難になった要因としては，容易なシーズの枯渇（特に低分子医薬品），安全性基準の厳格化，優れた既存薬の存在などが指摘できる。特に，高血圧症，高脂血症などの患者数の多いマス・マーケット市場は，これまで大手製薬企業が得意としてきた分野であった。しかし，有効性，安全性の面で満足度の高い既存薬が多く存在するようになった。その結果，研究開発コストをかけても，既存薬より優れた薬を創出することが，より困難になってきた。さらに，優れた既存薬の特許が切れれば，安価なジェネリック医薬品との競合が待ち受けており，新薬メーカーにとってはさらなる収益悪化の要因となる。

2.2 「自前主義」の放棄とオープン・イノベーション

M&A・アライアンス活発化の別の背景としては，自前での研究開発にこだわる「自前主義」の限界とオープン・イノベーションへのシフトが指摘できる。大手の製薬企業でも，一社あたりの研究開発資金は，世界中でライフサイエンス分野の研究開発に投資される金額に比べればわずかである。今や，自社のみで十分なパイプラインの確保や，創薬テクノロジーのフルライン化は不可能になった。

そこで大手企業は，企業外で続々と生み出される新たな成果（医薬品シーズやテクノロジー）を自社内に効率的に取り込み，開発パイプラインの充実を図ってきた。またM&A・アライアンスの強化により，製薬企業は自社研究開発部門における人件費の固定化を抑えるだけでなく，有望なテクノロジー，シーズのみを取り込むことで，研究開発コストの節約を図ることができる。

図2では，2000年代後半における開発パイプラインに占めるライセンスインの割合を，世界売上上位10社ならびに日本企業大手4社（武田薬品，アステラス，第一三共，エーザイ）について示した。世界売上上位10社は30%台，日本企業大手4社は40%台と，高い水準で推移していることがわかる。

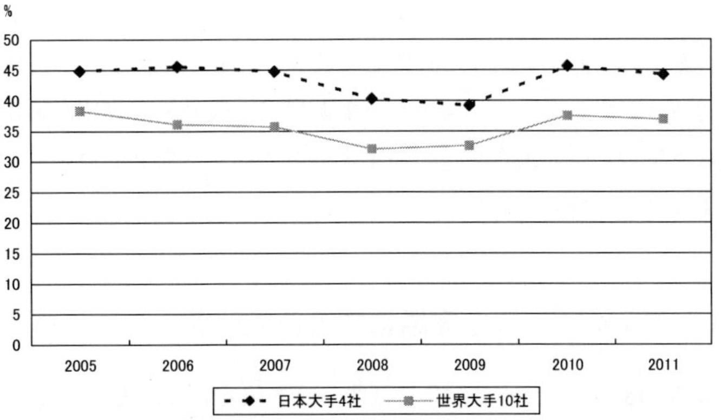

図２　最近の開発パイプラインに占めるライセンスインの割合
出所：Pharmaprojectのデータから作成

2.3　ターゲット疾患とテクノロジーの変化

研究開発の生産性低下を受け，大手製薬企業では，新薬の研究開発ターゲットとなる疾病領域を見直す動きが見られるようになった。特に注目されているのが，「治療満足度の低い疾病」である（表１参照）。さらに，その中で，薬剤の貢献度の低い疾病領域も多い。つまり，良い治療法も治療薬もない疾病が，依然として多く存在する。

このような「治療満足度と薬剤貢献度が低い疾病」においてで，これまで優れた医薬品の開発が進んでこなかった要因としては，患者数が少ない疾病（希少疾病）であったか，あるいは技術的に研究開発が困難であったか，あるいはその双方の理由が考えられる。そこで，大手製薬企業においても，オーファンドラッグの開発や，バイオ医薬品や分子標的薬などの比較的新しいテクノロジーを活用した新薬の開発が精力的に進められてきた。

これまで未開拓の疾病領域・テクノロジー分野において，積極的にリスクをとって研究開発を行なってきたのが，欧米を中心としたバイオテクノロジー企業であった。それらの企業は，大手

表１　治療満足度と薬剤貢献度による疾病分類（例）

		治療満足度	
		低い	高い
薬剤貢献度	高い	統合失調症	高尿酸血症・痛風，喘息，糖尿病，アレルギー性鼻炎，不整脈，偏頭痛
	低い	アルツハイマー病，血管性認知症，膵がん，線維筋痛症，糖尿病性神経障害	睡眠時無呼吸症候群

出所：ヒューマンサイエンス振興財団　平成22年度国内基盤技術調査報告書

製薬企業がそれまで注目していなかった疾病・テクノロジー領域に経営資源を集中して投入することで，大手企業との差別化を図り，直接的な競争を回避しようとした。

大手企業が得意としてきたマス・マーケット領域での低分子医薬品の研究開発が1990年代後半以降困難になるにつれ，大手企業は，バイオテクノロジー企業とのM&A・アライアンスを積極的に進めるようになった。

3　M&A・アライアンスを容易にする組織改革

大手企業によるM&A・アライアンスに関する意思決定には，当該分野における高度な専門性ならびに迅速性が要求される。高度な専門性がなければ，ターゲットとしている疾病領域における医薬品候補やテクノロジーの良し悪しについて，適切な評価を下すことができない。そして，意思決定の迅速性がなければ，ライバル企業に先を越され，優れたシーズ・テクノロジー獲得の機会を逃しかねない。

3.1　疾病領域別の専門的・機能横断的なスモール・ユニット

欧米の多くの大手製薬企業は，組織改革によりM&A・アライアンスを容易にする組織を創り上げようとしてきた。具体的な例の一つは，機能別組織から疾病領域別組織への転換である。

領域別組織は大きく2つのタイプに分けることができる（図3参照）。図3（a）では，PoC（Proof-of-Concept）前後で組織を分けているタイプが描かれ，図3（b）ではPoCをまたいで一つの組織にしているタイプが描かれている。

このような組織は「疾病領域別の専門的・機能横断的なスモール・ユニット」と特徴付けることができる[1)]。企業は，領域ごとに小さい組織を創ることで，企業規模の大きさによるメリットと小さい組織のメリットを兼ね備えた企業体を同時に追及しようとした。前者の大きさのメリットとしては，経営資源の豊富さ，資金調達力などが挙げられる。一方，後者の小さい組織のメリットとして挙げられるのは，高い専門性，意思決定の迅速性，コミュニケーションの良さ，企業家精神の発揮などである。

この「疾病領域別の専門的・機能横断的なスモール・ユニット」における高い専門性と迅速性という特徴は，特に，担当する疾病領域における医薬品候補物質の獲得のためのM&A・アライアンスに有効であった。

加えて特筆すべきは，スモール・ユニットの統廃合，追加の柔軟性の確保である。損益責任を明確にしたことで業績の悪いユニットは統廃合の対象になる。一方で大手企業は，小規模の専門性の高いバイオテクノロジー企業を，M&Aによって，その巨大企業体の中に，ユニットの一つとして組み入れることが容易になる。なぜなら，バイオテクノロジー企業はもともと専門性が高く，研究，開発などの各機能を持つ，小回りの効く小規模な組織である。そのため，上記の「疾病領域別の専門的・機能横断的なスモール・ユニット」の組織に近く，親和性が高い（言い換え

(a) 領域別組織（疾病領域別の専門的・機能横断的なスモール・ユニット）
－PoC の段階の前後で、異なる領域別組織になる場合－

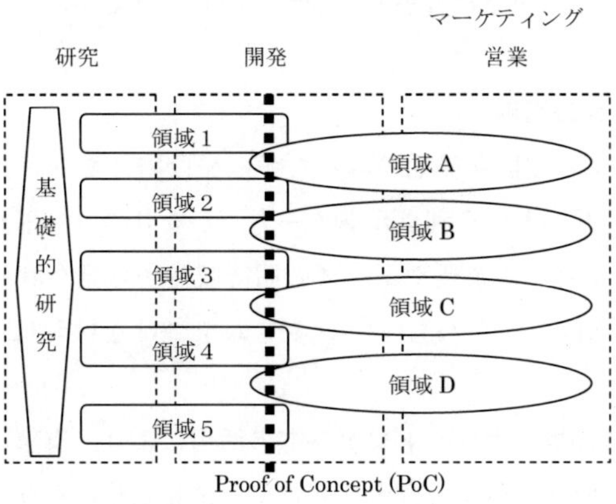

(b) 領域別組織（専門領域における機能横断的なスモール・ユニット）
－研究からマーケティング・営業まで一貫した組織の場合－

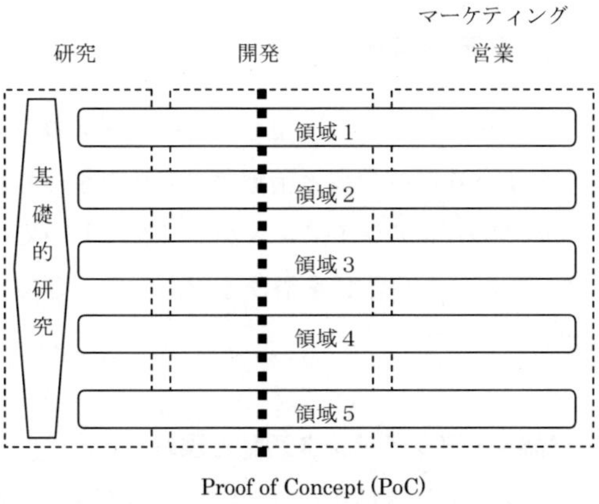

図３　2000年代以降の領域別組織の例
出所：中村洋，ライフサイエンスの産業経済分析，慶應義塾大学出版会，2009

れば，大手企業におけるこの組織改革は，社内に多くのバイオテクノロジー企業的な組織を作ろうとしていると言っても過言ではない)。

一方で，バイオテクノロジー企業出身者にとって見れば，これまでと同じ形態の組織で活動できるため，これまでの企業カルチャーや意思決定の迅速性，ひいては研究開発の効率性を維持しやすい。

3.2　領域間連携のための専門組織による支援

しかし，疾病領域別の組織が企業の主流になると，領域間連携が課題になってくる。例えば，大学やバイオテクノロジー企業が創生したシーズを複数の異なる領域でまたがって開発する場合，各領域で連携しなければ，コスト削減や開発スピード向上が図れない。そこで，領域間連携を図るため，外部からのシーズ獲得や，PoCを得るために領域間で共有できるツールの開発などを目的とした，それぞれ専門的な組織が大手企業で導入されている。

3.3 コーポレートファンドの活用

M&A・アライアンスによって開発後期のみならず開発段階にある医薬品シーズを獲得することは，開発リスクが比較的低いという利点がある一方，かなりのコストが必要である。つまり，M&A・アライアンスの対象となる企業やシーズの期待収益から見た計算上の価値よりも，かなり高い価格を提示しなければ（すなわち，プレミアムをつけなければ），獲得できない状況になっている。

そこで，多くの大手企業はコーポレートファンドの活用により，有望なシーズあるいはテクノロジーに対して，より早い研究段階から資金を入れて，情報収集ならびに，安価に獲得する権利を得ようとしている。

4 今後のM&A・アライアンス分野

今後有望な領域としては，遺伝子情報などを活用した診断テクノロジーの進化による「個の医療」や，薬剤溶出性ステントのような医療機器と治療薬の融合が挙げられる。前者については診断メーカーと製薬企業との間のM&A・アライアンスが，後者においては，医療機器メーカーと製薬企業のM&A・アライアンスが，今後注目を浴びるであろう。さらに，再生医療など，新しい分野を先取りした動きも出てくるであろう。

4.1 活性化する日本企業のM&A・アライアンス活動と課題

一方，日本企業のM&A・アライアンス活動は，2000年代前半まで出遅れていた。その理由としては，自社が持つ大型新薬の特許切れが差し迫っていなかったことや，欧米市場に比べて日本市場におけるジェネリック医薬品浸透の脅威が小さかったことが指摘できる。

しかし，大手の日本企業の多くが「2010年問題」に直面する中，パイプラインに不安を持つ企業が欧米を中心としたバイオテクノロジー企業とのM&A・アライアンスに積極的になった（表2参照）。また，上述したコーポレートファンドの創設や，疾病領域別組織と領域間連携を図る組織の導入を軸とした組織改革など，欧米企業を見習った動きも出てきている。

4.2 M&A・アライアンスの原資となった豊富な手元流動性とその限界

日本企業によるM&A・アライアンスの原資となったのは，豊富な手元流動資金であった。この豊富さの要因は，皮肉にも上述の要因（「2010年問題」が本格化するまで自社の超大型新薬の特許が切れていなかったこと，日本市場におけるジェネリック医薬品の脅威が低いこと）と重なる。しかし，今後はこれらの要因が持続することは期待できず，これまでのようにキャッシュを

表2　日本の大手製薬企業とのM&A・アライアンス（例）

	2005年以降の主なM&A	2010年のアライアンス（例）
武田薬品工業	シリックス（2005年，糖尿病，米国） ミレニアム（2008年，がん，米国） アムジェン日本法人（2008年，がん，炎症） Nycomed（2011年，COPD，欧州・新興国販売網，スイス）	AMAG（貧血，米国） Orexigen（肥満，米国） Envoy（統合失調症，米国） Sage Bionetworks（中枢神経，米国）
アステラス製薬	アジェンシス（2007年，がん，抗体医薬，米国）， OSI Pharmaceuticals（2010年，がん，分子標的薬，米国）	バシリア（真菌症，スイス） UMNファーマ（インフルエンザワクチン，日本） アラヴィタ（移植，米国） アヴェオ（がん，米国） サイトリ・セラピューティクス（再生医療，米国）
第一三共	ランバクシー（2008年，ジェネリック医薬品，インド） プレキシコン（2011年，がん，リウマチ）	北里研究所（ワクチン，日本）
エーザイ	モルフォテック（2007年，抗体医薬，米国） MGIファーマ（2007年，がん，米国）	ヘルシン・ヘルスケアS.A.（嘔吐，スイス） アリーナ・ファーマシューティカルズ（肥満，米国） アネロファーマ・サイエンス（がん，日本） ブレインファクトリー（真菌症，日本） フォーマ・セラピューティック（合成・創薬技術機能，米国）

出所：各社報道資料

獲得することが困難になる[注2)]。したがって，多くの日本企業にとっての残された時間は長くなく，新たな収益源の獲得が求められている。

4.3　必要となる差別化

1990年代からバイオテクノロジー企業とのM&A・アライアンスを進めてきた欧米の大手企業に比べ，日本企業の出遅れは否めない。乏しい経験に起因する目利き能力不足により，高いプレミアムを支払って獲得した医薬品シーズやテクノロジーが期待に反して失敗するケースが，想定以上に出ることも当然ありうる。また，欧米企業と同じようなM&A・アライアンス戦略をとっても，差別化，ひいては勝ち残りは困難である。

したがって，今後は先行する欧米の大手企業とは異なる差別化戦略を出す必要性が高まる。例えば，地の利を生かし，日本発のシーズ・テクノロジーを発掘し，欧米の優れた治験環境を活用して育成することは，今後注力すべき戦略の一つであろう。また，高齢化社会のさらなる進展を迎え医療費上昇抑制政策が予想される中，高価なバイオ医薬品をより低価格で患者に届けるための研究開発（バイオ後続品や，バイオ医薬品自体の実質的なコスト低下をもたらすイノベーション）も期待される。

注2)　加えて，2010年度から導入された「新薬創出・適応外薬解消等促進加算」で今後は長期収載品からの収益低下が予想される。

5　まとめ

新薬の研究開発の生産性低下を受け，大手製薬企業は自前主義を捨て，バイオテクノロジー企業とのM&A・アライアンスに積極的になってきた。その主なターゲットは，満たされないニーズのある疾病領域であり，新たな新薬を創り出す可能性のある新たなテクノロジー領域である。また，M&A・アライアンスを容易にするための組織改革も行なわれている。一方，出遅れた日本企業も，近年はM&A・アライアンスに積極的になった。しかし，今後は，単なる後追いでなく，差別化をより意識した戦略が求められる。

文　　献

1)　中村洋，ライフサイエンスの産業経済分析，慶應義塾大学出版会（2009）

第4章　バイオ医薬品とレギュラトリーサイエンス

鹿野真弓*

1　はじめに

ここ数年，レギュラトリーサイエンス（regulatory science）という用語を耳にする機会が増えたと感じる方は多いであろう。しかしながら，必ずしも同じ定義あるいは解釈に基づいてこの用語が用いられている訳ではなさそうにも感じられる。日本語の呼称ひとつ取っても，「調整科学」「規制科学」「評価科学」等と表記されることがあるが，それぞれがどのような意図で「レギュラトリーサイエンス」の日本語の呼称として用いられるのか，理解が浸透しているとは言い難いのが現状である。「レギュラトリーサイエンス」がサイエンスの一分野として提唱されてから比較的日が浅く，今後，議論が重ねられて認識の統一が図られるものと期待されるが，現時点でのおおよその共通認識と思われる事項及び最近の国内外の動向を以下にまとめた。なお，齋尾ら[1]が国内における「レギュラトリーサイエンス」及び海外における「regulatory science」の概念の発祥及び展開を詳細に辿っているので，興味がある方は是非参照されたい。

2　レギュラトリーサイエンスに関する国内動向

2.1　学界の動向

日本国内においては，1980年代終盤に，内山充が「科学技術を人間との調和のうえで，最も望ましい形にレギュレート（調整）する科学」として，おもに医薬品，食品分野を対象に「regulatory science」あるいは「レギュラトリーサイエンス」の用語を最初に用いたとされている。内山は，レギュラトリーサイエンスの研究的側面として有効性と安全性の評価，また，その研究成果の実践面として，ガイドラインや規制等の技術開発を進める上での必要なルールを作る行政科学という側面を併せ持つと論じている[2, 3]。

医薬品開発等の分野におけるレギュラトリーサイエンスに関する学界の動きとしては，まず2002年の日本薬学会におけるレギュラトリーサイエンス部会設立が挙げられる。その設立趣意書[4]には，内山による定義として「我々の身の回りの物質や現象について，その成因と実態と影響とをより的確に知るための方法を編み出す科学であり，次いでその成果を使ってそれぞれの有効性（メリット）と安全性（デメリット）を予測・評価し，行政を通じて国民の健康に資する科学である」と記され，さらに，「発展する科学技術をそのまま放置せず，その開発過程を人間に

*　Mayumi Shikano　㈱医薬品医療機器総合機構　規格基準部　部長

とって最も望ましい姿に方向づけし，また，その生産物のハードやソフトの中から人間や環境にとって有益なものを選別し，さらに，それらを正しく利用する道をつける技術開発を進める上での必要なルールを作る科学」，また，「医薬品や食品の品質，安全性，有効性などが十分な科学的根拠に基づいた予測，評価，判断によって保証されるように，関連する基礎研究の成果を社会にとって望ましい内容と方向に生かすことを目的とした科学であり，他の基礎科学，応用科学にはない独自の価値観を有する」ものとされている。その活動としては，毎年テーマを変えて，食品安全フォーラム，医薬品レギュラトリーサイエンスフォーラム，医薬品評価フォーラムを主催している。

2010年には，レギュラトリーサイエンス学会が設立された。本稿執筆時点（2011年8月）のレギュラトリーサイエンス学会HPに掲載された桐野豊理事長の挨拶には，「医薬品，医療機器等の品質・安全性・有効性を確保するためには，基礎科学や応用科学による試験研究の結果等に基づき，的確に評価，予測，判断し，社会に受け入れられるように管理調整することが必要です。医薬品，医療機器等の発展に伴い，これらの課題に迅速・的確に取り組むことはますます難しくなってきており，その基盤となる科学（レギュラトリーサイエンス）の進歩及び普及を図ることが急務と考えられます。」とあるが，学会HP上ではレギュラトリーサイエンスの定義等は特に明示されていない。2011年9月開催予定の学術大会において，レギュラトリーサイエンスを提唱した内山を座長として「レギュラトリーサイエンスとはなにか」と題する特別シンポジウム[5]が予定されており，レギュラトリーサイエンスの新たな展開も視野に入れた議論がなされるのかもしれない。

しかし，医薬品や食品以外のより広い学問の世界では，「レギュラトリーサイエンス」の認識はこれからのようである。我が国の人文・社会科学，生命科学，理学・工学の全分野の科学者を内外に代表する組織である日本学術会議は，政策提言，国際的な活動，科学者間ネットワークの構築，科学の役割についての世論啓発を行っており，30あまりの委員会から構成される。農学委員会の食の安全分科会で，2008年に食品安全行政をバックアップする科学としてのレギュラトリーサイエンスが議題とされ，また，2011年の食料科学委員会の報告書においては，グローバル化に対応した食品安全や人材育成におけるキーワードとして「レギュラトリーサイエンス」の用語が度々登場しており，特に食品分野での高い認知度が窺われる。しかしながら，それ以外では薬学分野の最近のシンポジウムの題材として登場するにとどまっている。医学，基礎科学研究成果を臨床開発，医薬品等の製品開発につなげようとするトランスレーショナルリサーチも活発化する中，レギュラトリーサイエンスという用語に触れて興味を持つ研究者は確実に増えており，今後，急速に認識が広まることを期待したい。

2.2　政策・行政

前述したように，レギュラトリーサイエンスには行政的側面あるいは規制作りの側面もあり，数年前から各省庁の食品や医薬品等の政策に関する文書中にレギュラトリーサイエンスの用語が見られてきたが，ごく最近，以下のように，日本の科学技術政策の重点課題として位置付けられるに至った。

内閣府には，重要政策に関する 4 つの会議として，経済財政諮問会議，中央防災会議，男女共同参画会議，総合科学技術会議が設置されている。総合科学技術会議は「科学技術基本法」のもと科学技術に関する基本計画を策定しており，平成 23 年度から 27 年度の 5 年間を対象とし平成 23 年 3 月に決定予定であった第 4 期基本計画は，東日本大震災の影響を踏まえて見直しが行われ，平成 23 年 8 月 19 日に閣議決定された[6)]。「震災からの復興，再生の実現」，環境・エネルギーを対象とする「グリーンイノベーションの推進」，医療・介護・健康を対象とする「ライフイノベーションの推進」が主要な柱として位置付けられ，ライフイノベーション推進については，「ライフイノベーション推進のためのシステム改革」の項において，研究開発の成果を迅速に実用化につなげるための方策が述べられている。その中では，レギュラトリーサイエンスを「科学技術の成果を人と社会に役立てることを目的に，根拠に基づく的確な予測，評価，判断を行い，科学技術の成果を人と社会との調和の上で最も望ましい姿に調整するための科学」と，内山の提唱した概念とほぼ同じ説明を示したうえで，その推進方策として，「国はレギュラトリーサイエンスを充実，強化し，医薬品，医療機器の安全性，有効性，品質評価をはじめ，科学的合理性を社会的正当性に関する根拠に基づいた審査指針や基準の策定等につなげる。」「国は，医薬品及び医療機器の承認審査を迅速かつ効率的に行うため，審査機関の体制を大幅に整備，強化するとともに，当該審査機関におけるレギュラトリーサイエンスの研究機能の充実，これらに精通した人材の養成及び確保を推進する。」等と述べている。すなわち科学技術基本計画において初めてレギュラトリーサイエンスの用語が明記されたのみならず，国主導でのレギュラトリーサイエンスの充実・強化を明言し，さらに審査機関におけるレギュラトリーサイエンス研究機能充実にも言及された。

第 4 期科学技術基本計画に言及された「審査機関」は，筆者が所属している医薬品医療機器総合機構（以下，PMDA）を指すことから，PMDA におけるレギュラトリーサイエンスについても簡単にご紹介させていただきたい。PMDA は，平成 16 年に前身の複数組織が統合されて設立された厚生労働省所管の独立行政法人で，医薬品・医療機器の承認審査関連業務及び安全対策業務，また医薬品副作用等による健康被害救済業務を行っている。発足時に 256 名だった職員数は平成 23 年 4 月 1 日時点で 648 名まで増加し，組織体制の整備も進められてきた。平成 21 年 4 月に，研修部門の強化を目的としてレギュラトリーサイエンス推進部が新設され，平成 22 年 10 月にはレギュラトリーサイエンス推進体制強化のため，その部内に研究課が設置されて，PMDA としてのレギュラトリーサイエンス研究のための整備に着手されるとともに，HP 上での情報発信を開始した。PMDA の職員がレギュラトリーサイエンスに関する見解を論文発表する[7)] 等の活動も活発化している。さらに平成 23 年 7 月には，審査に係る基準，ガイドライン等作成の充実強化を目的として，規格基準部が設置されたところである。今後，PMDA は，第 4 期科学技術基本計画を踏まえ，ライフイノベーション分野におけるレギュラトリーサイエンス推進への貢献を通じて医薬品・医療機器の審査迅速化，品質・有効性・安全性のさらなる確保を目指して行くことになる。

3　欧米規制当局と regulatory science

海外における regulatory science の概念の発祥と展開については齋尾ら[1]の総説に譲り，ここでは米国食品医薬品庁（Food and Drug Administration，以下，FDA）及び欧州医薬品庁（European Medicines Agency，以下，EMA）が発信している情報について簡単に触れたい。

FDA で用いられる「regulatory science」の定義は，「Regulatory science is the science of developing new tools, standards, and approaches to assess the safety, efficacy, quality, and performance of all FDA-regulated products.（意訳：FDA が規制するすべての製品の安全性，有効性，品質及び性能の評価を行うための新たな手段，基準，方法を開発するための科学)」とされており，FDA が所管する製品にターゲットを絞った具体的な記載がなされている。

FDA は 2010 年 2 月に，Advancing Regulatory Science Initiative（ARS）を示し，FDA と国立衛生研究所（National Institute of Health，以下，NIH）と共同で，研究成果の医薬品，治療法への translation を迅速化するため，3 年間で 675 万ドルの regulatory science 研究費予算への応募を呼び掛けた[8, 9]。同年 10 月には，ARS の具体的内容として「Advancing Regulatory Science for Public Health」[10]が公表されている。この中で，米国民により良い製品を届けるために役立つ 7 つの regulatory science 研究分野及び regulatory science を進めるために必要な枠組みが示され，FDA 内の組織体制整備や NIH との連携体制構築等が行われた。さらに 2011 年 8 月には「Strategic Plan for Regulatory Science」[11]が公表され，ARS の詳細を示すものとして，8 つの regulatory science 優先分野が特定された。2010 年に示された分野との比較を表 1 に示すが，進展を踏まえてさらに内容が具体化された分野の他，新規と思われるテーマや，逆に削除されたテーマもある。本稿の目的は FDA の規制方針を論ずることではないため，詳細情報については FDA の HP を確認いただきたいが，以下にバイオ医薬品に関連する内容を簡単にまとめた。「④革新的な新しい技術を評価するための FDA 体制の確保」の中では，ナノテクノロジーや情報科学の進展と並び，遺伝子治療，細胞治療，再生医療等の新しい技術を利用した製品について，FDA 自身が，有効性，安全性を評価する体制を整備する必要性を述べており，実行計画（Implementation Strategy）として，これらの製品の品質・安全性・効力の評価法の開発や，組織製品中の生細胞と他物質との相互作用，細胞製品と患者体内の局所環境との相互作用に関する関連分野の研究成果の応用等が挙げられている。「①毒性学の近代化」においては，FDA の研究者が開発した動物モデルを用いて遺伝子治療用アデノウイルスベクターの肝毒性メカニズムを研究し，安全性向上につながる成果を上げたことに触れられている。また，「③製品の製造及び品質改善のための新しい手法の支援」の実行計画として，バイオシミラーの先発品との類似性評価法の検討，従来の混入微生物不活化／除去法が利用できない製品の滅菌法開発が挙げ

表1　FDAのAdvancing Regulatory Science（ARS）優先対象分野

Advancing Regulatory Science for Public Health（2010年10月）	Advancing Regulatory Science at FDA（2011年8月）
Ⅰ．幹細胞やバイオマーカー等の新しい技術を用いた治療法確立の迅速化，	②製品開発及び患者アウトカム向上を目的とした臨床評価及びオーダーメイド医薬品開発におけるイノベーション促進
Ⅱ．小児の健康改善として抗うつ薬と少年期の自殺との関連等の安性や食品衛生，タバコ等の問題	—
Ⅲ．新興・再興感染症やバイオテロ対策	⑦米国及び世界的な健康/安全の脅威に対する医療対策の開発促進
Ⅳ．製販後の安全性情報のデータマイニング等のインフォーマティクスに基づく安全性向上	⑤ヘルスアウトカムの向上を目的とした，情報科学を通じた様々なデータの利用
Ⅴ．食の安全確保	⑥公衆衛生保護のための，予防に焦点をあてた新しい食品安全システムの実施
Ⅵ．毒性試験の近代化	①製品の安全性向上のための毒性学の近代化
Ⅶ．タバコに関する規制	—
—	③製品の製造及び品質改善のための新しい手法の支援
—	④革新的な新しい技術を評価するためのFDA体制の確保
—	⑧規制製品についての消費者及び医療従事者によるインフォームド・デシジョン（informed decision）を支援する社会行動科学の強化

同じあるいは関連する分野を並べて記載した。各分野の番号は，FDAが公表した資料内での番号に基づく。

られている。いずれにしても，FDAにとってのregulatory scienceは概念的なものではなく，規制を裏付ける科学的ツールと割り切って具体的な研究内容を中心に議論が進められており，regulatory scienceの解釈や取扱いが議論の中心となっている日本とは，かなり趣が異なる印象である。

EMA[12)]のHPにおいては，regulatory scienceについて次のように記載されている。

「Regulatory science consists of the areas of science that are used in the assessment of the quality, safety and efficacy of human and veterinary medicines throughout their life-span, as well as the scientific areas used in regulatory decision-making.（意訳：regulatory scienceは，人及び動物用医薬品のライフスパンを通した品質，有効性，安全性を評価するために用いられる科学分野のほか，規制の意思決定の際に用いられる科学分野から成る。）」と記載されており，具体的には，「医薬品の品質，安全性，有効性を評価する際に用いられる，genetics, pharmacology, biostatistics, clinical trial methodology and epidemiology等の基礎及び応用生物医科学（basic and applied biomedical sciences）と，decision sciences, risk assessment and communication sciences等を含む社会科学（social science）から成るものであり，医薬品規制に用いられる基準や手法（standards and tools）の開発に寄与することを目的とする。」と説明され，自らをregulatory scienceの発展と応用におけるkey leaderと位置付けている。恐らくEMAでregulatory scienceの議論はようやく始まったばかりのようで，上記以外にHP上で確

認できる regulatory science に関する具体的情報はあまり見当たらない。

4　これからのレギュラトリーサイエンス

国内でのレギュラトリーサイエンスに関する議論や，FDA 及び EMA の regulatory science に関する情報発信には，それぞれの立場や視点によって違いはあるものの，強引を承知の上でキーとなる用語をつなげて共通する概念をまとめると，「科学技術の成果」を「製品の有効性，安全性，品質の評価・予測」に応用することで「製品開発・改善の促進」や「規制の判断・意思決定」につなげる，という流れになるであろう。レギュラトリーサイエンスあるいは regulatory science という用語が今ほど一般的ではなかった頃から，製品開発・改善の促進や規制の判断・意思決定の基準を示す目的で，製品の有効性，安全性，品質の評価に係るガイドラインが作成されており，日米 EU 医薬品規制調和国際会議（International Conference on Harmonization of Technical Requirements for Registration of Pharmaceuticals for Human Use，以下，ICH）での調和ガイドラインはそのような活動の代表例と言える。ICH ガイドラインを含む国内外のガイドライン・ガイダンスの多くは，製薬企業の開発時の経験や規制当局の審査経験，製販後の情報等の蓄積を体系化して作成されてきた。現在，レギュラトリーサイエンスあるいは regulatory science において新たに求められているのは，経験が十分に蓄積されていない分野についても，よりプロスペクティブに有効性，安全性を「予測」し，「評価」の考え方を示すことである。前項で述べた FDA の ARS は，そのために必要な研究分野を特定してその推進を図るものと言える。

国内のレギュラトリーサイエンス及び欧米の regulatory science に関する規制側の動向を述べてきたが，特筆すべきは，日本の第 4 期科学技術基本計画においても FDA の「Strategic Plan for Regulatory Science」においても，規制側の組織体制について言及されている点である。本書の各項において述べられる多様な内容は，それぞれがバイオ医薬品のレギュラトリーサイエンスの対象分野であるが，各分野の研究成果及び今後のレギュラトリーサイエンス議論の新たな展開をより効果的・効率的に生かすためには，規制側の体制の充実と積極的な姿勢が不可欠と考える。

文　　献

1）齋尾武郎，栗原千絵子，レギュラトリーサイエンス・ウォーズ　—概念の混乱と科学論者の迷走—，臨床評価，**38**，pp.177-188（2010）
2）内山充，レギュラトリーサイエンスの提唱，*Pharm. Tech. Japan*, **9**，14-15（1993）

3) 内山充，レギュラトリーサイエンス　―その役割と目標―，衛生化学，**41**，250-255 (1995)
4) http://www.nihs.go.jp/doc/rs/bukai.html
5) http://www.srsm.or.jp/generalmeeting.html
6) http://www8.cao.go.jp/cstp/kihonkeikaku/4honbun.pdf
7) Tominaga, T., Asahina, Y., Uyama, Y. and Kondo, T., Regulatory Science as a bridge between science and Society. *Clin. Pharm. Ther.*, **90**, 29-31 (2011)
8) http://www.fda.gov/ScienceResearch/SpecialTopics/RegulatoryScience/ucm227223.htm
9) http://www.fda.gov/NewsEvents/Newsroom/PressAnnouncements/2010/ucm201706.htm
10) http://www.nih.gov/news/health/feb2010/od-22.htm
11) http://www.fda.gov/ScienceResearch/SpecialTopics/RegulatoryScience/ucm228131.htm
12) http://www.ema.europa.eu/ema/index.jsp?curl=pages/special_topics/general/general_content_000479.jsp&murl=menus/special_topics/special_topics.jsp&mid=WC0b01ac058026369c

第5章　抗体医薬品の現状と開発の動向

土屋政幸*

1　はじめに

1980年代前半,「魔法の弾丸」とも称されて数多くのマウス由来のモノクロナール抗体の臨床開発が展開されたが，抗原性などの問題から開発に至ったのはOrthoclone OKT-3R（1986年承認）のみという惨澹たる結果であった。1990年代に入ると，新たな生理活性物質の探索やそれらの医薬品開発にもそろそろ限界が見えはじめ，多くの企業がバイオ医薬品の研究から撤退するか，次世代のバイオ医薬品を模索する時期が来ていた。そのころ欧米の大手製薬企業や有力なバイオベンチャーは，先進の抗体創薬技術にいち早く着目し，次世代バイオ医薬品として本格的に抗体医薬品の開発に乗り出していた。1988年に最初のヒト化抗体が発表されてから22年の歳月が経過し，現在までに31品目の抗体医薬品が認可されている。この間，キメラ抗体からヒト化抗体へ，そしてファージディスプレイやヒト抗体産生トランスジェニックマウス技術によるヒト抗体へ，また，デザインされた抗体分子からのT細胞エピトープの排除など抗原性排除の取り組み，可変領域のみならず定常領域にも工夫した効力の増強，さらに，バイオ医薬品プロセスで最も重要なタンパク製剤としての安定性や薬物動態に影響する物性の最適化プロセスの充実，そして医療コストを下げるための大量生産技術など，多くの技術開発に支えられ，今日の分子標的薬としてのプレゼンスを築き上げた。すでに多くの基盤技術は普遍化されており，激しい競合のなかで如何に製品ポジションを獲得するのか，すなわちイノベーティブなFirst in Classを追求するのか，あるいは，差別化ポイントが勝負のBest in Classで展開するのか，開発戦略は非常に重要となる。何れにせよ，今後の抗体創薬では，標的分子・エピトープの選択は引き続き重要であるが，それにも増して臨床で最適なプロファイルを示すよう抗体を得るために，多面的な要素からの抗体の選択・最適化のプロセス（スクリーニング）がますます重要となろう。本稿は，抗体医薬品の開発状況と動向について概説する。

2　米国における承認の状況

疾患に関連する特定の分子に対して特異的に作用するように設計される分子標的創薬の時代が到来している（図1)。抗体創薬はその代表格であるが，1988年に最初のヒト化抗体が発表されてからすでに22年の歳月が経過し[1, 2)]，現在までに米国では31品目の抗体医薬品が承認されて

---

*　Masayuki Tsuchiya　中外製薬㈱　戦略マーケティングユニット

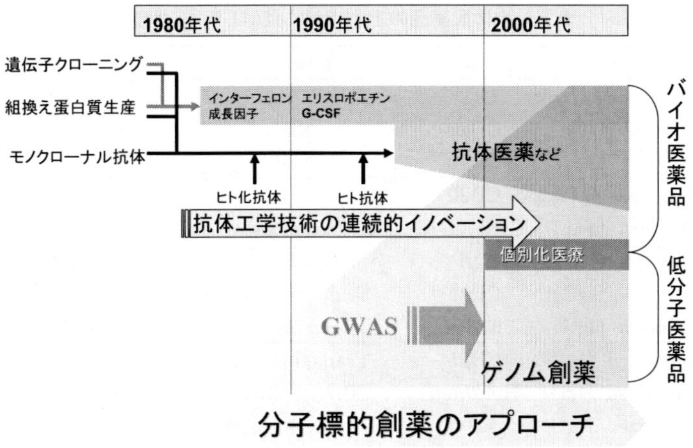

図 1　分子標的創薬として発展を続ける抗体医薬品

いる（表 1）。ここ最近では，2009 年に 5 品目，2010 年に 1 品目，そして昨年末申請中であった 4 品目のうち 2 品目（Benlysta と Yervoy）が共に本年 3 月に承認され，次に Tratuzumab-emtansin（次世代 Herceptin）と Motavizumab の承認が待たれる。また，P3 の品目のうち，本年に承認に向けて何らかの動きが起きそうなもの 24 品目（癌 12，炎症免疫 9，その他 3）があげられている（表 2）[3]。そして，P1 および P2 には，それぞれ 100 を越える抗体が臨床評価の段階にある。

3　本邦における承認の状況

まず，国産の抗体医薬品の第 1 号であるヒト化抗 IL-6 受容体抗体 Actemra について紹介しておく。本邦においては，2005 年 4 月に世界初のキャッスルマン病治療薬として承認され，その後，2008 年 4 月に慢性間接リウマチおよび若年性特発性関節炎への追加適応症が承認された。承認条件となっていた全例調査については，2010 年 8 月に約 4000 症例の安全性および有効性のデータによって解除された。欧州にて 2009 年 1 月に関節リウマチの適応で承認された後，メキシコ，ブラジル，インド，オーストラリア等多くの地域でも相次いで承認された。そして，米国においても 2010 年 1 月に関節リウマチで適応を取得し，名実ともにグローバル製品となったわけである。複数の TNF 製剤が使い回されてきた市場において，IL-6 阻害という作用機序に基づく特徴から，Actemra の処方は 1st ラインおよび 2nd ラインのそれぞれで確実に広がっている。なお，リウマチの領域では，T 細胞の機能を阻害することで抗リウマチ作用を発揮する生物製剤が 2010 年 7 月に承認され，TNF，IL-6 阻害剤に続き関節リウマチ患に新たな治療法を提供している。

さて，本邦では，31 品目うち 14 品目について承認されており，その経緯は以下の通りであ

表1　抗体医薬品の上市状況　(2011 年 10 月現在)

Name	Type	Antigen	Indication	Company	Approval
Orthoclone	Mouse (IgG)	CD3	Transplantation	J&J	1986
Zevalin	Mouse (IgG)	CD20	NHL	ScheringAG/IDEC	2002
Bexxar	Mouse (IgG)	CD20	NHL	Corixa/GSB	2003
Rituxan	Chimera (IgG)	CD20	NHL	Roche/Genentech/IDEC	1997
ReoPro	Chimera (Fab)	GPⅡb/Ⅲa	Thrombosis	Lilly	1994
Remicade	Chimera (IgG)	TNF	Inflammation	Schering-Plough	1998
Simulect	Chimera (IgG)	CD25	Transplantation	Novartis	1998
Erbitux	Chimera (IgG)	EGFR	Colorectal cancer	Imclone/BMS/Merk	2003
Zenapax	humanized (IgG)	CD25	Transplantation	Roche	1997
Herceptin	humanized (IgG)	Her2/neu	Breast cancer	Roche/Genentech	1998
Synagis	humanized (IgG)	RSV	Virus infection	Abbott	1998
Mylotarg	humanized (IgG)	CD33	AML	Celltech/AHP	2000
Campath	humanized (IgG)	CD52	CLL	ScheringAG/Millenium	2001
Xolair	humanized (IgG)	IgE	Asthma	Novartis/Genentech	2003
Raptiva	humanized (IgG)	CD11a	Psoriasis	Xoma/Genentech	2003
Avastin	humanized (IgG)	VEGF	Colorectal cancer	Genentech/Roche	2004
Actemura	humanized (IgG)	IL-6R	Castleman	Chugai /Roche	2005
Tysabri	humanized (IgG)	$\alpha 4\beta 1$	Multiple screrosis	Elan/Biogen	2005
Lucentis	humanized (Fab)	VEGF	AMD	Genentech/Novartis	2006
Soliris	humanized (IgG)	C5	PNH	Alexion	2008
Cimzia	humanized (Fab)	TNF	Inflammation	UCB	2008
Humira	Human (IgG)	TNF	Inflammation	Abbott/CAT	2003
Vectibix	Human (IgG)	EGFR	Colorectal cancer	Amgen/(Abgenix)	2006
Arzerra	Human (IgG)	CD20	NHL	Genmab (GSK)	2009
Stelara	Human (IgG)	IL12/23	Plaque psoriasis	Centcor/J&J	2009
Ilaris	Human (IgG)	IL-1b	Muckle-Well syndrome	Medarex/Novartis	2009
Abthrax	Human (IgG)	Anthracs	Infection	Medimune	2009
Simponi	Human (IgG)	TNF	Inflammation	Centcor/J&J	2009
Prolia	Human (IgG)	RANK-L	Bone loss	Amgen	2010
Benlysta	Human (IgG)	Blys	SLE	GSK/HGS	2011
Yervoy	human (IgG)	CTLA4	Melanoma	BMS	2011

る。まず，2001 年 6 月に乳癌治療薬である Herceptin が，そして同年 9 月に B 細胞非ホジキンスリンパ腫治療薬の Rituxan が相次いで承認された。翌年の 2002 年 4 月には，腎移植後急性拒絶反応に対して Simulect が，翌月の 5 月には RS ウィルス感染に対して Synagis が，間接リウマチやクローン病に対して Remicade が相次いで承認された。そして 2005 年 6 月には，国産抗体第 1 号の Actemra がキャッスルマン病治療薬として承認され，同年 9 月には急性骨髄性白血病治療薬の Mylotarg が上市された。Mylotarg は細胞傷害物質のカリキアマイシンを抗 CD33 抗体に結合したいわゆるミサイル療法として実用化された第 1 号の抗体医薬品である。その後，2007 年 6 月に腫瘍血管の新生や維持を阻害する抗 VEGF 抗体である Avastin が承認され，翌 2008 年 1 月には，放射性同位元素イットリウム 90 で標識した抗 CD20 抗体 Zevalin が難治性

表2

(1) 動向が注目されるP3段階の抗体医薬品（癌領域12品目）

Antibody	Type	Antigen	Indication	Company
Pertuzumab	Humanized（IgG）	HER2	Metastatic breast	Genentech/Roche
Dalotuzumab	Humanized（IgG）	IGF-IR	Colorectal	Merck/Pierre Fabre
Tremelimumab	Humanized（IgG）	CTLA-4	Melanoma	Pfizer
Zanolimumab	Humanized（IgG）	CD4	T cell lymphoma	TenX Biopharma/Genmab
Obinutuzmab	Humanized（IgG）	CD20	CLL	Glycart/Genentech
Girentuximab	Humanized（IgG）	Carbonic anhydrase	Renal	Wilex AG
Naptumomab estafenatox	Humanized（Fab） enterotoxin A	$\alpha 4\beta 7$	Advanced renal cell carcinoma	Active Biotech Research
Brentuximab vedotin	Humanized（IgG） auristatin E	CD30	Hodgkin lymphoma	Seatle Genetics
Zalutumumab	Human（IgG）	EGFR	Head&Neck	Genmab
Necitumumab	Human（IgG）	EGFR	NSC Lung	ImClone
Farletuzumab	Human（IgG）	IL12/23	Ovarian	Morphotek
Ramucirumab	human（IgG）	VEGFR2	Adenocarcinoma	Novartis

(2) 動向が注目されるP3段階の抗体医薬品（免疫炎症領域9品目）

Antibody	Type	Antigen	Indication	Company
Vedolizumab	Humanized（IgG）	$\alpha 4\beta 7$	Crohn disease	Millenium/Takeda
Otelixizumab	Humanized（IgG）	CD3	Type I DB	Tolerx
Teplizumab	Humanized（IgG）	CD3	Type I DB	Macrogenics/Lilly
Th1	Humanized（IgG）	CD6	Psoriasis	Biocon/CIMAB SA
Epratuzumab	Humanized（IgG）	CD22	SLE	Immunomedics/UCB
Reslizumab	Humanized（IgG）	IL-5	Inflammation	Cepharon
REGN88	Human（IgG）	IL-6R	RA	Regeneron
Briakinumab	Human（IgG）	IL12/23	Plaque psoriasis	Abbott
AIN-457	Human（IgG）	IL-17A	Uveitis	Novartis

(3) 動向が注目されるP3段階の抗体医薬品（その他領域3品目）

Antibody	Type	Antigen	Indication	Company
Pagibaximab	Chimeric（IgG）	Lipoteichoic acid	Sepsis	Biosynexus
Solanezumab	Humanized（IgG）	Amyloid beta	Alzheimer	Lilly
Bapineuzumab	Humanized（IgG）	Amyloid beta	Alzheimer	Pfizer/Janssen

の低悪性度またはろ胞性B細胞非ホジキンスリンパ腫を，同年6月にはヒト抗体の第1号であるHumiraが関節リウマチを，翌7月には抗EGF受容体キメラ抗体Erbituxが治癒切除不能の進行・再発の結腸・大腸がんを適応として承認された。2009年1月には，抗IgE抗体であるXolairが気管支喘息の適応で承認され，2月には，Avastin由来のFab断片であるLucentisが加齢黄班変成治療薬として薬価収載された。そして，昨年2010年4月には，Erbituxと同様に

EGF受容体を標的にしたヒト抗体Vectibixが KRAS遺伝子野生型の治癒切除不能な進行・再発の結腸・直腸癌で承認されている。このように欧米で承認された抗体医薬品はドラッグラグの問題も意識され，次々と本邦でも承認されている。

また，ADCC活性を増強する糖鎖改変ポテリジェント技術を活用した抗CCR4ヒト化抗体（KW-0761）は，2011年4月に成人T細胞白血病リンパ腫への適応で承認申請されており，国産第2号の抗体医薬品として注目される。

4　抗体創薬の動向

抗体医薬品の進展の背景には，ゲノムやオミックス技術による疾患関連標的分子の同定，抗体の単離や機能改変などの抗体工学技術の開発，そして免疫学をはじめとする総合科学の集結と粘り強く進められてきた臨床評価がある。これまでに蓄積された技術開発の流れを見ると，すなわち，キメラ抗体からヒト化抗体へ，そしてファージディスプレイやヒト抗体産生トランスジェニックマウスなどのヒト抗体単離技術へのシフト，さらには，抗体定常領域に結合している糖鎖構造の改変（フコース含量の低減化）によるADCC増強など抗体自体の効力の改善，蛋白製剤の視点からの安定性や薬物動態の最適化が確実に成果を生んできた[4)]。例えば，抗体ファージディスプレイ技術は，20年の節目を迎えた[5)]が，本技術による第1号の抗体Humiraに続くものとして，ついにBenlystaがSLE治療薬として承認された。この標的分子BLysは，ゲノムベンチャー企業のHuman Genome Sciences社が1996年にゲノム解析から見出した新規分子で，その後B細胞の活性制御に関わっていることが明らかにされた。BLysの生理的機能や病態・疾患との関係など基礎研究と並行して，抗体ファージディスプレイ技術の開発ベンチャーCAT社がBLysに結合するヒト抗体を創製した。その後，GlaxoSmithKline社の参画によって開発が進められたもので，いわゆるゲノム抗体創薬の典型的な例であり，抗原分子の同定から承認取得までに15年の歳月を要した。また，米国で未承認のため表1には示していないが，欧州で2009年に承認されたRemovab（Catumaxomab）は，EpCAMとCD3に結合するいわゆるBispecific抗体医薬の第1号であり，今後，癌治療抗体の研究開発におけるT細胞に着眼した研究に大いに弾みがかかっている。

現在も，多くのバイオベンチャーや企業，大学研究機関が次世代の抗体医薬を見据えた技術開発に精力的に取り組んでいて（図2），幾つかの抗体はすでに臨床初期の段階まで進んでおりその評価結果が注目されている。最近の革新的な技術として抗体リサイクリングがあげられる[6)]。これは，抗体の分解過程に工夫を加えることで抗体の再利用を促し，持続的作用を誘発するものである。通常，抗体は抗原と結合した後にエンドソームに取り込まれて分解の過程に入り処理されてしまうが，エンドソーム内で抗原と強制的に解離させてしまうことで抗原がライソソームに移行して速やかに分解されてしまう一方で，抗体は再び細胞外へ放出されて新たに別の抗原と結合するというサイクルを生み出した。実際にActemraに本技術を適応して動物実験モデルで評

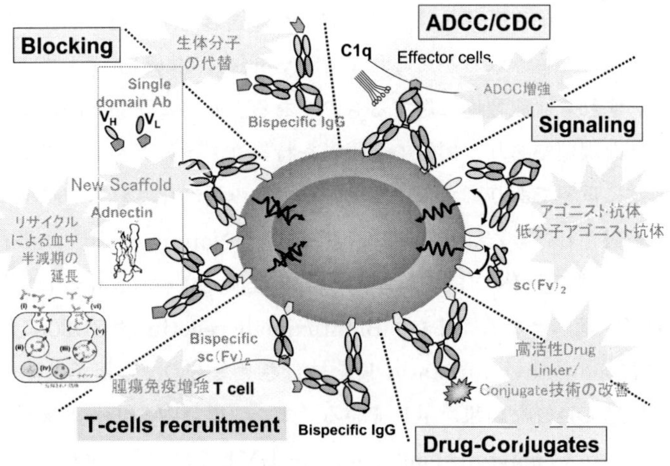

図2　次世代抗体医薬へ向けた技術革新の取り組み

価したところ実に4倍以上の薬効の持続が確認されたことから，次世代抗体の重要な基盤技術となることが期待されている。

さて，抗体医薬品の主な作用機序は，多くが中和抗体と呼ばれるもので，サイトカイン，細胞増殖因子といった生理活性物質やその受容体，あるいはインテグリンなど細胞間相互作用に関与する細胞膜タンパク質に結合してそれらの生理機能を阻害する。表2に示したように，癌領域では新たな有望な標的がなかなか評価しきれない状況もあり，CD20やEGFRなどすでに臨床で検証された標的に対してBest in Classを目指した創薬が続いている。また，今回のYervoyの承認はこれまでの腫瘍免疫の仮説を実証したものであり，今後，PD-1やOX40等の新しい標的分子やMicromet社のBiTE技術など腫瘍免疫に関わる抗体創薬が大変に注目される。一方，炎症免疫領域では，新しい標的分子として細胞表面抗原CD6やCD22，サイトカインIL12/23，IL-17およびIL-5を阻害するFirst in Classの抗体医薬品が最終の臨床評価段階に入ってきた。また，Xoleaとは異なるIL-13阻害による新たな喘息治療の抗体医薬品も順調に開発が進んでいる。今後，市場拡大への期待として抗体医薬8品目（Bapineuzumab，Prolia，Numax，Simponi，Lucentis，Actemra，Tysabriそして Cimzia）が注目されている。特に，bapineuzumabとproliaは，それぞれアルツハイマー病と骨粗しょう症を対象とするもので，これまで抗体医薬品が大きな成功を収めてきた癌や炎症・免疫領域とは異なった疾患領域であり，潜在的に非常に大きな市場として期待されている。

ADCC/CDC作用を持つものは，HerceptinやRituxanなどまだ数は少ないが，癌細胞に特異的に発現する多くの抗原が同定されており，また，ADCC/CDC活性の増強技術が確立されたことから，こうした標的に対する抗体医薬品への期待が高まっている。P3段階にあるObinutuzumabはCD20を標的としているが，Rituxanとは結合様式は異なり，Fc糖鎖構造もフコースが無い特徴を有している。また，細胞傷害物質や放射性同位元素を結合したドラックデリバリーの担体としての抗体医薬品は，癌領域，特に固形癌への適応が長い間期待されてきた。これはミサイル療法とも称されるが，これまでMylotarg，ZevalinそしてBexxarの3品目にとどまっており，いずれも血液腫瘍に対するものである。如何に薬効と副作用を乖離できるかがミサイル療法の大きな課題であり，標的の発現量や特異性，インタナリゼーションの有無など標的抗原の選択が非常に重要であり，さらに標的細胞でのみ活性化されるプロドラッグやリンカーの設計も精力的に検討されてきた。現在，P3段階にあるNaptumomob estafenatoxは癌転移に関わる抗原5T4に結合する抗体のFab断片にStaphylococcal enterotoxin Aを結合したもので，進行性の腎細胞癌が適応となる。また，Brentuximab-vedotinはCD30に対する抗体にチューブリン阻害剤のMonomethyl auristatin Eを結合させたもので，難治性ホジキンリンパ腫を対象にした臨床試験にて良好な結果を示している。また，申請中のTrastuzumab-emtansineは，第1世代のHerceptinにmaytansinoid cytotoxin DM1を結合し，細胞内に取り込まれた後にlysin-MCC-DM1を放出し，毒性を発揮するようにデザインされたものである。このように，現在の抗体創薬のトレンドは，腫瘍免疫に関するアプローチと薬剤コンジュゲートによるアプローチが活気を帯びている。

抗体は細胞膜タンパクに結合して，細胞増殖を刺激したり，またはアポトーシスにより細胞死を誘導したり，いわゆるシグナル誘導（アゴニスト）として作用する場合がある。こうした作用を有する抗体医薬品はまだ上市されていないが，アポトーシスを誘導する代表的抗体である抗TRAIL-Rアゴニスト抗体など臨床開発段階にある。また，特に，腫瘍免疫の増強が期待される抗GITRアゴニスト抗体はYervoyの成功によって注目されている。ただし，CD28を介してシグナル誘導するアゴニスト抗体TGN1412は，健常人による第1相の臨床試験で重大な事故を引き起こした。これは低用量からT細胞の活性化を誘導するという予期せぬ作用が出現したことによるが，特にアゴニスト抗体においてはヒトにおける作用をより正確に前臨床段階で予測できる技術開発が望まれ，ヒトへの投与開始についてはより慎重に検討し，安全性を十分に評価しながら開発を進める必要がある。

次に，臨床開発段階から上市されている抗体医薬品の性状を見ると，多くはIgG1のヒト抗体定常領域を有するもので，長い半減期や宿主エフェクターと作用する特性に加え，CHO細胞での生産や製剤などでノウハウの蓄積があるために選択される。また，開発の初期段階ほどヒト抗体の比率が高くなっており，ヒト抗体ファージライブラリやヒト抗体産生マウスなどヒト抗体取得技術が普及している。また，低分子化された抗体医薬品は次世代抗体医薬品の創薬アプローチの一つとして注目されているが，現在までに3品目が上市されている。抗血小板薬であるReoProは血小板のGPIIb/IIIaに結合するFab断片で1994年に認可された。その後，新たな品目はなかなか開発が進まなかったが，2006年になって抗VEGF抗体のFab断片であるLucentisが眼科領域（加齢性黄斑変性症）で承認された。加齢黄斑変性は重篤な視力低下を起こし，欧米では失明の主要因となっている。Lucentisは患者の視力維持に加え，改善効果も確認されたことから大きな市場成長率を示している。そして2008年には，抗TNF抗体のFab断片であるCimziaが炎症領域（クローン病）を対象に承認された。ちなみに，通常の抗体医薬品の分子量は約150kDaに対してFabや一本鎖抗体などの低分子化抗体の分子量はその1/3程度となり，血中半減期は約8時間程度と非常に短い。Cimziaはポリエチレングリコールの修飾によって低分子化抗体の短所の一つである短い血中半減期の問題を解決し，今後の低分子化抗体医薬品の一つの方向性を示している。また，前述のNaptumomab estafenatoxはミサイル療法への応用でFab断片を活用している。

ところで，こうした分子標的薬の治療効果を上げるためには，複数の標的（薬剤）を最適に組み合わせることの必要性が示されている。実際に，大腸癌治療においては，Avastinと各種化学療法剤（例えば，FORFOLIやFORFOX）との組み合わせによって患者さんの延命期間は顕著に改善されてきた。また，2010年には，HER2陽性の転移性胃癌または胃食道接合部癌の薬剤による治療歴のない男性および女性において，化学療法（cisplatinとcapecitabineまたは5-fluorouracil）とHerceptin（trastuzumab）の併用が承認された。Herceptinが10年以上前にHER2陽性の進行性乳癌の承認を受けてから，HER2経路が胃癌など他の癌の増殖および転移にどのように関与するか研究が重ねられてきた結果である。今後，医療経済性に関してしっかり議論する必要があるが，抗体医薬品の治療効果を最大に高めるために低分子医薬品や他の抗体医薬品との組み合わせも検討されていくであろう。コストダウンについては，抗体創薬全体のバリューチェーンの中で如何に果たすのか，今後の重要な技術課題となっている。

5　抗体創薬の特徴

抗体創薬の基盤技術はすでに普遍化し，従来の技術やアプローチによる単調な戦略では競合優位の確保は厳しい。抗体をキーワードとした特許は2000年以降ここ10年間，毎年3,000件を超える出願が行われており[7]，最近は第2世代に向けた抗体最適化に関するものが目立っている。抗体ビジネスの視点からは，将来の特許実施権の支払いも起こり得るため精査が必要となるが，権利関係が複雑に錯綜しているため容易ではない。

抗体創薬は，低分子医薬品の場合と同様に，リード取得と最適化によって開発候補品を仕上げるプロセスが必須であるが，出来上がりの抗体医薬品に求められるパラメータは，例えば，活性の増強，体内動態や製剤上の物性の最適化，これらを踏まえた抗原性の回避[8]など非常に複雑化している。今後，これらを満足する抗体を獲得するために，ますます抗体スクリーニングの技術向上とスピードアップが重要な課題となっている[9]。

さて，激しい競合のなかで如何に製品ポジションを獲得するのか，すなわちイノベーティブなFirst in Classを追求するのか，差別化ポイントが勝負のBest in Classで展開するのか，戦略に大きく影響する。また，抗体本来の特性を生かしているか，あるいは低分子化の必要性があるのか，対象疾患や想定する治療レジメンによって薬剤設計が決まる。特に抗体医薬品は高コストの注射剤という欠点があり，今後，技術開発によって改善されてくるが，どの技術を使うべきかライセンスによってはコスト高となってしまう場合もあるので慎重に検討する必要がある。また，抗体医薬品の原薬確保は，治験品の準備，更には商業生産までを見据えた戦略が必要であり，可能な限り生産コストの低減化を図り，世界的に不足している生産設備・生産能力に対応できる生産系の構築が大きな課題である。

Best in Classを目指す抗体としては，より安定で静脈注射以外のいろいろな投与剤形に用いることのできる抗体や，抗原に対する親和性が増強されてより低濃度で効果を示す抗体などが考えられる。また，First in Classの抗体医薬品を目指す場合は新しい標的分子の同定が鍵となる。新しい標的分子で新たなMode Of Action（MOA）を有するFirst in Classの抗体医薬品は非常に魅力的であるが，その反面，標的分子の機能と病態との関連がよく判っていないことも多く，適切な対象疾患の同定や適切な用法・容量の設定なども活用できる情報が不十分な状況にある。そのため，成功確率を上げるためにも，バイオマーカーを用いたトランスレーショナルリサーチの実施など幅広いオープンイノベーションによる取り組みが特に重要であろう。また，特に固形癌に代表されるように，抗体医薬品の場合他の薬剤との併用された場合に明らかな効果が見られることも多く，併用での用法を目的とした抗体医薬品の開発も今後も期待されている。

一方，製造コストなど医療経済面からも今後の抗体医薬市場ではより少ない投与量で優れた臨床効果を示す次世代の抗体医薬の創製が求められている。すでに様々な取り組みが進められているが，一つは抗体医薬の薬効の増強と高機能化であり，もう一つはコストダウンに向けた取り組みである。例えば，すでに述べているが，抗体の糖鎖構造や定常領域の改変によるADCCやCDC増強技術が開発され，高比活性の抗体医薬品の臨床評価が開始されている。すでに上市されている抗体医薬品でADCCを作用機作に持つ抗体への適応も考えられている。また，リサイクリング抗体技術は，過剰に存在する標的分子や血液中から排除を促進したい標的分子などへ応用が大いに期待される。また，アポトーシス誘導抗体も，一般には比活性が高く，低用量で薬効を示すことが期待される。また，現在，殆どの抗体医薬の生産にはCHO細胞が用いられているが，長年の生産効率を上げる工夫によって現在では培養液1リットル当たり数グラムレベルの生産が可能になり，コストダウンへ大きく寄与している。なお，抗体医薬品においても，いよいよバイオ後続品の開発が本格化してきた。韓国政府は，バイオシミラー開発・製造をグローバルな輸出産業として育成する方針で，20年までに世界トップの産業国を目指している。最も先行するのは，バイオ系製薬のセルトリオンで，RemicadeやHerceptinの後続品開発がアジア，欧州などで最終段階を迎えている。今後の動向が大変に注目される。

6　市場動向

国内のバイオ・抗体医薬市場の全体の推移を示した（図3）[10]。抗体医薬品が登場する2002年以前のバイオ医薬品の市場自体はほぼ3,000億円を越えたところで横ばいを示していたが，2001年6月のHerceptinの上市を皮切りに今日までに本邦でも14品目が上市され，日経バイ

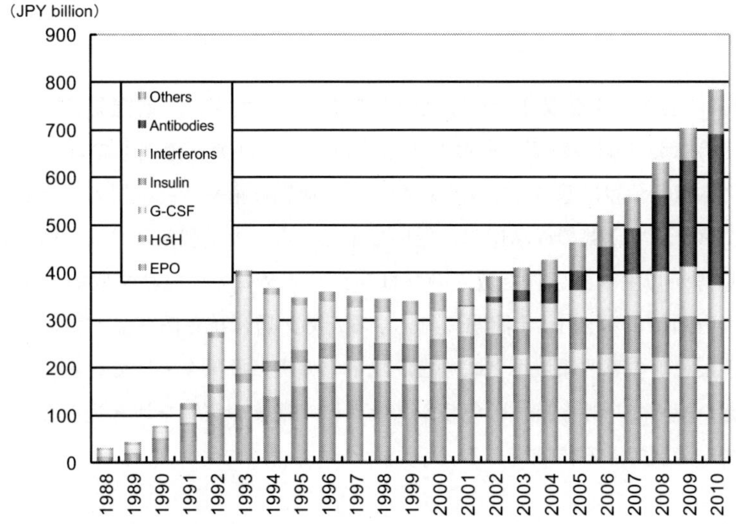

（注：TNF阻害剤は抗体医薬に含む）　Source: Nikkei Biotechnology & Nikkei Bio File 2010

図３　抗体医薬による国内バイオ医薬品市場の急速な伸長

オ年鑑によれば，抗体医薬品の国内市場規模は薬価ベースで2006年に約650億円，2007年で約850億円で，2009年には2,000億円を突破した。この勢いは止まらず，2010年はバイオ医薬品売上高7,830億円の40.1％である約2,900億円となった。2008年のシードプランニング社の推測では，国内の抗体医薬市場は2010年までに1,700億円，そして10年後には医療用医薬品市場約7～8兆円のほぼ10％を抗体医薬品が急成長するとの見方を示していたが，今のところそれを上回る成長を見せている。

国際的な市場動向については，2008年のデータモニター社より全世界での売上高は2013年までには491億ドルに達するとの推計が示されていたが，実際，2010年の売上高は，451億6,600万ドルと前年比11％の伸びを示した。また，2011年Evaluate Pharmaの予測によると，抗体医薬品は今後5年間は平均9.2％の市場成長を見込んでいる。2010年の生物学的製剤の第1位は全製品で3位にランクされたRemicadeで79億8,600万ドル，第2位は5位となったEmbrelで68億800万ドル，そして第3位は6位のHumiraで65億4,800万ドルと上位3位を関節リウマチ治療薬が占めた。なお，製剤的な工夫がなされた新たなTNF阻害抗体薬Simponiが認可されたことで，間接リウマチ治療薬の市場は今後大きく動くことが予想される。次いで，第4位は7位のアバスチンで62億900万ドル，第5位は8位のリツキサンで61億800億ドルとなり，これらは癌領域の代表的抗体医薬品である。この5製品のうち，4製品が抗体医薬品，残り1製品がIgG融合タンパク質から成る製品で全てが抗体関連医薬品である。また，2007年の領域別の売上げは，癌領域が全体の51.6％，炎症・免疫領域が33.9％を占めたが，2013年の推測ではそれぞれ47.9％，29.3％で，他領域の市場拡大が予想されている。

7　おわりに

2000年代以降，製薬産業を取り巻く環境が大きく変化してきた。研究開発コストは世界規模で高騰を続け，今では1個の新規医薬品を上市するまでには数百億円ものコストが必要とされる。また，ゲノム遺伝情報に基づく創薬が展開され，研究技術や研究機器の性能も格段に高まってきたものの依然として創薬の成功確率は低いままである。大手製薬企業は，循環器系，消化器系，代謝系疾患等から生み出された数々のブロックバスターで大成功を収めてきたが，ジェネリック医薬品の台頭による2010年問題に対応するため，特に抗体医薬品が大きな成功を収めている癌や難治性疾患等の専門領域へと戦略をシフトし確実に成果を上げている。生命が自然免疫として体に備えた極めて巧妙な抗体の免疫システムに，我々の叡智を注ぎ込むことによって，抗体医薬品は今後も発展できる領域である。

文　献

1）M. Verhoeyen, *Science*, **239**, 1534-1536（1988）
2）L. Riechmann, *Nature*, **332**, 323-327（1988）
3）A. Ahiqiang, *Protein Cell*, **1**, 319-330（2010）
4）Janice M. Reichert, *Mabs*, **3**, 76-99（2011）
5）J. McCafferty, *Mabs*, **2**, 459-460（2010）
6）T. Igawa, *Nature Biotechnology*, **28**, 1203–1207（2010）
7）J. Petering, *New Biotechnology*（2011）in press
8）P.B. Matthew, *Self/Nonself*, **1**, 314-322（2010）
9）T. Igawa, *Mabs*, **3**, 243-252（2011）
10）日経バイオ年鑑，2009年，2010年

第6章　中国におけるバイオ医薬品の研究開発と知的財産権保護

白洲一新*

1　中国におけるバイオ医薬品の定義

日本の厚生労働省は，バイオ医薬品を「生物学的製剤」や「生物薬品（バイオテクノロジー応用医薬品 / 生物起源由来医薬品）」という用語を用いているが，中国では，バイオ医薬品は，「生物薬物」，「生物製薬」もしくは「生物技術薬物」といった漢字で表わされている。それは，微生物学，生物学，医学，バイオサイエンスなどの研究成果を利用し，物理学，化学，バイオサイエンス，バイオテクノロジおよび薬学などの原理と方法と総合的に用い，生物体，生物組織，体液などを利用して，予防，治療および診断に用いる製品である，と定義されている。

中国におけるバイオ医薬品は，主に，サイトカイン，ヒトインターフェロン，ヒトインターロイキン-2 などを含む組み換えタンパクおよび組み換えポリペプチドと，アンチセンス・オリゴヌクレオチドもしくは核酸，細胞療法，DNA ワクチンなどを含む組み換え DNA 製剤と，幹細胞治療用製剤とを含む[1]。

2　中国におけるバイオ医薬品に関する現状

2.1　バイオ医薬産業

中国の医薬品は，主に，低分子医薬品，漢方薬品およびバイオ医薬品などから構成しており，その関連データを表1にまとめている。中国の医薬品は，伝統的な漢方薬品および低分子医薬品が主流であるが，バイオ医薬品も年を追うごとに成長しているのが読み取れる。

まず，バイオ医薬品の製造メーカーの数が3年で約 1.7 倍となり，それに比例するように総工業生産高も 1.8 倍となった。この総工業生産高に貢献している主なバイオ医薬品は，組み換え B 型肝炎ワクチン（Recombinant hepatitis B vaccine），インターフェロン，インターロイキン-2，G-CSF，組み換えストレプトキナーゼ，組み換えヒト上皮成長因子などの 15 種類の遺伝子組み換え生物製剤，T-PA をはじめとする組み換え型ポリペプチド分子などを含む生物製剤およびモノクローナル抗体などとされている。

また，中国統計局は，2009 年のバイオ医薬品に関するデータとして，その年間総工業生産高が 918.71 億元で，輸出額が 112.94 億元であると発表している。表1の 2004 年の総工業生産高のデータと比べるとわかるように，5年で3倍強の増加である。

---

*　Isshyn Shirasu　白洲知的財産権事務所　所長；弁理士

表1　中国医薬品構成に関するデータ

企業の数（個）				
	2001年	2002年	2003年	2004年
低分子医薬品	1497	1432	1648	1688
漢方薬品	1104	1068	1062	1045
バイオ医薬品	205	279	286	345
総工業生産高[注1]（億元）				
	2001年	2002年	2003年	2004年
低分子医薬品	123.07	129.17	171.53	184.93
漢方薬品	529.69	722.56	802.02	750.76
バイオ医薬品	121.03	158.1	177.12	219.21
工業部門付加価値[注2]（億元）				
	2001年	2002年	2003年	2004年
低分子医薬品	421.77	462.77	677.6	629.15
漢方薬品	222.26	315.44	361.41	319.87
バイオ医薬品	56.94	64.02	71.46	95.49

中国社会科学院編集「2009中国工業化報告」および2004年，2005年「中国医薬統計年鑑」等より作者作成

さらに，医薬品の輸出入の金額からみると，中国における2009年のバイオ医薬品の輸入量（約8億米ドル）が輸出量（約8717.5万米ドル）を大きく上回っているデータがある[2]。なお，輸入品の多くは，ワクチンや抗生物質などの医薬品原薬（API）である。

しかしながら，業績が右上がりの中国バイオ医薬産業は先進諸国に比べれば，①バイオ医薬品の研究開発成果がスムーズに量産体制に移行できないこと，②企業の規模が小さく，人材の欠如，イノベーション力が乏しいこと，③研究開発力が弱く，独自の知的所有権が少ないことなどの問題点を抱えている[3]。

バイオ医薬業界は，川上の研究開発と川下の量産体制との産業だと言われている。中国の研究開発は先進諸国に3-5年の遅れ，量産体制は先進諸国に15年以上の遅れをとっているといわれている。大規模な生産を支える，発酵設備，細胞培養設備，各種分析装置が外国産を頼らざるを得ないため，中国企業だけによる量産体制が確立されていない。

また，中国のバイオ医薬品メーカーの規模が小さく，トップメーカーとされる北大未名生物工程集団などでも，年間の総売り上げが4億元（約50億円）未満で，Amgenの80億米ドル（約6,000億円）とは，大きな差がある。そのため，バイオ医薬品メーカーが投入する研究開発費も平均して0.11%（対売上比）で，90%以上が後発薬だといわれている。

世界規模で見ても新薬の開発もほぼ外国に集中しており[注3]，中国独自の新薬はわずか3%以下で，国際マーケットにおける競争力は乏しい。

注1）　英語では「total industrial output value」

注2）　英語では「industrial value-added」

注3）　北米が67%，欧州が25%，日本が7%

2.2 政策

中国政府は，バイオ医薬製品産業を重視し始め，国務院（「内閣府」相当）は，2007年4月8日に発表した第11次5カ年計画には，特に「生物産業発展5カ年計画」を制定している。この計画には，医薬品（漢方薬を除く）の世界マーケットにおける中国に地位および技術力に危機感を感じ，これから巻き返せる技術分野を生物関連産業に選定し，2005年に2,000億元（約3兆円）に達した生物関連産業の総工業生産高を，2010年に5,000億元（約7.5兆円）に，2020年にGDPの4%の2兆元（約30兆円）に達することを目標として制定した。

その生物関連産業には，生物医薬（ワクチン，診断試薬，バイオ医薬品，新薬，現代漢方薬，人工臓器などのメディカルバイオニクス），生物農業（農作の品種改良，林業の品種改良，海洋生物の資源の開発），生物エネルギー（バイオ燃料など），生物製造産業（バイオ燃料用生物材料，微生物の製造など），生物環境保全，生物資源の保護および利用，生物安全管理体制の構築（バイオ医薬品の安全性の向上など）などから構成されている。

国務院は，2009年6月5日に，「バイオ医薬産業のより早期発展を促進するための政策」を発表し，バイオ医薬品，バイオエネルギーおよびバイオ医薬品の製造などの分野で中国初の多国籍企業を育成するため，人力および財力の投入，税金の優遇などの具体的政策を打ち出した。

また，国務院は，2010年10月10日に，「国務院が戦略的新興産業の育成および発展を加速するための決定」を発表した。この「決定」は，バイオ医薬産業を戦略的新興産業とし，重大疾病を予防・治療するバイオ医薬品，新型ワクチンおよび診断試薬などの開発に全力を注ぎ，中国のバイオ医薬品の研究レベルの底上げを目指している。「決定」は，同時に，底上げされたバイオ医薬品の研究によって得た成果の量産体制の確立も重視している。

さらに，前記決定を受け，2011年3月に，国務院は，第12次5カ年計画を発表した。バイオ医薬産業を，省エネ・環境保護，新世代情報技術，最先端の製造業，新エネルギー，新素材，新エネルギー自動車の6業種と並んで「戦略的新興産業」と位置付けた。また，バイオ医薬技術を農業や省エネ・環境保護の分野にも拡大させ，その活用を求めている。

3　バイオ医薬品に関する知的財産権保護

3.1 バイオ医薬品に関する発明の特許出願

中国をバイオ医薬品のマーケットとみる外国企業，および政策に後押しされた中国国内企業によるバイオ医薬品に関する発明の特許出願の数が急増したことを表2から確認することができる。表2には，2008年年末の時点と2011年9月末の時点とで中国で公開された，筆頭IPCがバイオ医薬品に関係する特許出願数が記載されている。なお，図1は，当該特許出願数をグラフにしたものである。

表2からわかるように，特にDNAプローブ（プローブを利用したスクリーニング・構造解析・診断など）のDNA遺伝子などの特定技術に関する発明の特許出願が，3年で倍増されてい

表2

筆頭 IPC	2008年までの総数	2011年9月までの総数
A61K48/00	465	700
C07H21/04	342	401
C12Q1/68	3251	6452
C12N15/09	633	914
C12N5/10	126	232
C12P21/02	305	394
C12N15/12	1074	1348
C12N15/63	346	521
C12N5/06	427	667
C12N15/86	328	501
C07K14/47	693	863

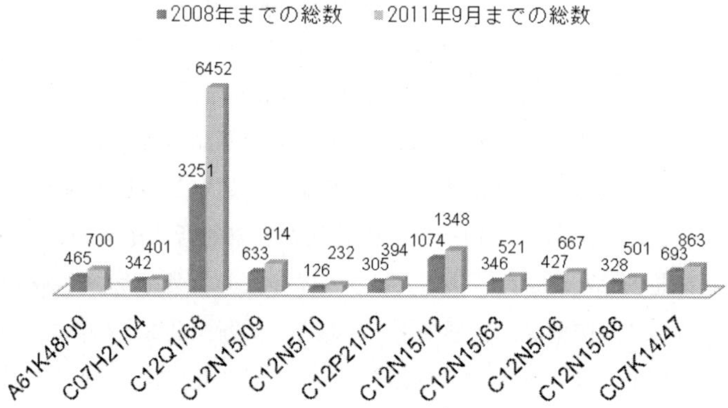

図1　バイオ医薬品関連特許公開数

る。それが，中国にある豊富な遺伝資源に関係すると思われる。

3.2　バイオ医薬品の知的財産に関する法律

中国は豊富な遺伝資源を有する国である。バイオ医薬産業を戦略的新興産業とする政策と相まって，生物多様性条約のもとで，その遺伝資源へのアクセスは，多くの法律によって制限された。その中，2008年に改正した特許法第5条第2項では，「法律と行政法規の規定に違反して遺伝資源を獲得し，または利用し，当該遺伝資源に依存して完成したりした発明に対しては，特許権を付与しない。」と規定している。遺伝資源に依存して完成されるバイオ医薬品に関する発明の特許出願は，当該規定を順守しなければ，拒絶もしくは無効とされる。

ここでいう遺伝資源は，生物多様性条約で規定する範囲を拡大し，「人体」を含めた，人体，動物，植物若しくは微生物などから採集される遺伝功能を含むすべての物質で，功能的かつ実際的あるいは潜在的価値を持つ材料をいう。また，遺伝資源に依存して完成した発明とは，遺伝資源の遺伝功能を利用して完成した発明のことをいう。上述の規定における遺伝功能とは，生物体が繁殖によって性状又は特徴を代々伝達する又は生物体全体を複製させる能力をいう。遺伝の功能的な単位とは，生物体の遺伝子或いは遺伝功能を持つDNA若しくはRNA断片をいう。

中国は，従来の「人類遺伝資源管理暫定弁法」を「人類遺伝資源管理条例」に改めており，当該条例は特許法第5条第2項でいう，「中国の関連法律や行政法規」とされる。人体由来の遺伝資源に依存して完成した発明は，バイオ医薬品に関する発明の最も重要な部分を構成しているだけに，これから中国におけるバイオ医薬品に関する発明の特許出願については，当該条例との関係を慎重に処理しなければならない。生物多様性条約で規定していない「人体」の遺伝資源についても，中国が特許法などによって過度に保護することは，前記した中国の第12次5カ年計画による国内バイオ医薬産業の発展の具体策だと思われる。

前記特許法第5条第2項の規定の具否についての具体的判断は，中国の審査基準の第二部分第一章第3.2節に記載されている。即ち，人体や動物，植物若しくは微生物などから採集される遺伝功能的単位を有する材料とは，遺伝功能的単位のキャリアをいい，生物体全体そして器官や組織，血液，体液，細胞，ゲノム，遺伝子，DNA若しくはRNA断片など生物体のある部分を含む。発明に遺伝資源の遺伝功能を利用したとは，発明を完成させて，当該遺伝資源の価値を実現させるために，遺伝功能的単位に対して分離や分析，処理などをすることをいう。法律と行政法規の規定に違反して遺伝資源を獲得し又は利用するとは，遺伝資源の獲得或いは利用に際して，中国の関連法律や行政法規の規定に基づいて，事前に関連の行政管轄部門による承認若しくは関連権利者による承諾を取得していないことをいう。

ここでいう，中国の関連法律や行政法規は，2010年7月時点で以下のものを例として挙げることができる。人類遺伝資源の獲得と利用に関して，人類遺伝資源管理の暫定弁法（科学技術部，衛生部が制定し，1998年6月10日に国務院弁公庁が伝達した），植物資源の獲得と利用に関して，中華人民共和国種子法，農作物生殖質資源管理弁法，中華人民共和国植物新品種保護条例，中華人民共和国植物新品種保護条例実施細則（農業部分），中華人民共和国植物新品種保護条例実施細則（林業部分），中華人民共和国草原法，中華人民共和国草種管理弁法，中華人民共和国野生植物保護条例，および，農業野生植物保護弁法，動物資源の獲得と利用に関して，中華人民共和国牧畜法，蚕種管理方法，中華人民共和国野生動物保護法，中華人民共和国陸生野生動物保護実施条例，中華人民共和国水生野生動物保護実施条例，中華人民共和国動物防疫法，および，都市動物園管理規定，微生物資源の獲得と利用に関して，中国医学微生物菌種保存管理弁法，動物病原微生物菌（毒）種保存管理弁法，食菌菌種管理弁法，水生資源の獲得と利用，中華人民共和国漁業法，中華人民共和国漁業法実施細則，および，水産種苗管理弁法，野生薬材資源の獲得と利用に関して，野生薬材資源保護管理条例，現地保護に関わる遺伝資源の取得と利用，中華人民共和国自然保護区条例，海洋自然保護区管理弁法，水生動植物自然保護区管理弁法，森林と野生動物タイプ自然保護区管理弁法，中華人民共和国森林法，中華人民共和国漁業法，中華人民共和国漁業法実施細則，中華人民共和国野生動物保護法，中華人民共和国野生植物保護条例，中華人民共和国草種管理弁法，水産種苗管理弁法，野生薬材資源保護管理条例，および，中華人民共和国農業法，生物資源の輸出入（出入国）および検査検疫に関して，中華人民共和国絶滅危惧野生動植物輸出入管理条例，中華人民共和国禽畜遺伝資源の出入国と対外協力研究利用に対する審査許可方法，中華人民共和国生物両用品および関係設備と技術輸出管制条例，および，中華人民共和国森林法などである。

その適用について，例えば，「中華人民共和国牧畜法」および「中華人民共和国禽畜遺伝資源入出国と対外的合作・研究利用の審査・承認弁法」の規定事項によると，中国禽畜遺伝資源保護名鑑に掲載された禽畜遺伝資源を外国に輸出するとき，関連する審査承認手続きを行う必要がある。中国の国外へ輸出された中国禽畜遺伝資源保護名鑑にある禽畜遺伝資源について，審査承認手続きを行っていない場合，これに依存して完成された発明に対しては特許権を付与することができない。

また，遺伝資源に依存して完成される発明について出願する場合，出願人は願書に，遺伝資源の由来について説明し，そして遺伝資源由来開示登記票に記入し，当該遺伝資源の直接的由来と原始的由来を明記しなければならない。出願人は原始的由来を説明できない場合，理由を陳述しなければならない。規定事項に合致しない場合，審査官は補正通知書を出し，出願人に補正するよう通知しなければならない。期限内に補正しない場合，審査官は取下げとみなす通知書を発行しなければならない。補正しても規定に合致しない場合，当該特許出願は拒絶されなければならない。

審査官は遺伝資源に依存して完成した発明に関する出願の審査において，当該遺伝資源の獲得または利用が違法した“証拠”を自ら，若しくは第三者から得た場合，その出願を拒絶することができる。

従って，これから中国で，遺伝資源，特に人の遺伝資源に依存して完成した発明は，その遺伝資源の取り扱いには慎重を期すべきである。

中国特許庁によれば，2009 年 10 月 1 日以後に出願された特許出願で，人，動物，微生物の遺伝資源に依存して完成した発明につき，順番に審理を行う。前記第 5 条第 2 項にある中国の関連法律や行政法規が揃っていないことを理由に，意図的に審査時間を引き延ばすことはない，とのことである。

前記第 5 条第 2 項以外に，いわゆるボーラー条項が第 69 条第 5 号として 2008 年特許法改正時に追加された。これによって，特許権の存続期間内であっても，後発製薬メーカーは，特許権を有するバイオ医薬品の後発品の治験のためという理由で，当該バイオ医薬品の製造および使用することができる。2012 年に多くのバイオ医薬品の特許権存続期間が完了するとされているため，中国のバイオ医薬品メーカーは，当該条項を利用して，より早く後発品の開発を行うことができる。これも，前記した中国の第 12 次 5 カ年計画による国内バイオ医薬産業の発展の具体策だと思われる。

なお，中国の特許法には，特許権の存続期間の延長制度を有しないため，新薬の特許権の存続期間は出願日より 20 年で消滅する。

3.3　医薬品に関する知的財産権訴訟

中国での医薬品全般に関する知的財産権訴訟については，原則的に日本と同じ法的考え方が通用する。要件は異なるが，均等論，禁反言，公知技術の抗弁などが認められている。例えば，広西ソウ族自治区南寧市中級人民法院の（2003）南市民三初字第75号民事判決で，日本の大阪高裁平成6年（ネ）第3292号で適用した均等論を援用して，中国で医薬品の知財訴訟に均等論を適用した。

日本企業と関係ある医薬品の知財訴訟として，アステラス製薬対深せん清華源興薬業公司事件（北京市高級人民法院の2007高民終字第38号民事判決）や第一三共対北京万生薬業有限責任公司事件（北京市第二中級人民法院の2006二中民初字第04134号民事判決）などが挙げられる。アステラス製薬は，均等論の適用で勝訴し，第一三共は，ボーラー条項の適用で敗訴[注4)]した。

4　結語

これからの中国はバイオ医薬品の一大マーケットであることは否定できない。このマーケットのシェア争いは既に始まっており，そのための研究開発，そして研究開発の成果の保護手段としての知的財産権の活用は，一段と激しくなると予想される。

中国のバイオ医薬品マーケットを確保するために，知的財産権を活用するのには日本での従来の考え方では通用せず，アウェーである中国の政策，法律およびその他のファクターを十分に研究し，十分な心構えで臨む覚悟が必要である。

文　　献

1）　http://baike.baidu.com など
2）　http://ccn.mofcom.gov.cn
3）　中国科技投資 2007年02号

注4）　この判決は2008年の特許法改正前だが，被告側がボーラー条項の趣旨を主張し，その抗弁が認められた。

第 7 章　途上国におけるバイオ医薬品の開発

加藤　浩*

1　はじめに

バイオ医薬品は，従来，日米欧を中心として研究開発が推進され，その成果として，これまでに多くの特許が出願されてきた。現在においても，このような傾向に大きな変化はなく，バイオ医薬品について，日米欧からの特許出願は，国際的に高い割合を占めている。

しかしながら，最近では，アジアを中心とする途上国の経済が急成長する中，途上国においても，バイオ医薬品に関する研究開発が推進されつつあり，その成果として特許出願が行われるようになってきた。

ここでは，途上国におけるバイオ医薬品の開発について，各国の政策の変遷や特許出願に関する分析に基づいて，これまでの経緯と現状を整理し，今後の方向性について論じることとする。

2　途上国における研究開発の現状 ―全ての技術分野―

2.1　研究開発の推進と特許出願

途上国のうち，いくつかの国では，近年，高い経済成長の中，研究開発費（R&D）が増加し，多くの技術分野において，研究開発が推進されてきた。その結果，研究開発の成果である特許出願についても増加する傾向にある。

例えば，PCT[注1] に基づく国際特許出願について，世界全体に占めるその国の割合を分析すると，1998 年から 2008 年までの 10 年間で，中国では 7.2 倍，韓国では 6.4 倍に増加し，インドについても，1998 年の PCT 加盟以降，顕著に増加している。このような傾向は，近年，PCT 出願の増加が鈍化している欧米（米，独など）とは対照的である（表 1）。

このように，途上国のうち，いくつかの国（中国，韓国，インドなど）では，研究開発が推進され，特許出願が増加する中，研究開発レベルも向上しつつあるものと考えられる。

しかしながら，途上国の特許出願件数は，国によって大きく異なり，研究開発の発展レベルについても，各国の間で大きな格差があると考えられる。例えば，最近の特許出願件数（出願年：

注 1)　Patent Cooperation Treaty（特許協力条約）。自国以外に複数の外国にも同一の発明について特許出願を行う場合に利用されている。

*　Hiroshi Kato　日本大学大学院　知的財産研究科　教授

表１　各国のPCT国際特許出願と経済指標

単位：％（世界全体に占めるその国の割合）

	PCT Filling		GDP		R&D Expenditure	
	2008年	1998年	2008年	1998年	2008年	1998年
アメリカ	31.63	41.68	20.3	23.12	33.47	38.63
日本	17.62	9.1	6.16	7.99	12.61	15.46
ドイツ	11.55	14.03	4.27	5.39	6.79	7.86
韓国	4.84	0.76	1.91	1.68	3.82	2.53
中国	3.75	0.52	11.66	6.53	10.2	2.74
インド	0.66	0.02	4.91	3.65	2.23	1.67

WIPO "PCT Yearly Review 2010" より作成

2008年）について分析すると，10,000件以上の国（中国，韓国など），3,000～10,000件の国（インド，ブラジル，シンガポールなど），1,000～3,000件の国（マレーシア，メキシコ，南アフリカなど），1,000未満の国（その他，多数）のように，特許出願にも格差が存在している（図1）。

したがって，途上国におけるバイオ医薬品の開発については，研究開発の発展レベルとして，このような各国の格差の存在を前提に論じることが大切である。

2.2　研究開発の課題と今後の方向性

途上国における研究開発の課題としては，全体として技術レベルが低いため，質の高い研究成果を得ることが困難であるという点が挙げられる。一部の途上国では，自力で高いレベルの研究開発を行っているところもあるが，全体としては，まだ困難な国が多い。

このような課題の解決策の一つに，「研究開発の国際協力」を挙げることができる。すなわち，途上国の研究者が先進国の研究者と共同研究を行うことにより，途上国における研究開発レ

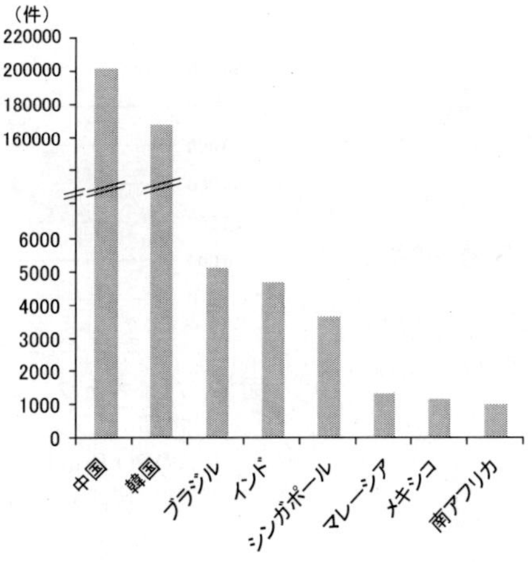

図１　各国の特許出願件数（出願人国籍別／2008年）

WIPO Statisticsに基づいて，2008年の出願について，出願人国籍別に分析した。

ベルの向上を図ることが期待されている。

研究開発の国際協力は，近年，多くの途上国で推進されつつあり，例えば，特許出願における国際共同発明の割合は，東南アジアを中心に高い傾向がある（図2）。このように，途上国における単独の発明が困難である場合には，先進国の研究者と共同研究を行って，研究開発の国際協力を図ることは，有効なアプローチであると考えられる[注2)]。

このほか，途上国における研究開発の課題の解決策として，「研究開発の産学官連携」を挙げることができる。途上国においては，全体として技術レベルが低い傾向があるものの，大学や公的研究機関において，高いレベルの研究開発が行われているところがある。このため，多くの途上国においては，近年，各国の政府により策定される科学技術政策の中に，産学官連携の推進を盛り込んでいるところも多い。このように大学や公的研究機関を核として，研究開発の産学官連携を推進し，国全体の研究開発のレベルを高めていくことも有効なアプローチであると考えられる。

3　途上国におけるバイオ医薬品の研究開発の現状

3.1　バイオ医薬品に関する特許出願の動向

バイオ医薬品の研究開発は，近年，先進国を中心に積極的に推進されており，バイオテクノロジーや医薬品に関する分野において，国際的に特許出願が増加する傾向にある（図3）。バイオ医薬品の研究開発は，現時点においても，先進国が研究開発の主役を担っているが，最近では，アジアを中心とする途上国の経済が急成長する中，途上国においても，バイオ医薬品に関する研究開発が推進され，その成果として特許出願が行われるようになってきた。

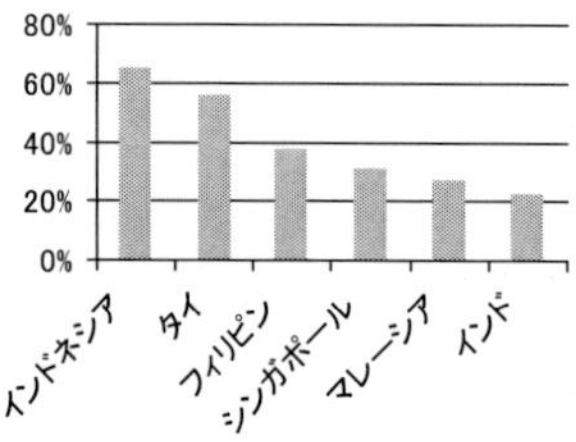

図2　特許出願に占める国際共同発明の割合（2008年）
科学技術振興機構「躍進する新興国の科学技術」研究会資料（2011年7月）

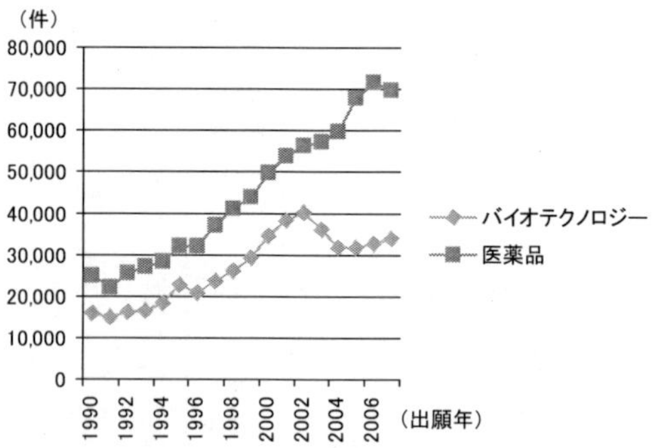

図3　バイオテクノロジーと医薬品に関する特許出願推移
WIPO Statistics に基づいて，各年の出願について，技術分野別に分析した。

注2)　国際共同発明および国際共著の相手国としては，米国のプレゼンスが高いが，東南アジアでは，日本は米国に次ぐ高さにあり，共同研究の相手国としての日本への期待は大きい。

例えば，バイオテクノロジーに係る特許出願は，2000年代前半（2000年～2005年）では，日米欧からの出願が，全体の約75%を占めており，日米欧以外の国からの出願は，約25%に過ぎなかったが，2000年代後半（2006年～2008年）には，日米欧からの出願が，全体の約60%に低下し，日米欧以外の国からの出願は，約40%に増加している。ただし，その内訳を見ると，中国，韓国からの出願が大半を占めており，それ以外の国からの出願は，まだ少ない状況にある（図4）。

研究開発の技術レベルについては，特許登録の状況から検討することが可能である[注3]。バイオテクノロジーに係る特許登録について分析すると，日米欧以外の国からの出願の特許登録は，2000年代の前半と後半で，いずれも全体の20%程度に過ぎず，大きな変化が見られない（図5）。したがって，日米欧以外の国からの特許出願については，特許出願の割合が増加しているにもかかわらず，特許登録の割合が増加していないことから，特許要件（進歩性等）を満たさない発明が比較的多く含まれている可能性があると考えられる。このように，日米欧以外の国においては，特許登録の視点から見ても，研究開発の技術レベルに課題があることが示唆される。

3.2　バイオ医薬品に関する特許制度の経緯と現状

バイオ医薬品の開発において，発明へのインセンティブを付与するという点で，特許制度は重要な役割を担っている。各国における特許制度の導入の経緯を概観すると，途上国は，先進国に比べると，その導入が大きく遅れている（表2）。インド特許法は，1856年に導入されているが，これは，英国植民地時代における英国による立法であり，独立後のインド特許法は1970年がスタートになる。その後，20世紀の終わりに向かって，経済活動のグローバル化が進展する

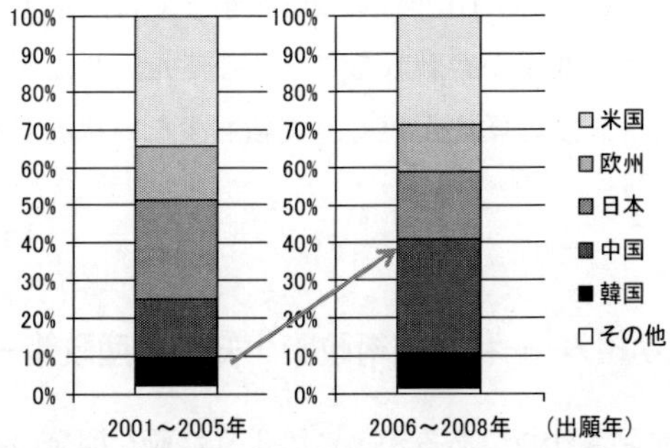

図4　バイオ医薬品に関する特許出願の推移
特許庁「特許出願動向調査（マクロ調査）」における「日米欧中韓における特許出願件数（出願人国籍別）」に基づいて，バイオテクノロジーの特許出願について分析した。

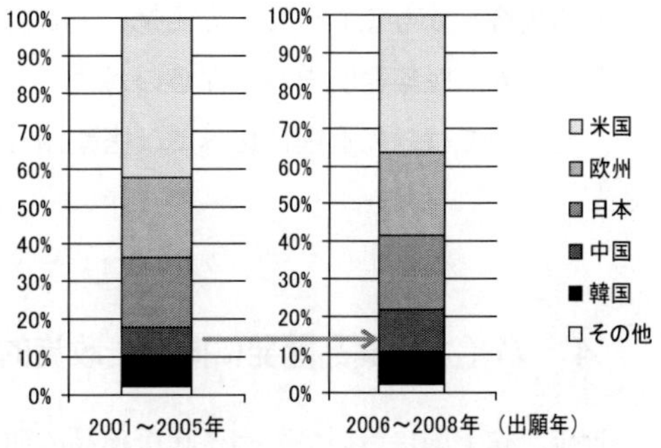

図5　バイオ医薬品に関する特許登録の推移
特許庁「特許出願動向調査（マクロ調査）」における「日米欧中韓における特許登録件数（出願人国籍別）」に基づいて，バイオテクノロジーの登録特許について分析した。

注3）　特許登録は，特許審査によって，進歩性等の要件を満たしたものであることから，特許登録の件数は，研究開発の技術レベルの質を示す指標の一つと考えることができる。

表2　特許制度の導入に関する年表

	～1800年	1900年	2000年
東洋		1885 日本 1908 韓国	1949 台湾 1979 タイ 1985 中国 1989 インドネシア 1994 シンガポール
西洋	1474 ヴェネチア 1624 イギリス 1790 アメリカ 1791 フランス 1815 プロイセン 1844 トルコ	1856 インド 1867 イタリア 1867 カナダ 1877 ドイツ 1898 フィンランド 1929 スペイン	

中，多くの途上国において，特許制度が導入されている。

しかしながら，特許制度は導入しても，医薬発明に特許を認めない制度を採用している途上国が多い状況であった。その背景には，国内の医薬品の供給について，特許制度による影響を懸念する医療政策上の理由や，国内の医薬品産業を欧米の特許から保護しようとする産業政策上の理由などがあったものと考えられる。

1995年にTRIPS協定[注4)]が成立し，途上国を含む多くのWTO加盟国において，高い水準の知的財産保護が国際ルールになった。その結果，原則として全ての技術分野の発明を特許の保護対象にすることが義務化され，WTOに加盟している多くの途上国において，医薬発明を特許保護の対象に含めるための特許法改正が行われることになった。ただし，10年間の猶予期間（途上国の場合）が与えられていたため，TRIPS協定の成立から10年後の2005年までに，途上国においても，医薬発明を特許保護の対象にするための法改正が行われることになった。したがって，途上国では，先進国に比べて，医薬品分野の特許制度の歴史が短く，実績も少ない状況である[注5)]。

4　バイオ医薬品開発に向けた政策的な取り組み ―科学技術政策・知的財産政策―

近年，途上国において，バイオ医薬品の開発が推進されつつあるが，このような研究開発の推進には，それぞれの国において，科学技術政策や知的財産政策などの政府の取り組みが重要な役

注4）「知的所有権の貿易関連の側面に関する協定」(Agreement on Trade-Related Aspects of Intellectual Property Rights）のこと。WTO協定の附属書の一つとして定められた知的財産分野の条約であり，現在，各国の知的財産保護のグローバルスタンダードになっている。

注5）ただし，実際には，従前より，「医薬品」には特許を付与しないが，「医薬品の製造方法」には特許を付与する運用を行っていた途上国がある。

割を担っている。

ここでは，各国の政府による科学技術政策および知的財産政策の経緯と現状を整理し，このような政策による効果として，各国の特許出願の動向について分析し，考察を行う。

4.1　中国

中国の科学技術政策については，2006 年に発表された「国家中長期科学技術発展計画」（2006～2020 年）が科学技術政策の最上位に位置づけられており，その内容が「5ヵ年計画」に盛り込まれることにより，科学技術政策が実施されている。現在，「第 12 次 5ヵ年計画」（2011～2015 年）に基づいて研究開発が推進されており，バイオ医薬品の開発については，科学技術政策の重点分野の一つとして重視されている。

知的財産政策については，2001 年に TRIPS 協定に加盟して以降，知的財産制度の整備が進められ，2009 年には専利法[注 6)] の第三次改正が行われ，制度の改善が図られている。また，医薬品を含む物質特許制度は，第一次専利法改正（1993 年）によって導入されている。特許出願については，近年，顕著に増加しており，2005 年頃までは，国内の出願と外国からの出願がほぼ同数であったが最近では，国内からの出願が外国からの出願を上回っている（図 6)。現在，バイオテクノロジー，医薬に関する特許出願は，各々，12,177 件（2008 年），43,508 件（2008 年）であり，バイオテクノロジーに比べて医薬に関する特許出願の方が大幅に多い点が特徴である。

4.2　韓国

韓国の科学技術政策については，現在，「第 2 次科学技術基本計画」（2008～2012 年）に基づいて実施されている。第 2 次科学技術基本計画は，策定直後の 2008 年 8 月に全面改定となり，R&D 投資の拡大や重点分野の変更などが行われた。新たに設定された重点分野一つに，「新産業創出のためのコア技術」があり，その中で，バイオ医薬品の開発が推進されている。

知的財産政策については，1995 年に TRIPS 協定に加盟して以降，積極的に推進されており 2011 年には，知的財産基本法が制定されている。特許出願は，1995 年以降，大きく増加しており，国内からの出願が外国からの出願を上回っている（図 7)。医薬品を含む物質特許制度は，1987 年に導入されており，現在，バイオテクノロジー，医薬に関する特許出願は，いずれも 1 年間に約 7 千件（2008 年）である。

4.3　インド

インドでは，科学技術政策として，現在，「第 11 次 5ヵ年計画」（2007-2012 年）が実施されており，重点施策として，「国際ビッグサイエンスプログラムに参加するなど先進国との連携を

注 6)　特許法に相当する法律。実用新案法や意匠法も包括されている。

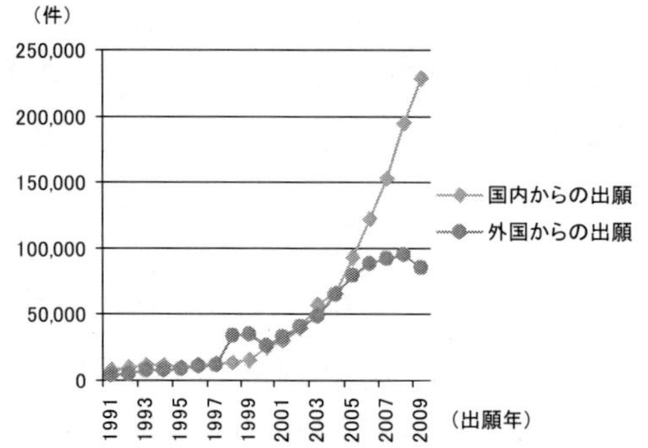

図6　中国における特許出願の推移
WIPO Statistics に基づいて，中国における各年の出願について分析した。

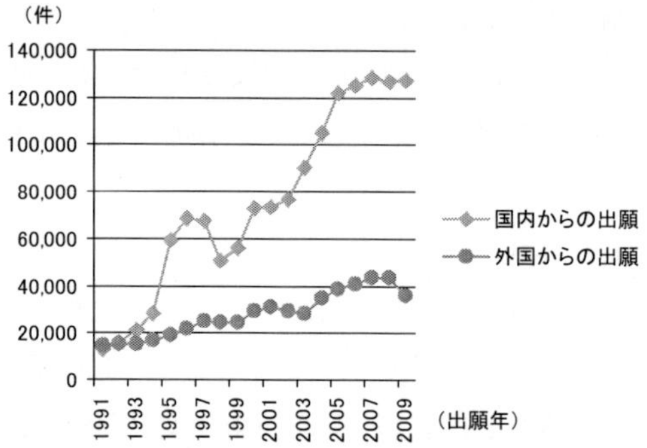

図7　韓国における特許出願の推移
WIPO Statistics に基づいて，韓国における各年の出願について分析した。

強化する」，「産学連携を触発する方法と手段を導入する」ことなどが示されている。2006 年には，「国家バイオテクノロジー発展戦略」が策定され，バイオテクノロジー分野における R&D の拡充や産学連携の推進などが示されており，「第 11 次 5ヵ年計画」のアクションプランとして位置づけられている。また，研究開発における重点領域の一つに「バイオテクノロジー」が示されており，バイオ医薬品については，重点領域に含まれる技術の一つとして，積極的に研究開発が推進されている。

知的財産政策については，1995 年に TRIPS 協定に加盟して以降，1999 年，2002 年，2005 年の 3 回にわたって特許法の改正が行われ，TRIPS 協定の遵守が進められてきた。医薬品を含む物質特許制度については，2005 年の特許法改正により採用されている。特許出願については，近年，国内からの出願よりも外国からの出願の方が多く，2005 年頃からは，とくに外国からの出願が急増している（図 8）。現在，バイオテクノロジー，医薬に関する特許出願は，各々，970 件（2008 年），3,855 件（2008 年）であり，バイオテクノロジーよりも医薬に係る出願が多い点が特徴である。

4.4　シンガポール

シンガポールの科学技術政策については，2006 年に発表された「科学技術計画 2010」において，R&D の拡充や研究開発の重点分野が示されており，重点分野の一つに「生物医学分野」が提示されている。また，2000 年に「生物医科学イニシアティブ」が公表され，生物医科学をシンガポール経済の中心的な柱に発展させることが目標として示されている。また，シンガポールでは，「海外研究人材招聘政策」として，海外の優秀な研究者を積極的に招聘し，国内の研究開発の向上を図る政策を推進している。具体的には，豊富な研究予算の提示，最新の研究インフラの整備などが行われており，その結果，海外研究人材が増加し，2009 年には，シンガポールにおける研究者のうち，概ね 5 人に 1 人が外国人という状況である[1]。

知的財産政策については，1995 年に TRIPS 協定に加盟し，近年，積極的に推進されている

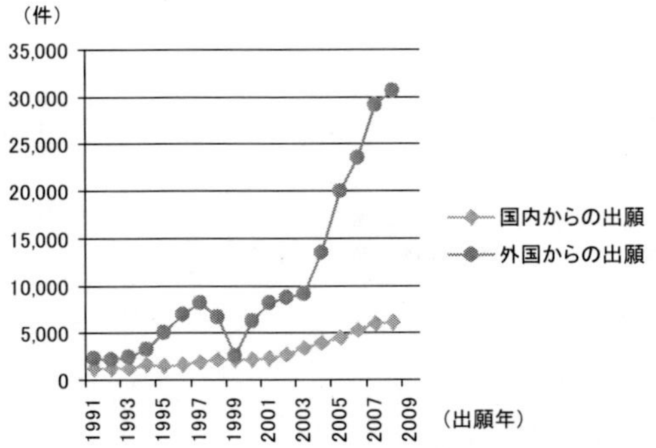

図８　インドにおける特許出願の推移
WIPO Statistics に基づいて，インドにおける各年の出願について分析した。

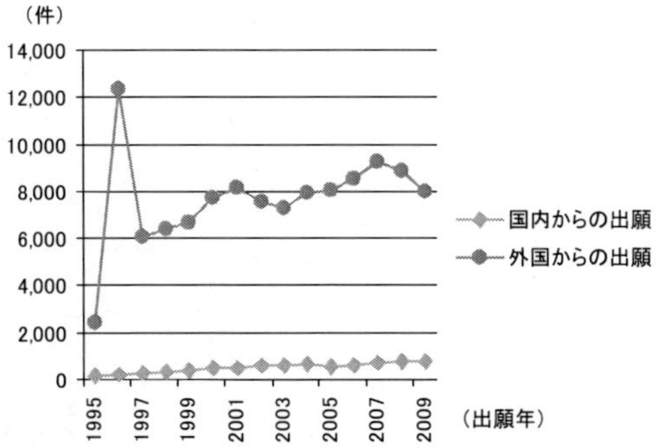

図９　シンガポールにおける特許出願の推移
WIPO Statistics に基づいて，シンガポールにおける各年の出願について分析した。

が，特許審査については，修正実体審査が採用されている。特許出願については，近年，増加する傾向にあるが，大半が外国からの出願であり，国内からの出願は全体の１割程度である（図9)。現在，バイオテクノロジー，医薬に関する特許出願は，各々，467 件（2008 年），297 件（2008 年）であり，医薬よりもバイオテクノロジーに係る出願の方が多い点が特徴である。

4.5　ブラジル

ブラジルの科学技術政策については，民間の科学技術研究の奨励や技術開発の促進を目的として，「イノベーション法」（2004 年）や「グッド法」（2005 年）等の法律が策定され，2007 年には，「国家発展のための科学技術・イノベーション計画 2007-2010」が発表されている。この計画では，国家の科学技術的な基礎を拡大強化することなどが基本指針として掲げられ，国家戦略的分野として「バイオテクノロジー」が示されている。

知的財産政策については，1995 年に TRIPS 協定に加盟し，近年，積極的に推進されており，特許審査が実施されている。また，知的財産政策に関して，中南米諸国との協力強化を積極的に進めている。なお，2007 年には，米国企業が保有するエイズ治療薬の特許について強制実施権を発動した事件が注目されている。強制実施権は，企業間の特許ライセンスについて，国家が介入して，強制的に実施権（ライセンス）を設定させる制度であり，強制実施権の過度な発動は，特許制度による発明へのインセンティブを阻害する恐れがあることが指摘されている。特許出願については，1995 年頃から大きく増加する傾向にあるが，約８割が外国からの出願であり，国内からの出願は全体の２割程度である（図 10)。現在，バイオテクノロジー，医薬に関する特許出願は，各々，378 件（2008 年），946 件（2008 年）である。

4.6　南アフリカ共和国

南アフリカ共和国の科学技術政策については，2002 年，「国家研究開発戦略」が策定され，「イノベーション」，「科学エンジニア技術や人的資源の向上」，「政府の科学技術システム創立」

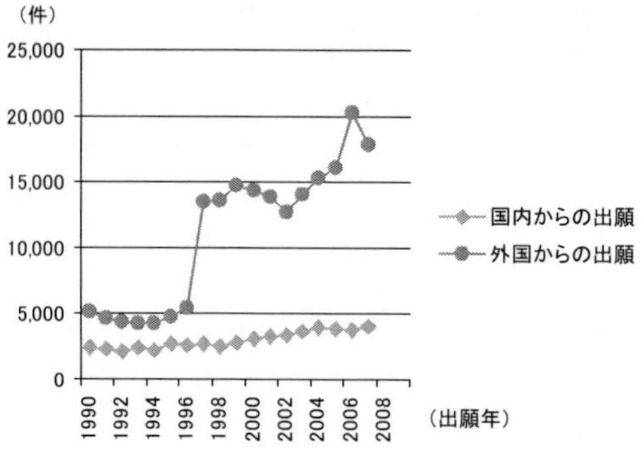

図10　ブラジルにおける特許出願の推移
WIPO Statisticsに基づいて，ブラジルにおける各年の出願について分析した。

の3つを基盤として進めることが示されている。また，「途上国こそバイオテクノロジーを必要としている。」との認識から，バイオテクノロジーを支援し，国内の研究を奨励している。「国家研究開発戦略」の重点項目の中にも，バイオテクノロジーが示されている。

アフリカ全体の動きとしては，2001年，アフリカ連合首脳会議において「アフリカ開発のための新パートナーシップ」が採択され，アフリカ自身がアフリカ開発のためのイニシアティブをすすめていくことが示された。また，2006年，アフリカ連合首脳会議において「アフリカ科学技術総合行動計画」が承認され，アフリカが貧困撲滅と持続的開発達成のため，科学技術とその成果を十分に利用可能とし，また，アフリカが世界の科学知識と技術革新に貢献できるようにすることが目標として示されている。このようなアフリカ全体の動きについて，南アフリカ共和国が中心的な役割を担っている。

知的財産政策については，1995年にTRIPS協定に加盟し，近年，積極的に推進されているが，特許出願に対して方式審査のみを実施して実体的な審査を行わない無審査登録主義を採用している。2000年代前半には，米国企業が保有するエイズ治療薬の特許について強制実施権を発動すべきか否かが議論になり，これを契機に，医薬品アクセスを巡る議論が国際的に高まる中，2003年，WTO閣僚会議におけるドーハ宣言（TRIPS協定と公衆衛生に関する閣僚宣言）に至っている。ドーハ宣言により，途上国が緊急時には独自の判断で強制実施権を発動できることが示され，強制実施権の発動がより容易になっている。特許出願については，近年，外国からの出願が大きく増加する傾向にあり，現在，バイオテクノロジー，医薬に関する特許出願は，各々，158件（2008年），263件（2008年）である。

5　途上国におけるバイオ医薬品の事例研究

途上国におけるバイオ医薬品開発について論じるためには，具体的なバイオ医薬品の事例について分析することが重要である。ここでは，バイオ医薬品の事例として，インターフェロン，エリスロポエチン，G-CSF（顆粒球コロニー刺激因子），TPA（組織プラスミノーゲン活性化因子）などを中心に，特許出願の動向分析と具体的な特許出願の事例に基づいて，途上国における研究開発の現状について論じる。

5.1　インターフェロン

インターフェロンは，抗ウイルス剤，抗がん剤の有効成分として知られている。かつては希少で高価な物質であったが，バイオテクノロジーの手法により，微生物からの大量生産が可能になり，実用化が大きく進展した。現在，医薬品として多くのインターフェロンが承認され，B型肝炎・C型肝炎などのウイルス性肝炎の治療のほか，種々の腫瘍，白血病の治療に用いられている。

インターフェロンについて，主要国への特許出願を国籍別に分析すると，近年，日米欧からの出願が9割近くを占めているが，それ以外の国からも出願がなされている（図11）。日米欧以外の国からの出願を分析すると，イスラエルからの出願が多く，新規なインターフェロンに関する出願（WO 2007/000769 A），インターフェロン受容体に関する出願（EP 1739177 A）などがある。キューバからも，インターフェロン受容体を利用した発明に関する出願（WO 2003/95488 A）がある。オーストラリアからは，新規な鳥インターフェロンに関する出願（WO 2009/036510 A）がなされており，また，国内の大学からもインターフェロンに関する出願（WO 2000/043033 A）がなされている。

5.2　エリスロポエチン

エリスロポエチンは，造血剤の有効成分として知られている。赤血球の産生を促進するホルモンであり，主に腎臓で生成されるが，肝臓でも生成される。医薬品としては，エポエチンアルファ，エポエチンベータなどの組換えエリスロポエチン製剤があり，腎性貧血に用いられている。日本では保険適応上，腎性貧血にのみ用いられているが，欧米では各種悪性疾患にともなう貧血などにも用いられている。

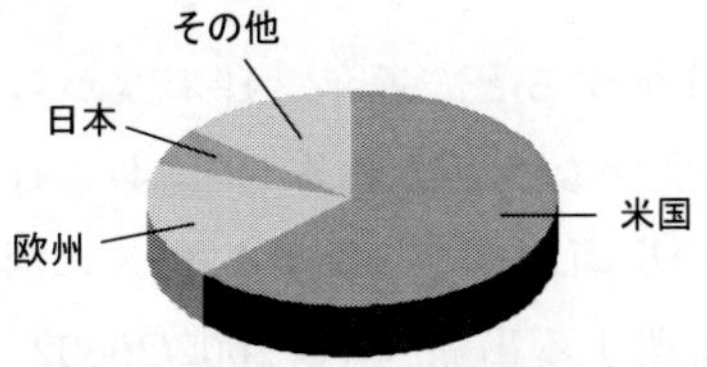

図11　インターフェロンに関する特許出願（国別分析）
ESPACENETにより，主要国に出願された特許出願について，出願先国別に分析したもの。検索は，Keyword（Interferon）とIPC（C12N15/00, A61K）により実施（公開年：2005年～2010年）。

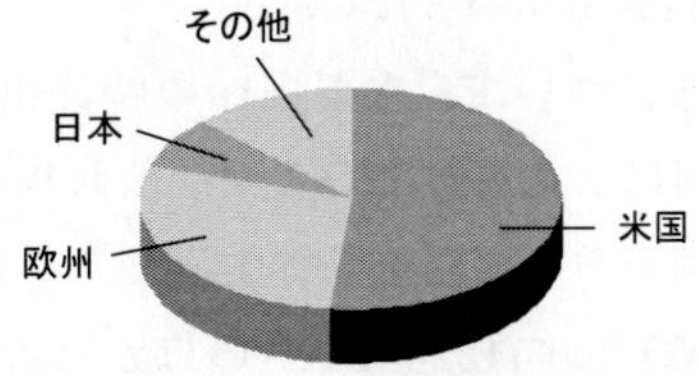

図12　エリスロポエチンに関する特許出願（国別分析）
ESPACENETにより，主要国に出願された特許出願について，出願先国別に分析したもの。検索は，Keyword（Erythropoietin）とIPC（C12N, A61K）により実施（公開年：2008年～2010年）。

エリスロポエチンについて，主要国への特許出願を国籍別に分析すると，近年，日米欧からの出願が9割近くを占めているが，それ以外の国からも出願がなされている（図12）。日米欧以外の国からの出願を分析すると，中国，韓国からの出願が多く，エリスロポエチンの変異体（WO 2009/152944 A）や融合ペプチド（WO 2007/118423 A）など，一次構造に特徴のある新規なエリスロポエチンが出願されている。また，イスラエルと韓国において，欧米の研究者との共同発明による出願（WO 2003/94858 A，WO 2008/065372 A）がある。

その他，インドからも，新規なエリスロポエチンが出願（WO 2010/150282 A）され，また，シンガポールからは，エリスロポエチンに関する発明について，公的研究機関から出願（WO 2005/059138 A）されている。

5.3 G-CSF（顆粒球コロニー刺激因子）

G-CSF（顆粒球コロニー刺激因子）は，抗がん剤の有効成分として知られている。サイトカインの一種で，顆粒球産出の促進や好中球の機能を高める作用がある。遺伝子組換えヒトG-CSF製剤は，がん化学療法による好中球減少症や再生不良性貧血に伴う好中球減少症に用いられる。フィルグラスチム，ナルトグラスチム，レノグラスチムなどの医薬品がある。

G-CSFについて，主要国への特許出願を国籍別に分析すると，近年，日米欧からの出願が7割以上を占めているが，それ以外の国からも出願がなされている（図13）。日米欧以外の国からの出願を分析すると，中国からの出願が多く，組換えG-CSF（CN 101766810 A）やその融合ペプチド（CN 101824091 A）などが出願されている。また，韓国から，G-CSFの変異体（WO 2001/004329 A）が出願されている。オーストラリアからは，G-CSFに関連する医薬用途について，国内の公的研究機関から出願（WO 2004/017727 A）がなされている。

5.4 TPA（組織プラスミノーゲン活性化因子）

TPAは，血栓溶解剤の有効成分として知られている。線溶系に関与するセリンプロテアーゼの一種である。ウロキナーゼと同じく，プラスミノーゲンを活性化することでフィブリンを分解させ，血栓溶解剤として塞栓症および血栓性疾患（心筋梗塞・脳梗塞）の治療に使われる。組換え型TPAも用いられている。

TPAについて，主要国への特許出願を国籍別に分析すると，近年，日米欧からの出願が7割以上を占めているが，それ以外の国からも出願がなされている（図14）。日米欧以外の国からの出願を分析すると，インド，中国からの出願が多く，新規なTPAに関する出願（WO 2007/132481 A）のほか，TPAの製造方法に関する出願（WO 2002/20802 A，WO 2006/129191 A）が多い。メキシコからも，TPAの製造方法に関する出願（WO 2002/044393 A）がある。

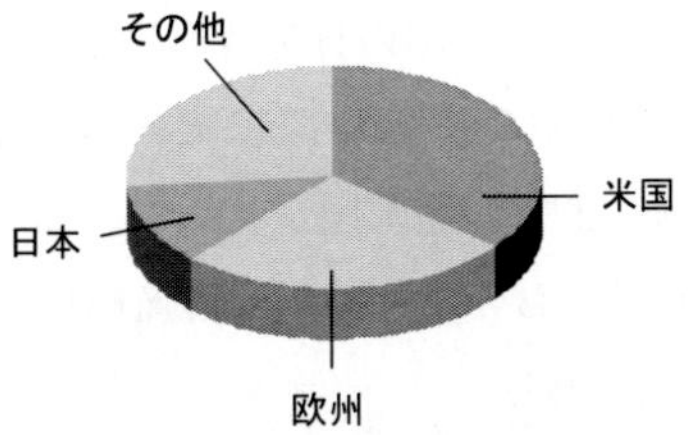

図13　G-CSFに関する特許出願（国別分析）
ESPACENETにより，主要国に出願された特許出願について，出願先国別に分析したもの。検索は，Keyword（G-CSF等）とIPC（C12N，A61K）により実施（公開年：2008年～2010年）。

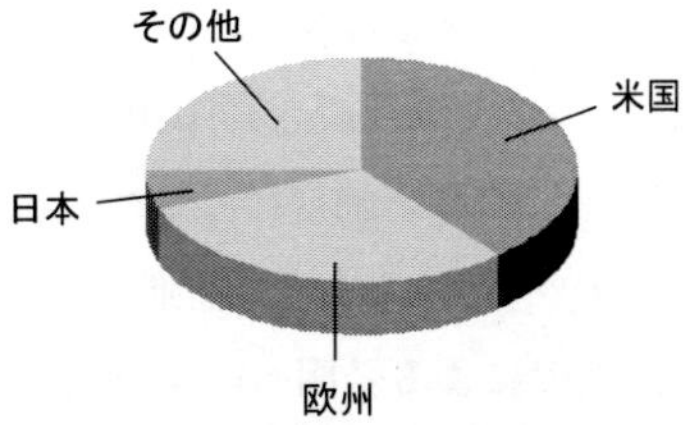

図14　TPAに関する特許出願（国別分析）
ESPACENETにより，主要国に出願された特許出願について，出願先国別に分析したもの。検索は，Keyword（TPA等）とIPC（C12N，A61K）により実施（公開年：2008年～2010年）。

5.5　その他のバイオ医薬品

上記5.1～5.4以外の生理活性物質や酵素系に関するバイオ医薬品ついても，日米欧以外の国から出願がなされており，とくに，中国，韓国から多数の特許が出願されている。中国，韓国以外では，オーストラリアから，インターロイキンに関する出願（WO 2009/052588 A）があり，また，インターロイキン受容体に関する先進国との共同出願（WO 2008/060813 A）もある。また，シンガポールでは，神経伝達系因子に関する出願（WO 2006/059959 A）が国内の大学から出願され，ブラジルでは，血液凝固因子（第Ⅷ因子）に関する出願（EP 2180009 A）が国内の大学から出願されている。インドでは，酵素系に関する出願（WO 2007/113615 A）が公的研究機関から出願されている。

また，ウイルスなどに対する抗体やワクチンに関するバイオ医薬品についても，中国，韓国から多数の特許が出願されている。中国，韓国以外では，南アフリカ共和国からHIVに関連する出願（WO 2011/046623 A）が多く出願されており，また，インドからは，HIVに関連する出願（WO 2007/074471 A）が大学と公的研究機関により共同出願されている。その他，シンガポールからインフルエンザに関する出願（EP 2363415 A），メキシコから抗アレルギー性のワクチンの出願（WO 2009/136780 A）がある。

6　考察 ―途上国におけるバイオ医薬品の開発の方向性―

バイオ医薬品に係る特許出願は，現在，日米欧からの出願が国際的に高い割合を占めているが，途上国からの出願が増加する傾向にある。これは，バイオ医薬品の開発において，現時点では日米欧が高い技術レベルを有していることを示唆するとともに，途上国において技術レベルが向上しつつあることを示唆するものである。ただし，途上国においては，研究開発の発展レベルの格差が大きいことから，途上国全体を一律に論じることは困難であり，それぞれの国の発展レベルに応じて分析することが必要である。

発展レベルの異なる各国の研究開発について分析するために，各国の科学技術政策や知的財産政策について分析すると，各国の政府による政策的な取り組みに違いがあることがわかる。しかしながら，知的財産制度については，TRIPS協定の発効により，途上国を含めて，知的財産の保護水準のグローバル化が推進されており，近年，途上国においても，知的財産制度が整備され，特許制度による発明へのインセンティブが促進されつつある。

また，特許出願件数は，研究開発の発展レベルの指標の一つであり，特許出願について分析を行うと，バイオ医薬品について，先進国と同様に，途上国からも有益な研究成果が特許出願されていることがわかる。また，途上国において，国内の大学・公的研究機関からの出願や，先進国との共同発明・共同出願が目立ってきている。途上国の場合，バイオ医薬品の開発を推進するためには，国内の単独の研究グループのみの技術力では困難な場合があると考えられるので，対応策として，国内の大学・公的研究機関に対して産学官連携を行うアプローチや，先進国と連携して国際共同研究を行うアプローチが有効であると考えられる。

近年，途上国において，研究開発が推進され，特許出願が増加する中[2]，バイオ医薬品の開発についても，今後の発展が期待されている。

文　献

1） 特許庁「産業財産権の現状と課題」，2011年
2） WIPO「PCT Yearly Review 2010」，2010年
3） 科学技術振興機構「躍進する新興国の科学技術」研究会資料（2011年7月）
4） 加藤浩，「Impact of the Intellectual Property System on Economic Growth」，AIPPI，3月号，pp.75-92（2008）

【第Ⅱ編　バイオ医薬品の製剤設計と品質管理】

第1章　バイオ医薬品開発初期での品質・安全性確保

山口照英*

1　はじめに

医薬品の承認申請に必要となるデータや市販後のファーマコビジランスに関しては，ICH（日米EU医薬品規制調和国際会議）[1]によるガイドラインをはじめとして国内指針や通知より必要な規制情報が提供されている。ヒトに最初に投与（First-in-human）される治験薬や臨床開発初期の治験薬について求められる要件については，ここ数年の間に整備が進められてきている。さらに，マイクロドーズ試験のように，いわゆる治験第1相前に医薬品のヒトでの体内動態を明らかにするために薬理量よりもはるかに低い投与を行う試験についてのガイドライン[2]が発出され，ヒトでの最初の投与の時期についても変化が生じている。また，臨床開発初期の化学合成医薬品の品質や非臨床データに関する議論も活発に行われている。

一方で，臨床開発初期のバイオテクノロジー応用医薬品（バイオ医薬品と略）の品質・安全性確保に関しては必ずしも十分な議論が行われてきていない。例えば，マイクロドーズ試験ガイドラインは化学合成医薬品を対象としたものであり，バイオ医薬品については対象としていない。ただ，治験薬GMPに関しては全体を包含するものとして発出されている。またバイオ医薬品の安全性上の大きな課題である感染症に関する報告体制についての通知が発出されているが，品質や安全性確保に関するものではない（表1）。EUや米国では化学合成医薬品のみならずバイオ医薬品の治験薬の品質や安全性を含めたいくつかのガイドラインが発出されている（表2）。

バイオ治験薬の品質や安全性に関して考える際には，化学合成医薬品と異なるバイオ医薬品の特性が重要となる。化学合成医薬品の製造では，比較的簡単な分子構造を持つ出発原料から合成が開始され，ステップごとに構造を変化させ，最終製品になると同時に製造のメインな工程が終了していることが多い。もちろん，化学合成工程の最終段階からさらに複雑な精製工程を経ることもある。一方で，バイオ医薬品の製造では培養工程で製造された目的物を含むバルクハーベス

表1　我が国の治験薬に関する通知等

治験薬の製造管理，品質管理等に関する基準（治験薬GMP）について（医薬品 薬食発第0709002号）平成20年7月
治験薬に係る副作用・感染症症例等の報告について（医薬品 薬食審査発第1024018号）平成15年10月
マイクロドーズ臨床試験の実施に関するガイダンス（医薬品 薬食審査発第0603001号）平成20年6月06/03

＊ Teruhide Yamaguchi　国立医薬品食品衛生研究所　生物薬品部　研究員

表2　欧米の治験薬の品質や安全性ガイドライン

FDA

- Guidance for Industry: Content and Format of Investigational New Drug Applications (INDs) for Phase 1 Studies of Drugs, Including Well-Characterized, Therapeutic, Biotechnology-derived Products (1995)
- Immunotoxicology Evaluation of Investigational New Drugs (2002)
- Guidance for Industry, Investigators, and Reviewers Exploratory IND Studies (2006)
- Guidance for Industry cGMP for Phase 1 Investigational Drugs (2008)

EMA

- Guideline on Strategies to Identify and Mitigate Risks for First-in-Human Clinical Trials with Investigational Medicinal Products EMEA/CHMP/SWP/28367/07
- Guideline on Virus Safety Evaluation of Biotechnological Investigational Medicinal Products EMEA/CHMP/BWP/398498/2005
- Guideline on the Requirements for Quality Documentation Concerning Biological Investigational Medicinal Products in Clinical Trials. Draft EMA/CHMP/BWP/534898/2008

トから，目的製品を精製していく工程が主となっている（図1）。目的物質の生産が行われる培養工程は，目的物質の生産能や不均一性，分解産物の生成などの一定性を担保するために生産基材である細胞の制御が非常に重要であり，厳密な培養条件の管理が求められる。すなわち，化学薬品と異なり最終製品ですべての品質を管理することが困難であり，製造工程の恒常性と頑健性の担保が重要となる。

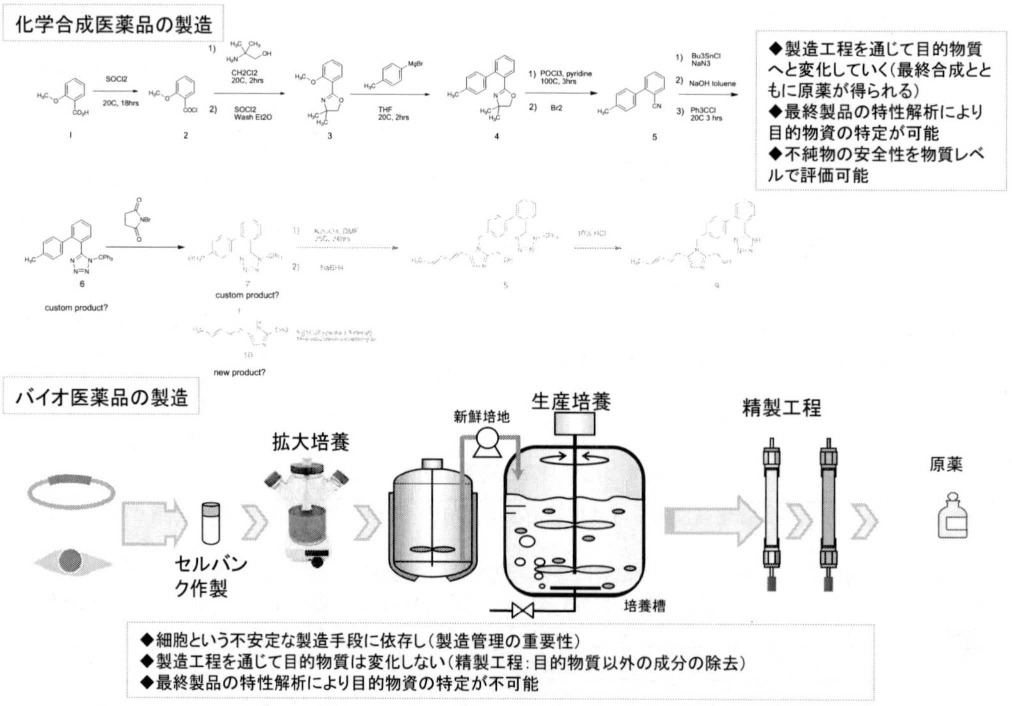

図1　化学合成医薬品とバイオ医薬品の製造工程の比較

さらに，バイオ医薬品の特性として細胞基材や製造に用いる生体由来材料からの感染因子に対する安全性や目的物質の複雑性が挙げられる。また，免疫原性も臨床初期の重要な課題となる。さらにバイオ医薬品の中でも特に開発の進む抗体医薬品の開発では，開発の進展に伴い製法変更が繰り返されることが多い。このために製法変更を前提として品質特性の同等性の検証をよりスムーズに進められるような対策を治験開始前に取っておくことが有用である。

バイオ医薬品の品質・安全性確保は，①恒常性と頑健性のある製造方法の構築と工程管理法の確立，②製品の特性解析・非臨床試験・臨床試験・安定性試験結果などに基づいた規格及び試験方法の設定等により達成される。承認申請製品の品質・有効性・安全性確保を目指して，バイオ医薬品の開発はステップバイステップで進められるものであり，開発ステージの進行とともに，製法や品質特性，安全性に関するデータが蓄積されていくものである。従って，臨床開発初期に当たって求められるデータに承認申請データパッケージとして承認申請での要件を当てはめるのは合理的とはいえない。バイオ医薬品の臨床開発の初期段階では，製法や各種試験法が十分に確立されていないことも少なくない。しかしその一方で，前述の抗体医薬品などでは同時に複数の候補品について開発を進めていることも多く，同時平行して開発が進められる複数の開発候補品について，承認時と同様のデータを得るには膨大なリソースと時間が必要である。このようなバイオ医薬品開発の特色を考慮したときに，臨床開発初期の段階で求められる安全性評価や，安全性を担保するための品質評価・製法等について考察することは，バイオ医薬品開発の効率化や成功率向上のためにも有用であると考えられる。

本稿では，バイオ治験薬を中心として臨床開発初期に求められるバイオ医薬品の品質や安全性について要件を考察する。

2　開発初期のバイオ医薬品

開発初期でのバイオ医薬品の品質や安全性を考える上で，バイオ医薬品を大きく２つに分類することが可能と思われる。1980 年代の後半から始まったバイオ医薬品の開発はインスリンやエリスロポエチン，ヒト成長ホルモン，インターフェロン，顆粒球コロニー刺激因子などの生体からはわずかな量しか得られないヒト由来タンパク質を，組換え DNA 技術や細胞培養技術を利用し，大腸菌や CHO 細胞で大量製造することから始まった。このような生体由来タンパク質医薬品の場合は，比較的その薬理作用が明らかにされている場合が多い。従って，臨床開発初期においてもこれまでの知見を十分に生かすことが，合理的に臨床開発を進める上で有用であったといえる。一方で，改変タンパク質や抗体医薬品のように，生体には存在しないタンパク質医薬品（自己抗原に対する抗体医薬品も含まれる）では，生体由来タンパク質のようなこれまでの知見を参考にできないことが多い。

現在開発中の多くのバイオ医薬品はこのような抗体医薬品や改変タンパク質などの非生体タンパク質医薬品である。さらに ADCC 活性を高めた非フコース型糖鎖を持つ抗体医薬品[3]や体内動態を改良した改変抗体[4)]，さらには抗腫瘍効果を高めるための標識化[5~7)]など従来にない特性を備えたものも開発されようとしている。新たな特性を持つバイオ医薬品の開発では，ヒトに最初に投与するまでに確認すべき品質や安全性評価についてもそれぞれの特性に応じて対応が求められる。

2.1 臨床開発初期のバイオ医薬品の製法開発と品質

一般に開発初期のバイオ医薬品の製法は比較的小スケール（パイロットスケールを含む）で行われる。臨床開発の進展に合わせてスケールアップが行われることも少なくない。バイオ医薬品の製法では培養スケールが品質に大きく影響することが知られている。スケールアップ時の製品の同等性がバイオ医薬品では重要であるが，基本的にはこれは開発初期の課題ではない。しかし，スケールアップ時に品質の同等性を評価していくことを前提に目的物質の品質に与える製法の要素を明らかにしておくこと，あるいは抗体医薬品のように共通する特性を持つ医薬品の開発において，これまで得られている他の製品での製法管理のポイントについてのデータを明らかにしておくことは有用である。

バイオ医薬品の製造に用いる細胞基材の評価や細胞の遺伝的安定性，ウイルス安全性，特性解析や安定性，非臨床試験に関してはICHガイドライン[8~14)]や国内指針等[15, 16)]が発出されているが，いずれも承認申請時に求められる要件について述べられている。もちろん，開発時においてどのようなデータを取得しておくべきかという観点でも記載されており，これらのガイドラインや指針を参考にすることは非常に有用である。一方で，ここで求められているデータはあくまでも承認申請に当たって提出すべきものとされており，製法変更などが行われることも多いバイオ医薬品の開発で全てのデータを開発初期に取得しておくことは必ずしも合理的とはいえない場合も多い。むしろ，開発ステージに応じてステップワイズに必要なデータを取得し，早期に臨床試験を進めることが開発の促進にもつながっていくのかもしれない。問題は，臨床開発初期までにどこまでデータを取得しておくかであり，ICHガイドラインではその点については明確になっているわけではない。

近年，モノクローナル抗体医薬品の開発が急速に進んでいるが，これはターゲットとなる分子や作製したモノクローナル抗体によって抑制しようとする生体反応が明確なこと，さらに分子の複雑性はあるものの抗体という共通性の高い構造を持つ分子を製造するために既存の知見が利用可能であり，開発成功率が高いことによると思われる。このような抗体医薬品では，複数の開発候補品が作製され，その中から目的とした有効性や安全性を示す製品を選択していくために，場合によっては臨床試験での結果に基づいた判断が必要となる場合も考えられる。そういった場合に，被験者の安全性を最大限に確保しつつ，複数の製品の製法を早期に確立し品質特性解析を明らかにすることが求められるようになりつつある。こういった観点からも，臨床開発初期に求められるバイオ医薬品の品質の要件について以下に考察してみたい。

バイオ医薬品の一定の安全性や有効性を担保する品質の恒常性確保のためには原薬や製剤での

試験のみならず，頑健性の高い製造方法の構築と，品質の恒常性を担保するための適切な工程管理法を確立しておくことが重要である。すなわち，①バイオ医薬品のような複雑な高分子製品ではロットごとに品質特性の全てを明らかにすることは困難であること，②生きている細胞を用いて製造されるバイオ医薬品では，製造工程の変動が生産基材である細胞の生産特性に大きく影響する可能性があり，培養条件の変動が目的産物の糖鎖や他の翻訳後修飾などの不均一性に大きく影響する可能性があること，③全ての不均一性の変動について試験することは現実的でない上，微量でも免疫原性に影響を与えたりする可能性がある，などの理由による。臨床開発初期では，必ずしも多くの治験薬を含めた開発候補品の製造を繰り返し行っていないことも想定される。もちろん安全性に大きく影響するセルバンクの解析データや治験薬の特性解析データは取得する必要があるが，製法の恒常性や頑健性についてのデータは必須とまでは考えられない。モノクローナル抗体医薬品の開発では，ヒトモノクローナル抗体産生ハイブリドーマを用いて臨床開発初期の製品が作られる場合も想定される。このような場合，開発候補品が特定されてから組換えDNA技術を用いてCHO細胞やNS0細胞などの汎用される生産基材により製造が行われることになるであろう。当然シード細胞から変更することになるために，非常に大きな製法変更となるが，ICH Q5Eガイドラインに準じて新旧製法での製品の同等性評価を行うことにより，開発の迅速化が可能な場合も多いのかもしれない。

バイオ医薬品の開発過程においては，製造方法や関連する工程管理法などは，基本的には臨床効果を評価する試験までに確定する必要があると考えられる。上記以外にも様々な製法変更が想定され，臨床試験での結果によって製法変更が必要な場合もありうる。新薬ではないがバイオ後続品の開発において，臨床試験で目的物質に対する抗体が高い頻度で産生されたケースがある[17)]。これは，生産細胞由来タンパク質を低減化するための製法変更を行うことにより，抗体産生が見られなくなったことから，不純物がアジュバント効果を発揮していたと想定されているが，臨床試験により大きな製法変更が必要となった代表例といえる。こういった不純物によるアジュバント効果はバイオ医薬品の大きな特徴であり，古くから検討が行われている[18)]。

以上のようにバイオ医薬品開発の特徴として，臨床開発途中において製法変更等がしばしば行われることが挙げられる。特に開発の進展に伴って製造スケールの拡大が行われるが，製造スケールの拡大により製品の品質特性が変化することもあり，開発途中における製法変更とその影響評価はバイオ医薬品には避けられない課題である。従って，製法変更や同等性／同質性評価のことも念頭に，開発ステージの進行に合わせて必要とされるデータを取得していくことが合理的と考えられる。FDAのフェーズＩ用治験薬のガイドラインでは，製法変更を行う場合を想定し，旧製品との同等性／同質性を評価するために治験初期の製品を安定した条件（例えば－80℃）で保存しておくことが望ましいとされている。

臨床開発初期のバイオ医薬品の品質の要件について考察する前提として，バイオ医薬品の品質特性の特徴から考えるべきであろう。バイオ医薬品は非常に大きな分子であり分子の複雑性を考慮した品質特性解析が求められる。一次構造の解析は非常に進んでおり，また，二次構造の予測に円二色性分散計（CD）や FT-IR などが用いられているが，三次構造解析の有用なツールである核磁気共鳴装置（NMR）では分子量 10 万を超える分子には適応できていない。また，複雑な糖鎖の不均一性を持つそれぞれの糖タンパク質を分離することは現時点では困難とされている。すなわち，特性解析によって全てのタンパク質分子の特性を明らかにすることはできない。

一方で，タンパク質医薬品の解析技術も大きく進展しており，超高速液体クロマトグラフィー（Ultra High Performance Liquid Chromatography, UHPLC）や質量分析法の飛躍的な進歩により，不均一性の分析技術や構造解析能が進歩している。これらの新たな技術の進展はあるものの，全てを明らかにすることは不可能と考えるべきである。すなわち，バイオ医薬品の品質の一定性は製法の十分な管理と特性解析の両輪によって支えられるものといえる。

バイオ医薬品の品質特性解析の要件は，ICH Q6B ガイドライン「生物薬品（バイオテクノロジー応用医薬品／生物起源由来医薬品）の規格及び試験方法の設定」とこのガイドラインで示されている「規格及び試験方法」の設定の根拠となるべき開発段階での医薬品の十分な特性解析（規格及び試験方法の多くは，これが基盤になる）が参考となる。ただしこのガイドラインも承認申請時に求められる要件を中心に書かれており，臨床開発初期での要件については，これらの要素の中から必要な要素を合理的に選択していくことが有用であろう。

バイオ医薬品の品質特性は，目的タンパク質のみならず目的タンパク質関連物質や不純物も含めてとらえる必要がある（図 2）。目的タンパク質関連物質（目的物質関連物質）は，製品中に存在する目的物質の分子変化体で，同等の生物活性があり，製品の安全性及び有効性に悪影響を及ぼさないものとされている。非臨床試験や生物活性の解析を通じて一定の評価をされているものではある。一方，目的物質由来不純物は目的物質が生物活性や有効性，安全性に関して目的物

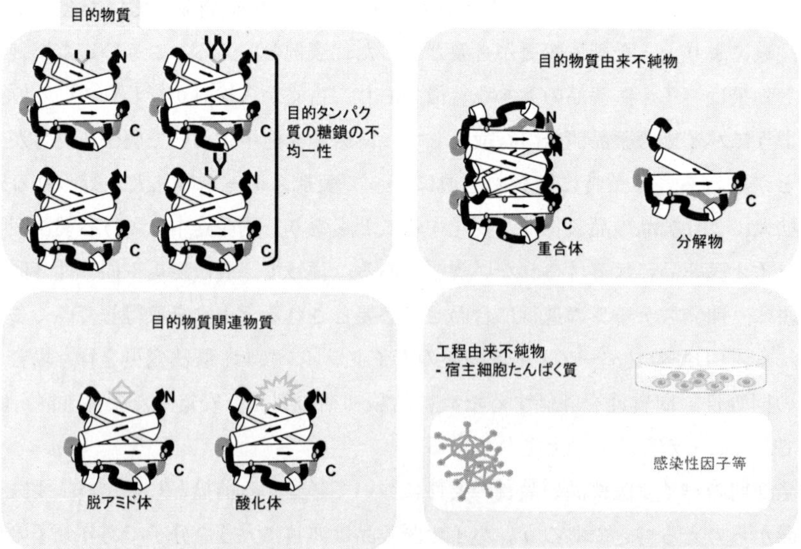

図 2　バイオ医薬品の品質特性

質に匹敵する特性を持たないものにまで変化したものであり，含量等の評価が必要である。

またエリスロポエチンなどの糖タンパク質は糖鎖の不均一性により目的物質に不均一性が存在する。これらの不均一性については目的物質のプロファイルとしてとらえるべきものであり，特性解析ではこれらの不均一性を含めた品質特性全体を明らかにしておく必要がある。

いくつかの糖タンパク質医薬品は糖鎖や糖鎖の末端シアル酸の付加が生物活性や体内動態に大きく影響することが知られており，このような製品ではメジャーな糖鎖の解析とその存在比率等を解析しておくことが重要であろう。また，抗体医薬品でFc領域以外に結合している糖鎖に含まれる異種抗原糖鎖（Gal-α1-3Gal）によりアナフィラキシーの発症が見られたこともあり，異種抗原糖鎖の存在する可能性がある場合には十分な解析が必要となる。一方，モノクローナル抗体医薬品のFc領域コンセンサスN型糖鎖の機能については解析が進んでおり，一般に図３に示すようなG0からG2までの基本構造を中心にフコースの有無やシアル酸の付加などが存在することが知られている。この糖鎖の不均一性の中で，フコースの有無は活性に影響するが，それ以外はこれまでのデータからは有効性や安全性に大きく影響しないとされており，このような場合の糖鎖解析についてはこれまでの経験を参考にすることも可能であろう。

製品の安定性に関しては，治験実施の間の安定性を担保するためのデータが求められるが，製法変更が予定されている場合などは，承認申請時に必要となる安定性試験については製法変更後に試験を開始する方が合理的な場合が多いであろう。

さらに，バイオ医薬品は，製造に生きた細胞を用いること，また生物由来原料を用いていることから，感染性物質の存在や混入を否定することが安全性確保の上から非常に重要である。ウイルス等の感染性物質は微量でも重大な安全性上の問題を生じさせる可能性があることから，被験者の安全性確保のため治験初期の製品であっても，十分な解析を行いその存在を否定しておかなくてはならない。例えば，セルバンクでの試験に基づいて，ヒトには病原性の無い内在性のレトロウイルスあるいはレトロウイルス様粒子のみが存在することが知られている場合には，製造工程により十分なレトロウイルスのクリアランス能があることの確認と治験薬の製造に用いたバルクハーベストの外来性ウイルス否定試験や一種類の非エンベロープウイルスを用いて精製工程のウイルスクリアランス能を評価しておくことが望ましい。

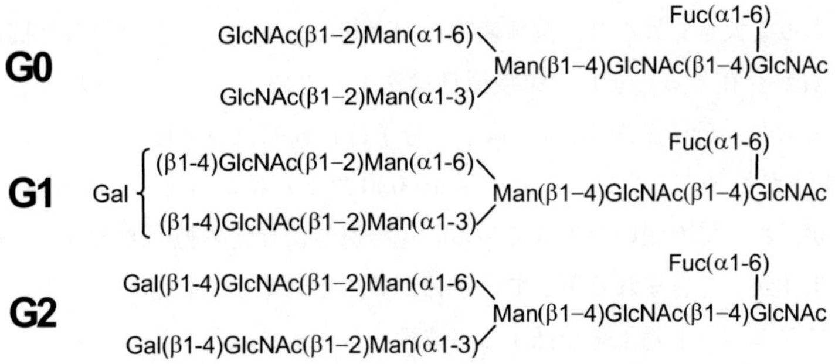

図３　抗体のFc領域コンセンサスN結合型糖鎖

2.2 バイオ医薬品の安全性—これまでの知見からの考察

バイオ医薬品の投与により生じる有害作用には，有効成分に起因するものと，不純物に起因するものがある。バイオ医薬品の代表的な有害作用としては，バイオ医薬品に対する抗体産生とバイオ医薬品そのものの薬理作用が強く出てしまうための反応がありえる。また不純物によってはアナフィラキシーを惹起したり，目的物質に対する抗体産生を誘導するものもある。

既によく知られているように，抗 CD28 抗体（TGN1412）の治験で重篤な副作用が発症したケースがあるが，これについては多くの解説が既に出されているので，詳細はそちらを参考にしていただきたい[19, 20]。一方，この TGN1412 で起きた有害作用は，サイトカイン放出反応のようなインフュージョン反応によるものであると結論されているが，このようなインフュージョン反応は主として免疫細胞系へ作用するアゴニスト抗体で知られている反応であり，特に免疫系の細胞にアゴニスト作用がある製品では十分な配慮が必要とされる。また，こういった免疫系の細胞への作用については，種差が大きく，霊長類を用いた試験でもヒトでの予測が難しい可能性がある。

関節リュウマチやクローン病など自己免疫疾患の治療に免疫抑制を目的とした抗体医薬品が承認されており，また同様の効能を目指した製品の開発も進められている。このような免疫抑制を引き起こす製品の有害作用として，結核等の感染症の発症や B 型肝炎ウイルス（HBV）の再燃などが知られている。すなわち，免疫細胞が抑制されるために，生体の免疫サーベイランスが壊れ，本来の生体防御能によって防御可能であるはずの感染因子に罹患したり，肝臓に眠っていたはずの HBV が再燃してしまうことが起きうる。このような免疫抑制作用のある製品の開発では，被験者の定期的な検査が必要であろう。特に，HBV 等の感染既往歴がある被験者では十分な注意が必要である。

従って，有効成分そのものに由来する有害作用が想定されるバイオ医薬品の臨床開発に際しては，有効成分について得られている様々な情報やヒト細胞を用いた解析などから推測されるヒトにおける標的，目的とする薬理作用，オフターゲット効果など，有効成分の生物学的性質等を考慮した試験デザインが求められるであろう。投与量を考える上では，臨床効果と密接に関連した生物活性を定量的に評価しうる適切な生物学的試験法が確立されていることが重要となる。

バイオ医薬品の安全性に関連する特徴として免疫原性が挙げられる。一般に免疫原性はタンパク質の特性によって大きく異なり，抗体産生を引き起こしやすいタンパク質と抗体産生がおきにくいタンパク質が存在する。また，免疫原性はタンパク質／ペプチドの大きさによって異なることが知られており，分子量が 10,000 以下の分子は比較的抗原とはなりにくいとされている。FDA の免疫原性ガイドラインでは，分子量 10,000 以上が抗原性あり，5,000-10,000 抗原性は否定できないが，あっても弱いとされている。免疫原性に与える他の要因は，凝集体であるとされており，凝集体が多く含まれる製品では抗体が産生されやすい。さらに，上述したように宿主タンパク質がアジュバント効果を発揮する可能性にも注意を払う必要がある。

抗体産生による有害事象としては，抗エリスロポエチン抗体産生を伴う赤芽球癆や血液凝固第

8因子に対する中和抗体などが挙げられるが，このような抗体産生は効果減弱や重篤な副作用の原因となる。ただし，このような免疫原性を非臨床試験で予測することは現時点では不可能とされており，凝集体の存在やアジュバント効果を持つ可能性がある不純物の存在などに注意を払うべきであろう。その上で，治験開始後に何らかの免疫原性に関連する有害事象が生じていないかを慎重にモニタリングすることが有用である。

3　ウイルス安全性

ウイルス安全性についてはバイオ医薬品の安全性上の大きな課題であり，臨床開発初期の製品であっても同様である。既に簡単にウイルス安全性については述べたが，ヨーロッパ医薬品庁（EMA）がバイオ治験薬のウイルス安全性に関するガイドライン[21]を発出していること，さらにFDAは，2008年には治験薬製造のためのガイダンス[22]を出しているが，その中で，バイオ医薬品については品質特性解析によってバイオ医薬品を規定することが困難であり，品質の担保においては製法の恒常性，頑健性が重要としつつ，バイオ治験薬の最も重要な要件として，治験薬のウイルス安全性等の感染因子の伝播を防止する対策を挙げている。

バイオ医薬品のウイルス安全性に関する国際調和ガイドラインとしては，ICH Q5Aガイドライン「ヒト又は動物細胞株を用いて製造されるバイオテクノロジー応用医薬品のウイルス安全性評価」が挙げられるが，本ガイドラインも承認申請時で求められる要件を期したものであり，開発初期のバイオ医薬品に適用する場合には合理的でない箇所もある。ただし，開発初期においても基本的な考え方はICH Q5Aガイドラインの記載と変わりはなく，治験に用いる製品の原材料および治験薬の製造工程の解析による安全性評価を柱とするべきである。マスターセルバンク（MCB）や治験薬の未加工／未精製バルクのウイルス試験は必須となるであろう。ウイルスクリアランス工程評価試験に関しては，治験薬の製造工程のウイルスクリアランス能に関する評価は必要と考えられるが，臨床開発初期ではウイルスクリアランス工程評価試験法のバリデーションまでは必須とされないであろう。また未加工／未精製バルクのウイルス試験の3ロットの試験は最終的な臨床試験の開始までに行えばよいと考えられる。

さらに，ウイルス試験に関してこれまでの経験等を参考にすることも有用と思われる。例えば，モノクローナル抗体医薬品の開発では既承認製品と同様の工程を用いる場合が想定され，その経験を参考にすることも可能であろう。あるいは，同一の宿主細胞を用いて生産された製品が既に承認申請されている様なケースでは，既承認製品と同一宿主を用いる場合に，既承認製品で実施されたウイルス安全性試験を参考とすることができるであろう。非常に頑健性のある精製工程（ウイルス除去ナノフィルトレーション等）での経験値は，他の製品の製造においても参考にすることができると考えられる。すなわち，一定の要件を満たす治験薬においては，ウイルスクリアランス工程評価試験の削減が可能なケースも想定される。

開発初期では製法管理のためのモニタリング体制の経験が不十分な場合も想定され，特に非エンベロープウイルスの汚染に注意を払う必要がある。すなわち，非エンベロープウイルスは細胞融解を起こさないものもあり，汚染に気づきにくいケースもありえる[23]。バルクハーベストのインビトロ試験では非エンベロープウイルスに適した細胞の選択も有用である。

4 まとめ

本稿では，バイオ医薬品の臨床開発初期における品質・安全性確保の要点を議論してきたが，化学薬品で示されるような一律の基準を示すことは困難と考えられる。しかし，バイオ医薬品は生体由来タンパク質医薬品と非生体由来タンパク質医薬品に分類することが可能であり，前者についでは品質・安全性確保へのアプローチがより容易であると考えられる。すなわち，ウイルス等の感染因子に対する安全性確保を中心として，生体内分子の特性に関する情報を参考に合理的に治験薬そのものの品質・安全性を担保することができると考えられる。また，臨床初期においては，特性解析や非臨床試験のデータに加えて，ヒトでの生理作用や生体での血中濃度などの情報に基づき投与計画をデザインしていくことが可能であろう。一方，非天然型タンパク質製品の場合は，天然型製品で考慮すべき点に加え，未知の薬理作用を有する可能性があること，またアゴニスト作用のある製品では時として重篤な有害作用があることを念頭に，治験薬の品質・安全性を担保していく必要がある。

文　　献

1) 日米 EU 医薬品規制調和国際会議（ICH）（http://www.pmda.go.jp/ich/ich_index.html）
2) マイクロドーズ臨床試験の実施に関するガイダンス，薬食審査発第 0603001 号（2008）
3) S. Iida *et al.*, *Clin. Cancer Res.*, **12**, 2879-2887（2006）
4) T. Igawa *et al.*, *Nature Biotech.*, **28**, 1203-1208（2010）
5) B. Bodey, *Expert Opin. Biol. Ther.*, **1**, 603-6017（Review）（2001）
6) RO. Dillman, *Curr. Pharm. Biotechnol.*, **2**, 293-300（2001）
7) FI. Lin, A. Iagaru, *Curr. Drug Discov. Technol.*, **7**, 253-262（2010）
8) 医薬審第 3 号「組換え DNA 技術を応用したタンパク質生産に用いる細胞中の遺伝子発現構成体の分析について」（ICH ガイドライン Q5B）（http://www.pmda.go.jp/ich/q/q5b_98_1_6.pdf）
9) 医薬審第 6 号「生物薬品（バイオテクノロジー応用製品／生物起源由来製品）の安定性試験について」（ICH ガイドライン Q5C）（http://www.pmda.go.jp/ich/q/q5c_98_1_6.pdf）
10) 医薬審第 329 号「ヒト又は動物細胞株を用いて製造されるバイオテクノロジー応用医薬品のウイルス安全性評価」について（ICH ガイドライン Q5A）（http://www.pmda.go.jp/ich/q/q5a_00_2_22.pdf）
11) 医薬審第 873 号「生物薬品（バイオテクノロジー応用医薬品／生物起源由来医薬品）製造

用細胞基剤の由来，調製及び特性解析」について（ICH ガイドライン Q5D）（http://www.pmda.go.jp/ich/q/q5d_00_7_14.pdf）
12）医薬審発第571号「生物薬品（バイオテクノロジー応用医薬品／生物起源由来医薬品）の規格及び試験方法の設定について」（ICH ガイドライン Q6B）（http://www.pmda.go.jp/ich/q/q6b_01_5_1.pdf）
13）薬食審査発第0426001号「生物薬品（バイオテクノロジー応用医薬品／生物起源由来医薬品）の製造工程の変更にともなう同等性／同質性評価について」（ICH ガイドライン Q5E）（http://www.pmda.go.jp/ich/q/q5e_05_4_26.pdf）
14）医薬審第326号「バイオテクノロジー応用医薬品の非臨床における安全性評価」について（ICH ガイドライン S6）（http://www.pmda.go.jp/ich/s/s6_00_2_22.pdf）
15）薬審1第10号「細胞培養技術を応用して製造される医薬品の承認申請に必要な添付資料の作成について」
16）薬審第243号「組換えDNA技術を応用して製造される医薬品の承認申請に必要な添付資料の作成について」
17）Omnitrope
18）H. Schellekens, N. Casadevall, *J. Neurol.*, **251**（2）, II4-9（2004）
19）R. Stebbings *et al.*, *J. Immunol.*, **179**（5）, 3325-31（2007）
20）山口照英，石井明子，次世代バイオ医薬品の開発にあたっての非臨床・臨床試験について―TGN1412事故が医薬品開発に与えたインパクト，毒性質問箱，**10**，1-34，サイエンティスト社（2007）
21）Guideline on Virus Safety Evaluation of Biotechnological Investigational Medicinal Products Published. EMEA/CHMP/BWP/398498/2005, 2008（http://www.ema.europa.eu/docs/en_GB/document_library/Scientific_guideline/2009/09/WC500003795.pdf）
22）FDA: Guidance for Industry, Investigators, and Reviewers Exploratory IND Studies（http://www.fda.gov/downloads/Drugs/GuidanceComplianceRegulatoryInformation/Guidances/ucm078933.pdf）
23）V. Bethencourt, *Nature Biotechnology*, **27**, 681（2009）

第2章　バイオ医薬品の不純物に関する3極CMC規制と申請上の留意点

蒲池信一*

1　はじめに

バイオ医薬品は，絶対的純度を決定するのは困難であり，また，得られた結果は用いた試験方法に依存する。従来から，生物起源由来医薬品の相対的純度は比活性（医薬品mg当たりの生物活性単位）として表されてきたが，その比活性も用いた試験方法に大きく依存している。バイオ医薬品には，生物の合成系を利用した製造工程で生産される特徴と，独特な分子特性がある。そのため，原薬が数種類の分子種あるいは分子変化体から成ることがある。これらの分子種が翻訳後修飾から期待される物質であれば，それらが目的物質である。目的物質の分子変化体である類縁物質が製造中や保存中に生成することがあるが，それらが目的物質に匹敵する同等／同質の特性を持つ場合は，それらは目的物質関連物質と位置付けられ，目的物質と目的物質関連物質を併せて有効成分とし，それ以外の類縁物質は目的物質に由来する不純物と分類される。すなわち，目的物質由来不純物（例えば，前駆体，ある種の分解物・変化物）は，製造中や保存中に生成する分子変化体であって，かつ生物活性，有効性および安全性の点で目的物質に匹敵する特性を持たないものである。

一方，バイオ医薬品には細胞基材に由来するもの（例えば，宿主細胞由来タンパク質，宿主細胞由来DNA），細胞培養液に由来するもの（例えば，インデューサー，抗生物質，培地成分），あるいは細胞培養以降の工程である目的物質の抽出，分離，加工，精製工程に由来するものなど製造各工程に由来する不純物の存在が考えられる。

目的物質由来不純物と製造工程由来不純物以外でバイオ医薬品において考慮しなければならないものとして混入汚染物質がある。混入汚染物質とは，製造工程には本来存在しないはずのもので，外来性の化学物質や生化学的な物質（例えば，微生物由来プロテアーゼ）あるいは微生物類のようなものすべてを指す。汚染物質の混入は厳に避けるべきであり，適切な工程内管理試験の規格値／適否の判定基準や処置基準値あるいは原薬及び製剤の規格及び試験方法により適正に管理する必要がある。外来性ウイルスあるいはマイコプラズマの汚染に関しては，ICHガイドラインQ5A「ヒト又は動物細胞株を用いて製造されるバイオテクノロジー応用医薬品のウイルス安全性評価」及びICHガイドラインQ5D「生物薬品（バイオテクノロジー応用医薬品／生物起源由来医薬品）製造用細胞基材の由来，調製及び特性解析」に提示されている。

したがって，バイオ医薬品の不純物としては，目的物質に由来する不純物，製造工程に由来す

---

*　Shin-ichi Kamachi　㈱ジーンテクノサイエンス　取締役　事業開発部長

る不純物および混入汚染物質について考慮すべきである。これらには，構造が明らかにできる不純物，部分的に特性解析できる不純物，同定できない不純物などがある。不純物が量的に得られる場合には，可能な範囲でそれらの特性解析を行い，生物活性についても評価する必要がある。

2　不純物のリストアップ

バイオ医薬品に存在する不純物を最初にリストアップし，その中で精製での除去率（量的に多い不純物），副作用の重篤度などから試験すべき項目を選択する。当然のことながら，不純物のリストアップは製造方法と医薬品構成の両面から考察すれば，見落としがない。すなわち，製造方法（培養工程，精製工程）で存在または混入する物質，製剤に存在または混入する物質をリストアップする（図1，2，3および4）。

3　目的物質由来不純物

目的物質に由来する最も代表的な不純物は，凝集体，切断体および変化体が挙げられる。分子変化体がどのような修飾を蒙ったものであるかを明らかにするための変化体の単離および特性解析には，かなりの努力を必要とすることもある。分解物・変化物のうち，製造中あるいは保存中にそれなりの量が生成するものについては，適切に設定した規格値の範囲内にあることを試験する必要がある。

(1)　凝集体

凝集体の範疇には，目的物質の二量体や多量体が含まれる。通常，これらは適切な分析法（例えば，サイズ排除クロマトグラフィー，キャピラリー電気泳動）により，目的物質及び目的物質関連物質から分離され，定量される。

(2)　切断体

加水分解酵素や化学物質がペプチド結合の開裂を触媒することがある。切断体の検出には，

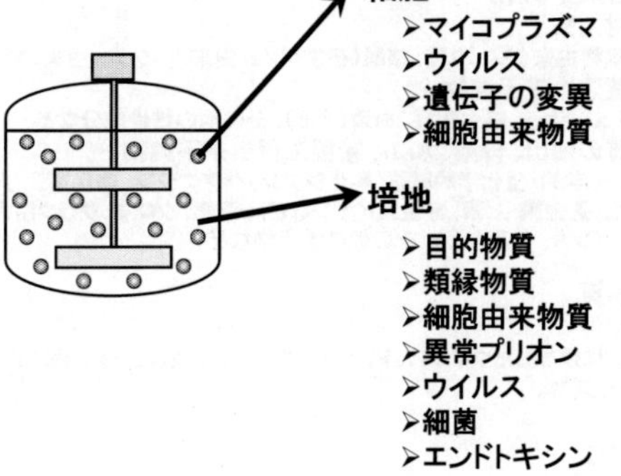

図1　培養工程

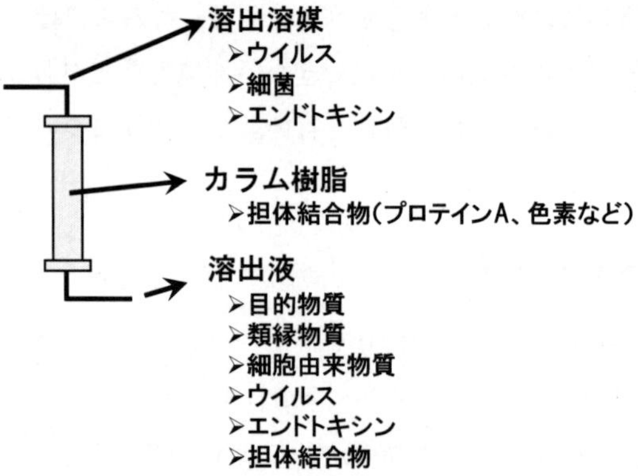

図2　精製工程

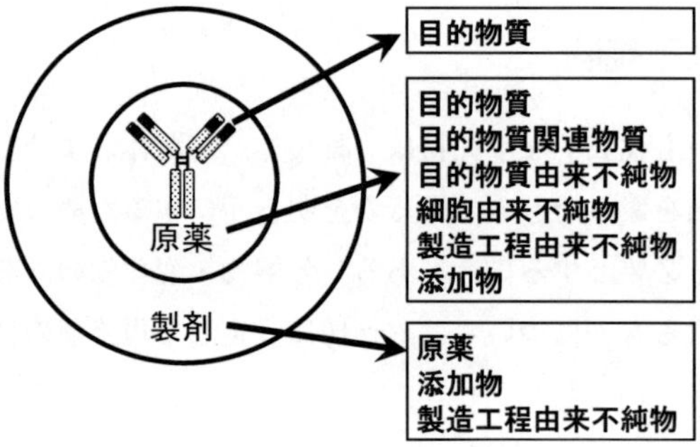

図3　医薬品の構成

◆目的物質由来不純物
- ➢凝集体
- ➢切断体
- ➢変化体
  - 脱アミド体、酸化体、異性体、ジスルフィド結合ミスマッチ体、など

◆製造工程由来不純物
- ➢細胞基材由来
  - 宿主細胞由来タンパク質、核酸(宿主ゲノム由来、ベクター由来、総DNA)など
- ➢細胞培養液由来不純物
  - インデューサー、抗生物質、血清(TSE)、その他の培地成分など
- ➢目的物質の抽出、分離、加工、精製工程由来不純物
  - 酵素、化学的・生化学的試薬(臭化シアン、グアニジン、酸化剤及び還元剤など)、無機塩(重金属、ヒ素、非金属イオンなど)、溶媒、クロマトグラフ用担体のリガンド(抗体、プロテインA、色素など)、その他の漏出物など

◆混入汚染物質
- ➢ウイルス
  - 意図的に添加したウイルス、内在性のウイルス、及び製造工程に迷入ウイルス
- ➢マイコプラズマ
- ➢微生物
- ➢エンドトキシン

図4　不純物のタイプ

HPLCやSDS-PAGEが有用である。ペプチドマッピングも分子変化体の特性によっては有用な方法である。

(3)　変化体

脱アミド体，異性体，ジスルフィド結合ミスマッチ体，酸化体，あるいは複合タンパク質（例えば，糖鎖付加，リン酸化したタンパク質）の分子変化体などについては，クロマトグラフィー（例えば，HPLC），電気泳動（例えば，キャピラリー電気泳動），あるいは他の適切な分析法（例えば，質量分析，円偏光二色性）により検出及び特性解析ができる。

4　製造工程由来不純物

製造工程に由来する不純物は，細胞基材に由来するもの，細胞培養液に由来するもの，及び細胞培養以降の工程である目的物質の抽出，分離，加工，精製工程に由来するものの3つの範疇に大別される。

(1)　細胞基材に由来する不純物

例えば，宿主細胞由来タンパク質，核酸（宿主ゲノム由来，ベクター由来，総DNA）などがある。宿主細胞由来タンパク質に対しては，広範なタンパク質性不純物を検出することができる高感度な分析法，例えばイムノアッセイが一般に用いられる。イムノアッセイの場合，試験に用いるポリクローナル抗体は，産生細胞から目的物質をコードする遺伝子を除いた細胞から調製した標品，細胞融合の相手となる細胞から調製した標品，又は他の適当な細胞株から調製した標品などを免疫することにより得られる。宿主細胞由来のDNAは，（ハイブリダイゼーション法などにより）製品を直接測定することにより検出される。実験室スケールでの添加回収実験などによる不純物クリアランス試験は，核酸や宿主細胞由来タンパク質のような細胞基材に由来する不純物が除去されていることを示すためのものであるが，クリアランス試験をこれらの不純物について規格値を設定しない根拠にできることもある。

(2)　細胞培養液に由来する不純物

例えば，インデューサー，抗生物質，血清，その他の培地成分などがある。

(3)　目的物質の抽出，分離，加工，精製工程に由来する不純物

例えば，酵素，化学的・生化学的試薬（例えば，臭化シアン，グアニジン，酸化剤及び還元剤），無機塩（例えば，重金属，ヒ素，非金属イオン），溶媒，クロマトグラフ用担体，アフィニティクロマトグラフ用担体のリガンド（例えば，モノクローナル抗体，プロテインA），その他の漏出物などがある。

5　混入汚染物質

混入汚染物質で最も注視すべきウイルスとTSE（Transmissible Spongiform Encephalopathy）

に焦点を当て，記述する。

製造工程中で意図的に添加したウイルス，内在性のウイルス，及び製造工程に迷入する可能性のあるウイルスについては，ICH ガイドライン Q5A「ヒト又は動物細胞株を用いて製造されるバイオテクノロジー応用医薬品のウイルス安全性評価」を参照にして，製造工程のウイルス除去／不活化の能力を示す必要がある。

ウイルスにおける安全性を確保するためには，ウイルス汚染の可能性（汚染源）について熟知しておく必要がある。その対策としては，ヒトに感染性や病原性を示すウイルスが存在しないような製造用細胞系及び製造関連物質（培地成分，試薬，抗体カラムなど）を選択し，出発素材である細胞基材などにつき徹底的な解析とスクリーニングを行い，ウイルス存在の有無及び存在するウイルスの種類・性質について検討するとともに，ウイルスやウイルス様粒子が存在した場合，どの程度ヒトへの有害性が高いかを検討・確認することにより，原材料面からウイルスの混入を最大限防ぐことである。ウイルスの混入があった場合に製造工程中でウイルスの除去・不活化を最大限達成するための各種の方法を用い，周到なウイルスクリアランス試験計画の基でウイルス不活化及び除去を評価する試験を実施し，評価しておく必要がある。さらに，製造工程の適当な段階において製品のウイルス否定試験を実施する。以上は，ウイルス安全性確保のための相補的な 3 つのアプローチと位置付けられている。すなわち，①生産細胞や用いる全ての原材料についてウイルス混入の有無を確認するための試験，②精製工程が混入している感染性ウイルスを十分不活化 / 除去できる能力を有することを示すこと，③製品の適切な段階での混入ウイルス否定試験でウイルスの安全性を確保される。具体的には，下記の試験から成る。

・各細胞レベル（MCB，WCB 及び CAL）でのウイルス試験
・ウイルスクリアランス試験：ウイルスクリアランス工程評価試験，ウイルスクリアランス工程特性解析試験
・未加工/未精製バルクにおけるウイルス試験

TSE は異常タンパク質による感染であり，TSE 感染経路，発症メカニズムなど未だ解明されていない点が多いので，原材料の由来を明確にして，TSE 混入を防ぐのが最良の戦略で，極力ヒト・動物由来を使用しないことである。しかしながら，セルラインの完全な履歴，原材料の由来が不明などの場合には，TSE クリアランス試験を実施することになる。すなわち，ウエスタン・ブロットで TSE の除去を提示できることを示す必要があるとともに，ウエスタン・ブロットと感染試験との相関を示す（200 日以上の動物試験）。

6　不純物への対応時期

臨床第Ⅰ相試験までに，不純物をリストアップし，リストアップされた不純物のリスク評価を行い，製法での管理をして，できる範囲の試験を実施する。臨床第Ⅱ / Ⅲ相試験では，主不純物の規格を設定し，全不純物の制御に関する戦略を明確化するとともに，試験をしない主不純物の

クリアランスを確認しておくべきであろう。申請までには，全不純物の解析とその制御を明らかにし，リスク評価を行い，製法での除去状況と制御の妥当性を示し，バリデートされた試験法を確立する（図5)。

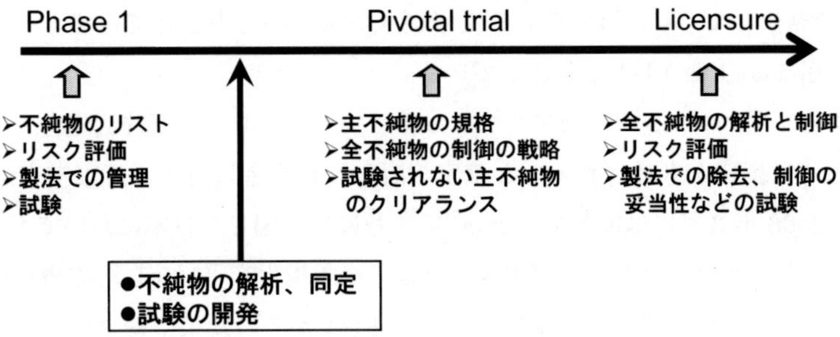

図5　不純物への対応の実施時期

7　不純物の規格値

不純物に関する規格値は，非臨床試験及び臨床試験に用いたロットならびに製造の一定性を評価する試験でのロットから得られたデータに基づいて，それぞれ個別にもしくは総量で，適切に設定される。その際に，不純物の許容させる規格値は非臨床試験及び臨床試験で安全性が担保された含量を超えることはない。なお，適切なプロセスコントロールを行うことにより，品質試験に試験法と規格を必ずしも設定する必要がない項目もある。

公にされているバイオ医薬品の不純物の規格値は宿主由来の残存DNAである。WHOは最初に100 pg/doseとしたが，重大な副作用もなく，抗体医薬品など投与量も増えてきていることから，現在は10 ng/doseとしている。日欧米当局は10 ng/doseを基準に承認している[1)]。

最近の許容できる抗体医薬品の不純物濃度として，残存DNAが10 ng/dose未満，宿主由来タンパク質（HCP）が5 ppm未満，二量体または重合体が0.5％未満及びプロテインAが5 ppm未満と報告されているので，これが一つの目安になる[2)]。

バイオ医薬品だけでなく，医薬品全般に適応されるエンドトキシンは薬局方に5 EU/kg/hrという規格値があるが，これは実際の測定値に比べ極めて高いので，品質試験では薬局方の規格が認められず，実測値から設定した規格値を求められる可能性がある。

8　不純物における留意点

遺伝子組換えエリスロポエチン製剤（rHuEPO）が投与されていた慢性腎不全症例において，赤芽球癆（pure red cell aplasia）が発症し，その原因はrHuEPOに対する抗体が出来ることであるが，ヨーロッパでのみ赤芽球癆が発生している点から，ヨーロッパに出荷しているプエリトルコの工場におけるrHuEPOの製法変更が赤芽球癆の発生に関与しているのではないかと当初は疑われた。現在は，溶液中のpolysorbate 80あるいはプレフィルドシリンジのゴムのストッパーからの芳香族及び脂肪族の漏出有機物などがアジュバンドとして作用してrHuEPOの免疫原性を促進させ，抗rHuEPO抗体の出現させたのではないかと推測されている。これに関して「製品の違いを検出して，製法変更の影響を予測する最善の努力をしていても，このような不測の事態は必ず起こる。」とFDAが言及している。

遺伝子組換えアルグルコシダーゼアルファは糖原病Ⅱ型（Ⅱ型糖原貯蔵障害，ポンペ病，又は酸性マルターゼ欠損症とも呼ばれる）と確定診断された患者に対する酵素補充療法治療薬として開発され，2006年3月には欧州で，2006年4月には米国で，日本においても2007年4月に承認された。このアルグルコシダーゼアルファは，小規模生産（160 L培養槽）から大規模生産（2,000 L培養槽）への変更の承認申請において，FDAがその効果や安全性に関して，長期暴露の評価が不十分との見解を示した。これは，それぞれの設備で製造した製品の糖鎖構造が異なることに起因し，大規模設備で作った新しい製品は同じ工場で造られる小規模製品とは別物とみなすべきであり，製造プラントの欠陥が解消されない限り，承認できないとFDAは判断した。最終的には，ベルギーの製造施設（4,000 L培養槽）でのアルグルコシダーゼアルファが欧州委員会に承認されたのを受けて，FDAとの協議の上，製造問題に直面している2,000 L培養槽の代わりにベルギー工場製の4,000 L培養槽の製品がFDAに承認された。

遺伝子組換えヒト成長ホルモン（GH，ソマトロピン）のバイオシミラーの開発において，海外第Ⅲ相試験で抗GH抗体と抗宿主由来タンパク質（HCP）抗体の出現率が対照薬と比較して明らかに高かった。この原因として，製剤中HCP含有量と抗GH抗体の出現との相関関係が示唆され，HCP含有量が高かった（＞1,000 ppm）ことから，高い頻度で抗GH抗体が認められたとされた。そこで，高感度なHCP測定法へ変更し，精製工程の追加でHCPの除去率を改善し，HCP含有量を低減したところ，被験者の抗GH抗体の出現率は明らかに減少し，免疫原性が低減されたことから，承認に至った。

なお，HCPの測定はEIAで行われるが，使用する抗体の各HCPに対する反応性を調べておく必要性がある。そこで，電気泳動法で各HCPを分離した銀染色での高感度検出電気泳動像と，同じ電気泳動ゲルでウエスタン・ブロット像と比較し，各HCPの抗体との反応性を観察される手法が取られている。この電気泳動法には一次元電気泳動又は二次元電気泳動が用いられている。しかしながら，近年のCygnusの検討では，二次元電気泳動のウエスタン・ブロットは，EIAに用いられている抗体を評価するには，感度と特異性が欠けていることが示された（図6）。そこで，電気泳動法に代えて二次元HPLC（一次元は逆相，二次元はクロマトフォーカシング）を用いると，個々のHCPを変性させることなく，高純度で分離回収でき，分画した各HCPをEIAでより高感度で特異性高く測定できる結果が得られている（表1）[3]。

このように，バイオ医薬品は生産規模，場所を変更するだけでも物性が大きく変化することがある。特に，オリゴ糖の組成比率，類縁物質の組成比率，不純物の含量などの変化が大きく，こ

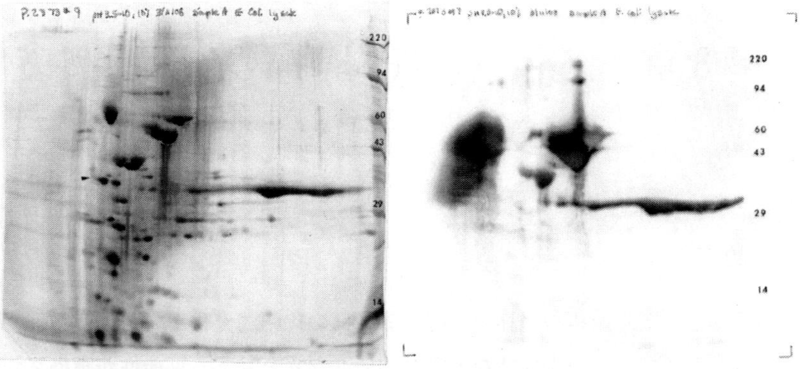

図6　大腸菌抽出物の二次元電気泳動（左：銀染色，右：ウエスタン・ブロット）
www.cygnustechnologies.com から転記

表1　各種測定法による大腸菌 HCP の検出

分析法	HCP の分離検出数
二次元電気泳動（銀染色）	～100 spots
二次元電気泳動（ウエスタン・ブロット）	～60 spots
二次元 HPLC（214 nm 検出）	144 protein fractions
二次元 HPLC（EIA 検出）	308 protein fractions

www.cygnustechnologies.com から転記

れらが及ぼす有効性，安全性への影響には大いに留意する必要がある。したがって，不純物については，その特性解析は CMC の範疇で実施するが，安全性の観点から，抗体測定など非臨床試験及び臨床試験の試験計画へ反映するとともに，副作用などの試験結果も踏まえて開発全体からの考察，検討及び対応をすべきである。

文　　献

1）WHO Technical Report Series, No. 878（1998）
2）R.L. Fahrner, *Biotechnol. Gen. Eng. Rev.*, **18**, 301（2001）
3）www.cygnustechnologies.com

第3章　タンパク質医薬品の安定化処方

伊豆津健一*

1　はじめに

タンパク質医薬品の製造過程や保存中に起こる各種の化学的変化や凝集など物理変化は，薬理作用を低下させるだけでなく免疫原性など安全性にも影響を与える可能性が指摘されている。このため広範な臨床応用を進めるためには，低分子医薬品の注射剤と共通する無菌操作などの要件とともに，高次構造を含めた充分な安定性の確保が求められる。開発初期における高反応性部位のアミノ酸置換や修飾などタンパク質本体の構造最適化とともに，製剤への安定化剤添加や凍結乾燥など分子周辺の環境制御は，タンパク質医薬品の品質確保に不可欠な手段となっている。本稿ではタンパク質医薬品の製剤設計の基本について，臨床使用までの各段階における変化と添加剤の安定化機構の観点から概説するとともに，抗体医薬の増加などによる製剤の新たな課題を紹介する。

2　製剤が受けるストレスとタンパク質の変化

タンパク質医薬品の製剤設計を進めるには，臨床での投与量や形態を具体的に設定するとともに，開発の上流段階で得られた当該タンパク質の構造や物性情報と，安定性や安定化技術の知識を組み合わせて処方を絞り込むことが効率的とされる[1)]。遺伝子組換えタンパク質医薬品の生産は，動物細胞や微生物を用いた発現を中心としたアップストリーム工程と，精製から製剤化を含むダウンストリーム工程に分けられる。精製工程は培養由来の不純物や主薬タンパク質の変化体除去に重要であり，継続的な技術開発が進められている。精製されたタンパク質は製剤工程以降の各段階で各種のストレスを受け，表1に示す多様な物理・化学的な変化を起こす[2, 3)]。タンパ

表1　タンパク質の工程や保存で起こる主な変化

化学変化	物理変化
加水分解	変性
デアミデーション	非共有結合による凝集
酸化	吸着
ジスルフィド結合の形成・開裂	沈殿
ラセミ化	
β-エリミネーション	

* Ken-ichi Izutsu　国立医薬品食品衛生研究所　薬品部　主任研究官

ク質の種類や剤形により主要なストレスや変化機構は異なることから，目的とするタンパク質での重要因子の把握が，合理的な工程および製剤設計の基本となる。

2.1　溶液製剤の安定性

タンパク質医薬品の多くは注射または輸液剤として用いられるため，利便性に優れた溶液製剤が第一選択となる。溶液製剤では比較的穏和な環境で工程操作や保存が行われるため，主薬タンパク質の変化は各種界面との接触による高次構造の乱れや経時的な化学反応が中心となる。タンパク質原液は製剤処方に合わせた希釈や pH 調整，安定化剤添加などの後に濾過され，バイアルに分注される。この間でタンパク質は溶液の撹拌や容器および配管表面との接触により吸着や構造が部分的に変化した分子間の疎水結合により凝集する。タンパク質原液が製剤化の前に凍結保存される場合には，多くの経時的な変化が抑制される一方で，氷晶との接触や凍結濃縮相の pH 変化など新たなストレス要因が生じることに注意が必要となる。水溶液の保存中には自由な分子運動による経時的なタンパク質の高次構造変化や化学反応が起こりやすい。また溶液の光への暴露は分子間ジスルフィド結合を介した凝集体形成を促進する他，輸送時の振とうによる気液界面への露出，および予期しない高温暴露や冷凍による高次構造の変化は，疎水結合による凝集形成の原因となる。タンパク質凝集の原因としてこの他に容器や配管接合部などから混入するシリコンオイルとの接触などが指摘されている。各種の原因で高次構造が変化したタンパク質分子のうち一部が疎水結合により凝集するのに対し，残りは native 体に戻ると考えられており，この比率は構造の複雑さや変化の程度などに左右される。また強固な結合を持つ大型の凝集体と，希釈等により native 構造の単量体へ比較的容易に分離する会合体では，製剤での許容度が異なるとされる。

2.2　凍結乾燥製剤の安定性

溶液状態で 1-2 年の充分な安定性の確保が難しいタンパク質を中心に，バイオ医薬品の約半数は用事溶解型の凍結乾燥製剤として用いられている。この選択はタンパク質の特性だけでなく，対象となる疾患や想定される投与形態等によっても左右される。凍結乾燥による固体化はタンパク質および周囲の分子運動を抑制し，保存中の物理・化学的変化の速度を大幅に低下させる。一方で凍結溶液中では熱変性と同様な機構による低温側でのタンパク質高次構造崩壊（低温変性）が起こるほか，凍結濃縮によるタンパク質周囲の無機塩濃度の上昇や，タンパク質表面に水和した水分子の乾燥による離脱など工程中のストレスは，高次構造を変化させて再溶解時の凝集につながる。また構造変化に伴い露出された部位では，固体の保存による化学変化が増加することがある。非晶質（アモルファス）固体の分子運動性はガラス転移温度（T_g）上下で大きく異なり，T_g 以上での活発な分子運動により固体の軟化収縮や各種の化学反応が起こりやすい。非晶質固体中で水は可塑剤としてはたらき，T_g を低下させるとともに化学反応の触媒としても作用するため，二次乾燥での水分残存や乾燥後の吸湿はタンパク質の保存安定性を低下させる。

2.3 臨床使用での変化

臨床での取扱いによるタンパク質の変化も製剤の品質を考える上で重要とされる。タンパク質医薬品の一部では，凍結乾燥製剤の再溶解時における撹拌や輸液調整を目的とした他の医薬品との混合による凝集が報告されており，さらなる適正使用に向けて医療機関と供給側の情報共有が求められる。近年，タンパク質医薬品の利用増加や米国を中心とした医療保険制度の変化などにより，注射液を予め充填したプレフィルドシリンジ製剤が急速に増加している。プレフィルド製剤では利便性向上と誤使用によるリスク低減が期待できる一方で，複雑な構造を持つシリンジ内に長期間薬液が保持されるため，タンパク質の安定性についても通常の溶液製剤に加えていくつかの課題が指摘されている。例としてシリンジ表面からのシリコンオイルや，注射針接合部からのタングステン，およびゴム部分からの可塑剤など溶出物は保存中のタンパク質凝集を促進する要因となる。また自己注射の対象となる製剤では，自宅での保存や使用に際して高温暴露など規定を外れた取扱いのリスクが医療機関での扱いに比べて高まることから，より広い環境条件での安定性保持が求められる。

2.4 製剤品質と免疫原性

2000 年前後に欧州を中心に発生した特定のエリスロポエチン製剤による赤芽球ろう（PRCA）問題以降，タンパク質医薬品の製剤品質が免疫原性に与える影響が注目された。タンパク質医薬品に対する免疫反応の原因として，異種生物由来のタンパク質や欠損タンパク質の補充療法で問題となる native 状態（未変化体）の主薬に対する直接的な異物認識による機構とともに，製剤に含まれる添加剤や不純物およびタンパク質変化体が関与する品質関連の機構の寄与が指摘されている。製剤品質関連の免疫原性をもたらす要因として，上記 PRCA 症例の有力原因とされる容器からの溶出物によるアジュバント作用やタンパク質と界面活性剤の複合体とともに，タンパク質の凝集体が関与する可能性が注目されている。タンパク質凝集体の大きさ（粒径）や構造は細菌やウィルスと類似するため免疫原として認識されやすく，動物実験では部分的に native 構造のモチーフを残した凝集体が高い免疫原性を持つことが報告されている。タンパク質凝集体の免疫原性を直接示す臨床データはないものの，抗体などの高濃度製剤では凝集体が免疫原性の閾値濃度を超えて繰り返し投与される可能性が指摘されており，リスク低減の観点からも製剤中の凝集体評価と抑制は重要と考えられている。

3 タンパク質溶液製剤の設計

製剤工程や保存におけるタンパク質の変化はその構造や濃度とともに，溶液 pH，共存物質，温度，乾燥の有無など環境条件により大きく左右される。また安定性の評価項目も多岐にわたることから，臨床使用までの変化を許容範囲に抑えるため早い段階からの製剤開発が必要とされる。

3.1　タンパク質濃度とpHの選択

タンパク質医薬品の1回投与量には大きな幅があり，製剤中の濃度により各種ストレスの影響や求められる安定化の機構も異なる。少量で明確な薬理作用を示すサイトカイン類の多くが1 mg/ml以下の低濃度溶液として投与されるのに対し，抗体製剤の一部は注射剤として適切な溶液量で必要な投与量を満たすため100 mg/ml以上の高濃度溶液として用いられる。低濃度のタンパク質製剤では，機器や容器表面および気液界面で吸着や高次構造変化を受ける分子の比率が高く，ポリオール類やアミノ酸類による構造安定化とともに，界面への分布を競合する非イオン性界面活性剤が活性保持に有効な場合が多い。高濃度溶液では界面での高次構造変化を受ける分子の比率は低下する。一方で濃度の高まりとともに増加するタンパク質凝集体による免疫原性上昇の懸念や，粘度上昇による製造工程の障害および使用性の低下は，抗体製剤の開発を進める上で大きな課題となっている。高濃度の溶液製剤では高次構造の保持のみでなく分子間相互作用の調整が重要と考えられており，pH最適化やL-アルギニンや塩化ナトリウムの添加が凝集や粘度上昇の抑制に有効とされる。これに対し安定化剤として広く用いられる二糖類は高濃度タンパク質溶液の粘度をさらに上げることが多い。

溶液のpH選択はタンパク質の溶解度や物理・化学的安定性を大きく左右するため，製剤設計の基本となる。デアミデーション，加水分解，酸化，ジスルフィド結合の開裂･交換など化学変化の多くがpHの影響を受けるとともに，タンパク質の表面電荷変化により高次構造の安定性やタンパク質分子間の相互作用にも影響を与える。最適なpHは反応性の高い領域の分布など目的とするタンパク質の構造や溶解度により異なるが，主要な化学反応の速度や適用部位での刺激性が低い弱酸性から中性域が選択されることが多い。リン酸ナトリウムやヒスチジンなど様々な緩衝液がpH調整目的で用いられ，アップストリーム工程で得られた原液から透析等による交換が必要に応じて行われる。また同じpHでも緩衝液の種類や濃度はタンパク質の長期安定性に異なる影響を与えるため，個々の緩衝液を用いての検討が必要となる。凍結乾燥の工程では，凍結濃縮によりタンパク質周囲の緩衝液成分の局所濃度が急激に上昇する。また緩衝液を形成する塩の一方が結晶化する場合には，タンパク質周囲のpHが非晶質状態で残る塩に支配されるため大きく変動する。例として中性域のリン酸ナトリウムとリン酸カリウム緩衝液のpHは凍結によりそれぞれ酸性とアルカリ性側にシフトする。

3.2　添加剤を用いた溶液製剤の安定化

遺伝子組換えタンパク質医薬品の開発とともに，各種の安定化剤の作用機構の検討が進み，合理的な処方設計に向けた基礎情報となっている。溶液中のタンパク質を安定化する物質は多く，工業用の酵素等では様々な組合せが用いられる。一方で医薬品の開発では一般に注射剤などで使用経験のある添加剤からの選択が開発効率化の観点から現実的とされる（表2)。安定化剤は広範なタンパク質への応用が可能なものから，特定のタンパク質や剤形で顕著な作用を示すものに分かれる。ここでは代表的な添加剤について溶液製剤と凍結乾燥製剤での作用を分けて紹介す

表2　タンパク質製剤の主な添加剤

広範なタンパク質に活用可能な安定化剤 糖類（ショ糖，トレハロース　等） 糖アルコール類（ソルビトール　等） アミノ酸類　（グリシン，L-アルギニン　等）
サブユニット構造や疎水部を持つタンパク質の安定化剤 水溶性高分子（HES，PVP　等） 非イオン性界面活性剤（ポリソルベート　等）
特定のタンパク質に作用する安定化剤 酵素基質，阻害剤，補酵素　等
pH 調整剤 リン酸ナトリウム緩衝液 ヒスチジン緩衝液　等
可溶化剤 非イオン性界面活性剤
等張化剤 塩化ナトリウム，ソルビトール　等
賦形剤 マンニトール，グリシン　等
保存剤 フェノール，ベンジルアルコール　等

る。なお一部の処方は知的所有権の対象となっていることに注意されたい。

3.3　糖類とアミノ酸類による高次構造の保護

非還元性の二糖類であるショ糖とトレハロースはタンパク質医薬品の安定化剤として最も広く使用されている。その特徴として，タンパク質の高次構造を溶液，凍結溶液，乾燥状態の各状態のストレスに対応した異なる機構により安定化することが挙げられる。多くの糖類や糖アルコール類（ポリオール類と総称）は水溶液中に native 状態で共存するタンパク質の高次構造を選択的水和（または選択的排除）と呼ばれる機構により熱力学的に安定化する[4)]。この機構により比較的高濃度（数十 mg/ml 以上）のポリオール類はタンパク質の変性温度を上昇させるほか，溶液を室温以下で長期保存する場合にも安定性向上をもたらすことが多い。ソルビトールやマンニトールなどの糖アルコールは同様な選択的水和機構による安定化と等張化の目的で数種の溶液製剤で活用されている。一方でタンパク質とのメイラード反応を防ぐため，グルコースや乳糖など還元糖の添加は溶液の長期保存には適さない。ショ糖とトレハロースはほぼ同様な高次構造保護作用を示すが，ショ糖の課題として水溶液中の加水分解によりタンパク質との反応性が上昇しやすいことが挙げられる。

アミノ酸類は古くから食品等のタンパク質安定化剤として用いられてきた。グリシンやアラニンはポリオール類と同様に，水溶液中でタンパク質表面からの選択的排除機構により高次構造を安定化する。しかしアミノ酸の構造や物性は多様であり，タンパク質との組合せや濃度により構造への影響も異なることから，構造安定化のみを目的とした製剤への添加例は限られる。一方で近年，アミノ酸類が持つ様々な特性の積極的な製剤への活用が注目されている。このうちL-アルギニンはタンパク質分子間の相互作用を調整し，高次構造を保持しながら凝集を抑制する作用を持つことから，濃度依存的な凝集が懸念される抗体など高濃度製剤への活用が期待されている。

3.4　その他の添加剤の安定化機構

高分子添加剤や界面活性剤は，複雑な構造または疎水表面を持つタンパク質の安定化に用いられる。ヒドロキシエチルスターチ（HES）やポリビニルピロリドン（PVP）など高分子添加剤はサブユニットタンパク質の水溶液中における分離を伴う失活を抑制する。この作用は排除体積効果によると考えられており，他のタンパク質に対しては逆に分子凝集を促進する場合も多いため注意が必要となる。非イオン性界面活性剤は比較的タンパク質濃度が低い溶液製剤の気液界面や容器表面，および凍結時の氷晶界面との接触による高次構造変化の抑制に用いられる。ウィルス・プリオンによるバイオ医薬品汚染の懸念が高まる以前に安定化剤として用いられていたアルブミンなど，直接の薬効を持たないタンパク質の作用機構の一つは界面での競合による不可逆な構造変化の抑制と考えられており，いくつかの製剤では糖類と非イオン性界面活性剤の組合せを安定化剤とした処方に変更された。一方でドデシル硫酸ナトリウム（SDS）はタンパク質疎水部への強い結合によりタンパク質の高次構造の崩壊を促進するなど，界面活性剤の影響は濃度や組合せにより大きく異なる。

特定のタンパク質に対して特異的に結合する酵素基質や阻害剤および金属イオンの一部（Zn^{2+}）などの物質は低濃度で構造の顕著な安定化をもたらす場合があり，一部は凍結乾燥でも効果を示すことから有効利用が期待される。またジスルフィド結合の形成や開裂の抑制など特定の化学変化の制御を目的とした添加剤の検討報告も多い。これらの製剤への活用には，アダクト形成の可能性などを含めた検討が必要とされる。分割投与される注射剤では微生物の発生を阻止する保存剤として必要に応じて添加されるフェノールやベンジルアルコール，m-クレゾール等は，主薬のタンパク質の変性促進など安定性に影響を与えることがある。また添加剤に含まれる不純物，特に界面活性剤に比較的多く含まれる過酸化物は少量でタンパク質の保存安定性を大きく低下させ，その影響は特に低濃度のタンパク質製剤で顕著となりやすい。タンパク質製剤の長期安定性にはこの他にも様々な要因が関与するため，スケールアップ時の変動要因を減らす観点からも，早い段階から実生産を考慮した添加剤や容器を用いた検討を進めることが望ましい。

3.5　溶液製剤の設計に向けた評価法

タンパク質医薬品の処方が保存安定性に与える影響を短時間で評価することは容易でない。このため製剤設計には代表的な変化機構を個別に再現する評価法を用いた後に，候補となる製剤について総合的な安定性検討が行われる。高次構造安定化の観点から溶液製剤のpHや添加剤選択を進める目的には，示差走査熱量計（DSC）等を用いた変性温度測定が用いられる。熱変性温度を高める溶液条件の選択は，製剤の予期しない高温暴露によるタンパク質変性を防ぐとともに，長期の低温保存における凝集抑制に反映されることも多い。しかし低温保存で緩やかに起こるタンパク質凝集には，分子全体が構造崩壊する変性よりも「ゆらぎ」を含む部分的な構造変化の寄与が大きいと考えられており，多くの速度論的な解析においても構造的な中間体からの凝集形成が指摘されてきた。また保存中には化学反応も並行して起こるため，変性温度の上昇は必ずしも長期保存での安定性向上に直結しないことに注意が必要となる。抗体など高分子量で複雑な構造を持つタンパク質では昇温過程の構造変化が数段階に分かれて起こり，部分的な構造変化の把握が凝集抑制に重要とされる。フェノールなど保存剤の選択では，熱変性温度の測定とともに円偏光二色性（CD）や蛍光測定などを用いたタンパク質の高次構造への影響検討が行われる。

抗体医薬など高濃度の溶液製剤では，各種ストレスや保存により生じる凝集体の適切な評価とともに，第2ビリアル係数の測定などタンパク質分子間の相互作用把握が溶液条件の設定に重要とされる。各種ストレスや保存によるタンパク質の変化については凝集や代表的な化学変化についての HPLC などを用いた検討から，より詳細な評価へ進められる。保存による変化の評価法は多岐にわたるため詳しい総説等を確認いただきたい。タンパク質医薬品の工程や保存で起こる多様な物理・化学変化は温度など環境要因への依存性がそれぞれ異なるため，高温・高湿保存での加速試験結果は変化部位の把握などに有用なものの，そのまま低分子医薬品と同様な低温での長期安定性の予測には活用できない点に注意が必要となる。

4　凍結乾燥製剤の設計

凍結乾燥は水溶液の凍結，氷晶の昇華（一次乾燥），固体部の乾燥（二次乾燥）の三段階で構成される。水溶液の凍結によりタンパク質や添加剤は氷晶間に高度に濃縮され，水溶液のタンパク質濃度は高いほど氷晶との接触や周囲の無機塩濃度上昇による高次構造変化を受ける分子の比率は低下する。また添加剤のタンパク質安定化作用は濃縮相および乾燥固体での物性により大きく左右される[5)]。

4.1　糖類による安定化

安定化剤として広範に用いられる二糖類はタンパク質水溶液の凍結や凍結乾燥過程と保存において，凍結濃縮による環境変化の抑制（希釈効果），高次構造保持に必要な水和水代替（水分子置換），およびガラス固体への包埋による化学反応の抑制（ガラス化）等の機構により保護作用を示す。糖類は水溶液の凍結によりタンパク質や緩衝塩とともに非晶質の過冷却状態で氷晶間に濃縮され，高次構造変化の原因となる局所的な塩濃度の上昇を防ぐとともに分子間の接触を抑制する。また糖類はタンパク質との間に生じる水素結合を介して凍結乾燥によりタンパク質分子表面から奪われる水和水の代替として native 構造の保持に寄与する。水溶液での選択的排除機構によるタンパク質の安定化にはタンパク質の濃度にかかわらず比較的高濃度の糖類添加が必要となるのに対し，凍結乾燥での水分子置換はタンパク質とほぼ同じ重量濃度の二糖類添加により分子表面の水和水結合部位を満たすことで構造を保持する。なお低濃度溶液の凍結乾燥では力学的強度の不足により外観の崩れた固体となりやすいため，糖類の濃度を 10 mg/ml 以上としてケーキ構造の固体を形成させることが望ましい。

第三の安定化機構となるガラス固体への包埋では，凍結乾燥により二糖類が形成するガラス状態の非晶質固体におけるタンパク質および周辺分子の低い運動性が化学反応の抑制に寄与する。非晶質固体を構成する分子の運動性はガラス転移温度以上で大きく上昇するため，タンパク質の保存安定性向上にはガラス転移温度が高い固体の形成や低温保存が有利となる。製剤に等張化剤として添加される塩化ナトリウムや吸湿等により非晶質固体中に含まれる水は，可塑剤として主に糖類で構成される非晶質固体のガラス転移温度を低下させる。凍結乾燥製剤の設計にあたっては，熱測定により得られる凍結溶液の最大濃縮相ガラス転移温度（T_g'）や乾燥固体のガラス転移温度（T_g），および結晶化挙動などが有用な情報となる。また，固体の粉末 X 線回折や FT-IR を用いたタンパク質二次構造評価も，製剤の物性や構造安定性を指標とした処方検討に用いられる。

タンパク質医薬品の凍結乾燥においてショ糖とトレハロースは同じ機構により安定化作用を示すが，トレハロースのガラス転移温度（70℃以上）はショ糖（55℃付近）に比べて高く，高温暴露による固体構造やタンパク質安定性への影響を受けにくい。またトレハロースは固体表面からの吸湿による結晶化時に水分を二水和物としてトラップするため，連続的な水分の移動とガラス転移温度低下を伴う固体内部への結晶化進行を起こしにくいなどの長所を持つ。一方でトレハロースを含む凍結溶液をマイナス 20℃付近で長時間保持すると緩やかに二水和物として結晶化することから，タンパク質原液の冷凍保存での安定化作用低下につながる可能性が指摘されている。この結晶は乾燥による水和水離脱にともない非晶質化するなど，トレハロースは複雑な物性挙動をとることが明らかとなっている。なお通常の凍結乾燥工程における品温や乾燥時間ではタンパク質安定化作用に影響を与えるレベルの結晶化は起こりにくいとする報告が多い。ショ糖は凍結乾燥によりタンパク質との水素結合をトレハロースに比べ作りやすいとされ，製剤設計ではタンパク質の構造等に合わせた糖の選択が重要となる。ラクトースなど還元性の二糖類も凍結乾燥によりショ糖やトレハロースと同様なタンパク質構造安定化作用を示すガラス固体を形成するが，乾燥固体の保存や溶液中での化学反応の可能性のため製剤での利用は限られる。またグルコースなど単糖類は凍結溶液のコラプス温度や乾燥固体のガラス転移温度が低いことから，安定化剤として単独での利用は難しい。

4.2　糖アルコールとアミノ酸による安定化

糖アルコール類は凍結溶液や乾燥固体で大きく異なる物性を示し，安定化剤としての適性もこれに左右される。ソルビトールは生体組織の凍結傷害防止に古くから応用されているが，単糖類と同様にコラプス温度やガラス転移温度が低いため，タンパク質凍結乾燥の安定化剤として単独での使用には適さない。また myo-イノシトールはタンパク質とともに非晶質状態での凍結乾燥が可能であるが，固体保存中の結晶化により安定化作用を失いやすい。一方でラクチトールやマルチトールなど二糖類相当の糖アルコール類は，凍結乾燥によりタンパク質高次構造の保護作用を持つガラス固体を形成する。これらの物質は化学反応性が低い長所を持つが，トレハロースに比べガラス転移温度が低く実用性は限られる。

マンニトールは水溶液の凍結によりマイナス 25℃付近で結晶化し，凍結乾燥により結晶性の固体が得られる。この結晶化過程では，マンニトールの濃度や共存物質，および温度履歴により複雑な多形の形成や転移が報告されている。マンニトールの結晶化により安定化に必要な濃縮相におけるタンパク質分子との相互作用は失われる。一方で結晶化によりマンニトールは外観と物理的な安定性に優れた多孔質乾燥固体を形成することから，低分子医薬品の凍結乾燥において賦形剤としてしばしば用いられる。タンパク質溶液にマンニトールとショ糖を添加して凍結乾燥することにより，結晶化したマンニトールが多孔質の骨格として，ショ糖と native 構造のタンパク質の混合相を分散保持する固体を高温での効率的な氷晶昇華により得ることが可能とされる。

アミノ酸類のうちグリシンはマンニトールと同様に凍結溶液中で結晶化するため，賦形剤として用いられる。タンパク質の凍結乾燥に対してアミノ酸の単独添加による安定化作用は糖類に及ばないものの，酸との組合せが多様かつ優れた特性を示す。L-アルギニンや L-ヒスチジンなど塩基性アミノ酸を，硫酸やリン酸またはクエン酸など二・三価のカルボン酸とともに凍結乾燥すると，異種分子間の水素結合ネットワークにより高いガラス転移温度とタンパク質構造安定化作用を併せ持つ非晶質固体が得られる。

4.3 その他の添加剤による安定化

ポリソルベート（Tween）80 など非イオン性界面活性剤はタンパク質の氷晶表面における構造変化を比較的低濃度で抑制し，凍結融解や凍結乾燥による活性低下を防ぐ。また多糖類やヒドロキシエチルスターチ（HES）など高分子添加剤は，水溶液中と同様な排除体積効果により凍結溶液に含まれるタンパク質のサブユニット分離を抑制するとともに，主に二糖類などで形成される非晶質濃縮相および乾燥固体の物理的な安定性を高めることにより，コラプス抑制や保存安定性の向上をもたらす。三糖類から多糖類の多くは凍結乾燥により非晶質固体を形成し，そのガラス転移温度は高分子量ほど高くなるが，逆にタンパク質の高次構造安定化に必要な水素結合の形成能は分子量上昇とともに低下するため，単独でのタンパク質構造保持作用は期待できない。一方で高分子添加剤の共存により二糖類を主成分とする固体のガラス転移温度は上昇し，低い分子運動性はタンパク質の長期安定性向上に有用とされる。タンパク質も他の高分子と同様に糖類を含む凍結乾燥固体のガラス転移温度を上昇させる。均一な混合状態にある複数成分で構成される非晶質固体のガラス転移温度は個別成分が持つ転移温度と構成比に従い Gordon-Taylor 式で決まるが，凍結乾燥固体の実測値は分子間相互作用の影響や混合状態の変化により一致しない場合が多い。

水溶液の凍結では緩衝液成分もタンパク質とともに濃縮され，その特性は乾燥過程および保存中のタンパク質安定性に大きな影響を与える。緩衝液を構成するクエン酸ナトリウムなど有機酸の一部はそれ自身でタンパク質の構造安定化作用を持つガラス固体を形成する。また主に糖類で構成される非晶質固体に対して，リン酸塩など無機塩の一部は弱い錯体形成により水素結合ネットワークを強化し，分子運動の抑制によりタンパク質の保存安定性向上につながる。その他の緩衝液成分は凍結溶液での結晶化を伴うpH変化や非晶質固体のガラス転移温度低下作用を持つものも多く，低濃度が望ましいとされる。

5　凍結乾燥の工程と製剤品質の確保

添加剤の選択とともに凍結乾燥工程の操作も製剤の品質に大きな影響を与える。氷晶を低温で昇華させる一次乾燥は長時間を要し，凍結溶液の温度が高いほど昇華時間の短縮に有利な一方で，各凍結溶液が持つ一次乾燥の最高許容温度を超えると，非晶質濃縮相の粘度低下によりコラプスと呼ばれる乾燥界面からの構造崩壊が起こり，乾燥固体の外観低下や残存水分の増加につながる。凍結乾燥顕微鏡（FDM）を用いた凍結試料の観察はコラプス現象の把握に有用であり，コラプス発生温度の高い処方は製剤品質の頑健性を高めるとともに工程の効率化にも寄与する。凍結後の溶液を T_g' 以上で熱処理（アニリング）すると一部の溶質は結晶化する。より高温のアニリングでは氷晶サイズの（オストワルド）成長と周囲の濃縮相の形態変化が起こり，一次乾燥の律速となる水蒸気流路が増加するため所用時間の短縮とエネルギー消費抑制に有用とされる。このアニリング処理は濃縮相に含まれるタンパク質と二糖類の混合性にも影響を与える。製剤モデルとなる非晶質固体の物性挙動の解明やPAT（プロセス・アナリィティカル・テクノロジー）を活用した詳細な工程コントロールが，タンパク質医薬品の品質向上に寄与することが期待される。

文　献

1） BS. Chang, S. Hershenson, *Pharm. Biotechnol.*, **13**, 1-25（2002）
2） W. Wang, S. Singh, DL. Zeng, K. King, S. Nema, *J. Pharm. Sci.*, **96**, 1-26（2007）
3） MC. Manning, DK. Chou, BM. Murphy, RW. Payne, DS. Katayama, *Pharm. Res.*, **27**, 544-575（2010）
4） T. Arakawa, Y. Kita, JF. Carpenter, *Pharm. Res.*, **8**, 285-91（1991）
5） LL. Chang, MJ. Pikal, *J. Pharm. Sci.*, **98**, 2886-2908（2009）

第4章　バイオ医薬品の可溶化，会合体形成の作用機序と検出

津本浩平*

1　はじめに

抗体を中心に，蛋白質分子を診断薬だけでなく治療薬に用いる例が増えており，その市場は拡大の一途をたどっている。そのような中，工業スケールでの蛋白質精製プロセスの開発をはじめ，蛋白質の製剤化，品質管理等の技術に対する関心が高まりを見せてきている。

生産技術開発については，特に精製（Purification），製剤化（Formulation），貯蔵（Storage），ハンドリング（Handling）における会合体形成がもっとも大きな問題となっている。例えば，精製過程における酸性暴露が会合凝集体形成を促進し，その結果，回収量の低下あるいは抗原認識能の喪失につながる例があること，また一定の大きさを持つ会合凝集体が各種治療用蛋白質を用いる際の副作用の原因にもなりえる[1~3]。生理学的にまた物理化学的に安定であることを求めるだけでなく，精製過程あるいは製剤化における会合形成を制御すること，品質管理における会合形成を正確かつ高感度に定量検出することが極めて重要である。発現量，精製効率などを踏まえた上で，医薬品候補として安全性の高い抗体を開発する必要があり，そういう観点でも会合体の定量的評価に高い関心が集まっている。

以上の背景を踏まえ，本稿では，蛋白質会合凝集体の可溶化，会合凝集形成の原理とその検出に関する最近の動向と課題を概説したい。

2　蛋白質の可溶化：溶液製剤と凍結乾燥

溶液製剤にせよ，凍結乾燥にせよ，製剤の最適条件の検討は，バイオ医薬品開発においてもっとも重要な側面である。優れた生物活性を有する分子種であっても，安定性を保証できないもの，活性が容易に失われるものであれば生産プロセス開発は不可能に近い。処方に影響を与えるさまざまな因子を慎重に検討しない限り，医薬品として世に送り出すことはできない。

2.1　溶液製剤

製剤処方においては緩衝剤と最適pHの決定と適切な添加剤の導入が必須である。添加剤は，折り畳みの速度を加速させるもの（Folding Enhancer）と，不本意な凝集形成を防ぐもの（Aggregation Suppressor）に大きく分けることができる[4]。その模式図を図1に示した。前

＊　Kouhei Tsumoto　東京大学　医科学研究所　教授

者は，蛋白質間相互作用を高めるもの，後者は，側鎖間相互作用を弱めるもの，と理解されている。ポリエチレングリコール，シクロデキストリン，プロリン，アルギニンがAggregation Suppressorの代表例であり，シュークロスやトレハロース等の糖，ポリオール，硫安，塩化マグネシウム，グリシンやアラニンがFolding Enhancerの例である[5]（表1）。これらの作用を十分に考慮して処方を決定する必要がある。添加剤間相互作用も重要であるほか，高濃度製剤の場合は，溶質が示す緩衝能，等電点についても十分配慮する必要がある。

このような添加剤の中で，アルギニンは蛋白質のリフォールディングに使われるだけでなく，蛋白質の可溶化から各種クロマトグラフィーを用いた精製プロセスに至るまで，蛋白質のハンドリングのすべての場面で使用することができるものとして注目を集めている。アルギニンが蛋白質の構造物性に及ぼす影響に関して，種々の実験結果に基づき，我々は，変性状態と天然状態では蛋白質に対する結合様式が異なることを明らかにした。アルギニンの持つ分子構造から，側鎖

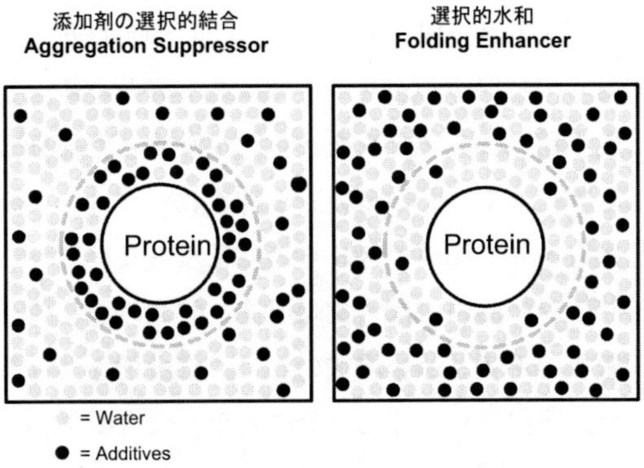

図１　選択的水和と選択的結合の模式図
一般的に，選択的水和を示す化合物はFolding Enhancerであり，選択的結合を示す化合物はAggregation Suppressorである。

表１　Folding Enhancer（折り畳み促進剤）とAggregation Suppressor（凝集抑制剤）

Classification	Cosolute	Protein Stability	Protein Interaction
Folding Enhancer（Preferential Hydration）	Sugars（Sucrose, Trehalose, etc.） Ammonium Chloride Polyols Glycine Alanine	Stabilize	Promote
Aggregation Suppressor（Preferential Binding）	Arginine PEG Cyclodextrin Proline Detergent（Mild）	No effect	Suppress
Denaturant（Preferential Binding）	Urea Guanidine-HCl Detergent（Strong）	Destabilize	Suppress

のグアニジウム基が主鎖ならびに芳香族アミノ酸と相互作用して蛋白質間の疎水性相互作用を抑制（Aggregation Suppressor）し，アミノ酸部分が蛋白質の安定化（Folding Enhancer）に寄与しているという作用機序を提案している[6]。一方 MIT の Trout らは Gap Theory を提唱している[7]。PEG はその分子サイズによって選択的に水を集め天然構造の蛋白質を安定化するのに対し，蛋白質間に生じる排除体積に PEG が入り込めないために，界面に浸透圧が働き会合する。逆に，分子サイズが小さいアルギニンは，天然構造を安定化するほど，蛋白質に水を集めるわけでもなく，また，蛋白質間に生じる排除体積に浸入できるため，浸透圧が発生せず会合を促進しない。

2.2 凍結乾燥

溶液製剤における種々の問題点を克服しうる方法として，凍結乾燥がある。乾燥させておけば，分解は最小限にとどめることができるであろうし，適切な温度設定があれば，長期保存も可能であり，物理刺激による編成も最小限のものとなる。しかしながら，凍結乾燥には，洗練されたプロセス設計が必要であり，時間がかかり，かつコスト高となる。しかも，適切な添加剤がないと，凍結過程あるいは脱水和によるストレスから，少なくとも部分変性を生じてしまう。しかもこの変性は不可逆的なものであることが多い。洗練されたプロセス設計に基づいた凍結乾燥でなければ，バイオ医薬品処方として採用できるものにはならない。

凍結乾燥プロセスのデザインにおいては，乾燥温度，乾燥時間，残存水分量，固形の形状，保存寿命，活性，吸湿性が重要である。凍結濃縮の際に，部分的な共晶析出から pH が変化，あるいは過飽和から組成が変化，蛋白質が変性し，その結果，会合凝集体を形成させることとなる。会合凝集体形成との関連では，以下の点を十分考慮する必要がある[8, 9]。

① タンパク質の安定性

最適な安定性を与える添加剤，賦形剤の選択が重要である。乾燥固体で蛋白質とアモルファス相を形成しかつ安定化剤として機能する二糖類，特にシュークロスやトレハロースをまず選ぶことが多い。会合凝集を抑制するため，また乾燥過程における変性を防ぐために界面活性剤，ポリソルベート（Tween）を加える。ガラス温度を下げうることから適切な濃度設定が必要である。

② 製品の最終的な形状

投与法，体積，濃度，バイアル中での凍結乾燥か，シリンジを用いるか，などを考慮する必要がある。防腐剤が必要な場合もある。防腐剤は通常安定性を下げるものが多く注意が必要である。

③ 製剤の浸透圧

等張液をいかにデザインするかが重要である。基本的には，マンニトールやグリシンが浸透圧調整に良くつかわれる。製品が低分子量である場合は，乾燥過程で失われることも多く，かさ増しが必要となるが，マンニトールやグリシンは乾燥過程で結晶化し強固な塊をつくることから，汎用される。

④　**製品のガラス転移温度，破壊温度**

乾燥体における蛋白質の安定性を保証するためには，製品のアモルファス相のガラス転移温度が貯蔵温度を超えないように条件を設定する必要がある。残存水がアモルファス相における可塑剤としての役割を果たしており，その考慮が重要となる。また，乾燥過程の温度設定も重要である。蛋白質，緩衝剤，賦形剤等が入った溶液の乾燥による製品のガラス転移温度を考慮しなければならない。

３　蛋白質会合凝集形成：原理と実際

蛋白質の会合凝集形成機構については，まだ分かっていない点も多い。考えうる原因の例を図２にまとめた。まず，ごく微量の夾雑物が会合形成を促進させることが考えられる。夾雑物としては，ある特定のダメージを受けた蛋白質，宿主細胞由来蛋白質，あるいはシリカ粒子などの材料が考えられる。夾雑物がダメージを受けた蛋白質の場合は，それらが凝集を形成し，しばしば，可溶性オリゴマーとなる。これらの夾雑物は会合凝集形成の核となって，抗体と相互作用し，その結果，より巨大な凝集体が形成されることになる。

抗体へのダメージとしては，酸化や脱アミノ化のような化学的変化，温度上昇や表面吸着，各種物理的刺激，長時間のUV照射，高濃度化等のストレス要因による構造変化が挙げられる。このような会合凝集形成を最小限に抑えるためには，化学的変化や構造変化が起こった分子種を最終生成物から取り除き，化学的かつ物理的に均一な分子種として調製することが重要となる。

会合凝集形成の要因になるものとして，貯蔵中におこる蛋白質の部分変性がある。蛋白質のコンフォメーションは決して硬いものではなく，その存在環境によって異なる構造のアンサンブルの平均構造として記述できる。これはしばしば揺らいでいる，とも表現される。したがって，溶液中においては，いわゆる天然状態が常に部分変性状態と平衡状態にある，ということができる。通常この平衡状態は天然状態に偏りがある。しかしながら，部分変性状態にある分子種がしばしば会合したり，すでに存在する不純物と会合体を形成したりして，凝集形成の核となり，結果としてより大きな会合凝集体となる。温度上昇や表面吸着，振動など各種物理的刺激が部分変性状態を導くことも多く，注意が必要である。

- 一般的
  - 温度，光照射，Container/Closure
- 溶液系
  - pH，緩衝剤とその濃度，イオン強度，添加剤，タンパク質濃度
- プロセス
  - Fermentation/expression, Refolding
  - 精製，Freeze/thaw
  - 攪拌，Shearing，圧力
  - 乾燥，分析手法そのもの

図２　抗体の会合凝集形成を導く諸因子

さらに，天然状態にある蛋白質の可逆的自己会合がオリゴマーを形成させる場合がある。これは蛋白質濃度に強く依存するほか，イオン強度や pH によって変化する。通常，治療用蛋白質の場合は，高濃度で製剤化し，投与後希釈されることになるため，不可逆的な自己会合の場合に比べて，問題になることは少ない。しかしながら，可逆的自己会合がしばしば不可逆的になる。事実，可逆的自己会合は不可逆的な会合の第一段階であることが多い。可逆的自己会合が，製剤化における重要な性質である溶液の粘度を変化させることも多い。以上から，可逆的自己会合については，より高感度な分析が必要となっている。

とはいえ，可逆的自己会合の精密分析は決して簡単ではない。その理由として，会合体が分析時に希釈されることによって単量体に解離してしまうこと，種々の分析が会合の平衡定数だけでなく，可逆的会合の速度定数に依存してしまうこと，がある。高濃度製剤における分析は，可逆的自己会合をいかに定量性よくできるかにかかっているといってよい。特に高濃度抗体の可逆的会合の分析方法は今のところないといっても言いすぎではない。高濃度の最大の難点は抗体分子の排除体積効果の補正が適切にできないところにある。

抗体についていえば，精製過程とウイルスクリアランスにおける酸性曝露と中性滴定が会合凝集体形成を導くことが多い。抗体の精製を著しく容易にしたのが，ProteinA や ProteinG を固定化した樹脂を用いた親和性クロマトグラフィーである。培養上清に分泌された抗体を ProteinA などのリガンドに吸着させたのち，主に抗体 Fc ドメインへの構造変化を酸性に暴露することによって誘導して，抗体を溶出する。しかしながら，この酸性暴露が，しばしば抗体の会合形成を誘導することになる。一方，ウイルスのクリアランスという観点から酸性暴露は不可避である。pH を低くすればするほど，ウイルスはより効率的に不活化される。抗体の各種プロセッシングにおいて低 pH への暴露が必須であることを考えると，低 pH への暴露ならびに中性への滴定における抗体の構造変化，安定性そして会合凝集形成を理解することが重要となる。ここでの難点は，酸性下での抗体の物性が，たとえクラスが同じでも，全く異なることである。例えば ProteinA からの溶出しやすさが抗体によって大きく異なる。これが Fab の抗体全体の構造に影響する違いに起因している。また酸性下でのコンフォメーション自身，その安定性，会合性が抗体によって異なる。

4　蛋白質会合体の検出と定量的評価：各サイズに応じた分析法

一言に会合凝集体といっても，その大きさ，タイプ等定義はさまざまである。図 3 に会合凝集体の種類をまとめた。大きく 3 つに分けることができる。①希釈によって可逆的会合を示すような，非共有結合性の会合。一般的に可溶であり，相互作用は弱い。②希釈によっても解離しない不可逆的会合。相互作用は強く，可溶性会合と不溶性会合（場合によっては沈殿）に分かれる。③ S-S 結合のような共有結合による不可逆的会合。可溶性会合と不溶性会合（場合によっては沈殿）に分かれる。不溶性会合は，何らかの操作で分離可能である場合が多い。図 4 に会

- 非共有結合：弱い相互作用
  - 希釈により可逆的
  - Small to large: in principle, soluble
- 非共有結合：強い相互作用
  - 希釈でも不可逆的
  - Small to large: soluble and/or insoluble, 沈殿
- 共有結合：S-S結合
  - 不可逆的
  - Small to large: soluble and/or insoluble, 沈殿

図３　蛋白質会合凝集体の種類

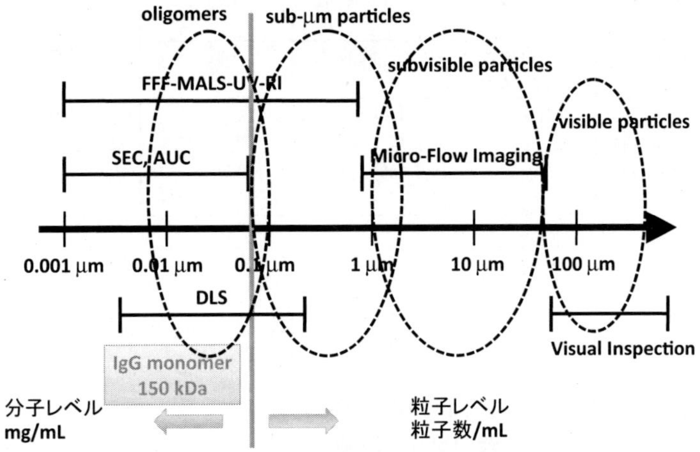

図４　蛋白質会合凝集体のサイズと分析手法

合体の大きさとおのおのの大きさの分子種あるいは粒子の分析に適した分析法を示した。また，おのおのの分析法による定量的評価について，主な特徴を表２にまとめた[10, 11]。つまるところ，一つの手法で抗体の会合凝集体を定量的に評価することは困難であり，さまざまな方法を用いて cross-validation することが重要である，といえる[12, 13]。オリゴマーから粒子，さらには subvisible，visible 粒子の有無と定量を行う上では，すべての手法により分析，得られた結果を比較して議論することが必須になってきている，ということになるであろう。

5　おわりに

会合凝集形成の有無の検出が，認可などにおいて重要であるだけでなく，プロセス化の上でも抗体の収量向上など，その製造コストに著しい影響を及ぼす。凝集形成機構には未知の点も多い。蛋白質のコンフォメーション変化が会合凝集形成のトリガーになっていることを考えれば，その本質を理解し，その知見に基づいた溶液製剤あるいは凍結乾燥製剤の開発が重要である，といえる。

表2　抗体会合凝集体の分析手法

	SEC	Native-PAGE	AUC（速度法）	DLS	AfFFF	MFI
凝集体の検出感度	＋＋	＋〜＋＋	＋＋	＋＋＋	＋＋	＋＋
解像度	＋＋〜＋＋＋	分子量とpI に依存	＋＋〜＋＋＋	低	＋＋〜＋＋＋	＋＋
サイズ	低	低	＋＋	＋＋＋	＋＋＋	subvisible 〜 visible
スループット	＋＋＋	＋＋	低	＋＋＋	＋〜＋＋	＋
定量	＋＋＋	低	＋＋＋	低	＋＋＋	＋
技術的な難しさ	容易	容易	熟練が必須	容易	熟練が必須	容易
手法確立の必要性	必要	分子量とpI に依存	低	低	必要	低
注意	マトリックスへの抗体，特に会合体の結合	染色法	マトリックスなく，製剤条件で分析可能		マトリックスなし，適用径広い	

文　　献

1） M. Paborji *et al., Pharm. Res.,* **11**, 764（1994）
2） WK. Bleeker *et al., Blood,* **95**, 1856（2000）
3） AS. Rosenberg, *AAPS J.*, **8**, E501（2006）
4） K. Tsumoto *et al., Protein Exp. Purif.*, **28**, 1-8（2003）
5） 津本ほか，化学と生物，**44**，515-52（2006）
6） T. Arakawa *et al., Biophys. Chem.*, **127**, 1-8（2007）
7） BM. Baynes *et al., Biochemistry*, **44**, 4919-4925（2005）
8） JF. Carpenter *et al., Pharmaceut. Res.*, **14**, 969-975（1997）
9） X. Tang, MJ. Pikal, *Pharmaceut. Res.*, **21**, 191-200（2004）
10） T. Arakawa, JS. Philo, D. Ejima, K.Tsumoto, *BioProcess Int.*, **4**, 36（2007）
11） T. Arakawa, JS. Philo, D. Ejima, H. Sato, K.Tsumoto, *BioProcess Int.*, **11**, 52（2007）
12） JF. Carpenter *et al., J. Pharmaceut. Sci.*, **98**, 1201（2009）
13） JP. Gabrielson *et al., J. Pharmaceut. Sci.*, **96**, 268（2007）

【第Ⅲ編　バイオ医薬品の動態解析】

第1章　バイオ薬物ターゲティングの動態解析

高倉喜信*

1　はじめに

多くの薬物は治療に有益な効果ばかりでなく副作用を併せ持つため，有効かつ安全な薬物治療を行うためには，その標的作用部位に選択的に送り込むことが望ましい。一般に，薬物の体内動態は薬物の物理化学的性質と生体側の解剖学的，生理学的特性とのバランスで決定されるが，通常の低分子薬物は自由に拡散するため基本的には全身にくまなく分布する。遺伝子組み換え技術の発展により，既に多数のバイオ薬物が上市されているが，バイオ薬物あるいはその候補物質を用いた薬物治療を最適化するための各種 DDS 開発も活発に行われている。本章では，種々のバイオ薬物を用いた治療を実現するための基礎情報として重要な高分子薬物の体内動態解析について述べると共にいくつかのターゲティングの例を紹介する。

2　バイオ薬物の体内動態解析

バイオ薬物を含む高分子薬物の体内動態を規定する因子を定量的に評価するためには，クリアランス理論に基づいた動態解析法が用いられる。

2.1　解析の理論的背景

2.1.1　クリアランス理論

高分子の循環血液中から臓器への分布特性はクリアランス理論に基づいて解析することができる[1)]。高分子の臓器取り込み過程は，血漿から臓器中への influx 過程と臓器から血液中への efflux 過程とからなる。臓器取り込み速度が血漿中濃度に依存せず，efflux 過程が一次速度式に従うと仮定すれば，臓器中薬物量の経時変化は以下の式で表わされる

$$\frac{dX_i}{dt} = CL_{app,i}C_p - k_{efflux,i}X_i \qquad (1)$$

ここで X_i（μg）は臓器 i における高分子の量，C_p（μg/ml）は血漿中濃度，$CL_{app,i}$（ml/h）は血漿中から臓器 i への見かけの臓器取り込みクリアランス，$k_{efflux,i}$（h^{-1}）は臓器 i からの efflux 速度である。efflux 過程が無視できると仮定すると（$k_{efflux,i} = 0$），高分子の臓器への分布過程の解析は極めてシンプルになる。efflux 過程が無視できる時，（1）式は

＊　Yoshinobu Takakura　京都大学　大学院薬学研究科　病態情報薬学分野　教授

$$\frac{dX_i}{dt} = CL_{app,i}C_p \tag{2}$$

と単純化できる。(2) 式を時間 0 から t_1 まで積分すれば以下の式が得られる。

$$CL_{app,i} = \frac{X_{i,t_1}}{\int_0^{t_1} C_p dt} = \frac{X_{i,t_1}}{AUC_{p,\ 0-t_1}} \tag{3}$$

ここで AUC_p (μg h/ml) は高分子の血漿中濃度 - 時間曲線下面積である。多くの場合，血漿中からの消失プロファイルは１つまたは２つ以上の関数の和として表わされる。従っていずれの時間においても AUC_p の値は実験データの最少二乗法の当てはめ計算によって求めることができる。(3) 式に従うと $CL_{app,i}$ は AUC_p に対して組織中の高分子量 (X_i) をプロットした時の直線の傾きから計算できる。図１は，種々のモデル高分子をマウスに静脈内投与した際の肝臓取

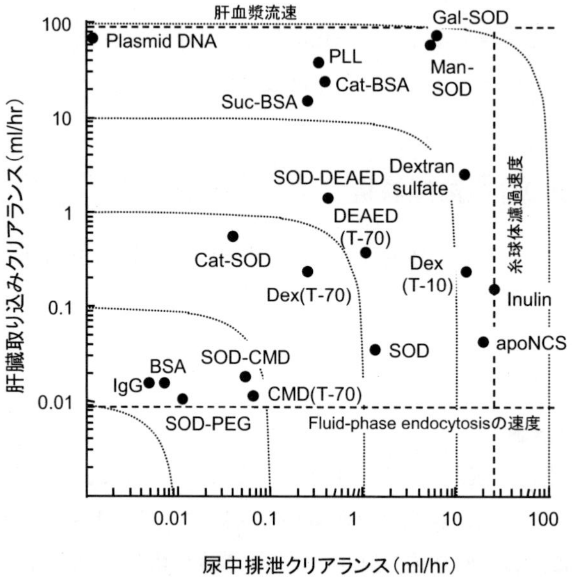

図１　種々の高分子のマウス静脈内投与時の肝臓取り込みおよび尿中排泄クリアランス
【多糖類】inulin (5k, 中性)；Dex (T-10)：dextran (10k, 中性)；Dex (T-70)：dextran (70k, 中性)；dextran sulfate (8k, 負電荷)；CMD (T-70)：carboxymethyl-dextran (70k, 負電荷)；DEAED (T-70)：diethylaminoethyl-dextran (70k, 正電荷)
【タンパク質，ポリアミノ酸】apoNCS：neocarzinostatin のアポタンパク (11k, 負電荷)；BSA：bovine serum albumin (67k, 負電荷)；Cat-BSA：カチオン化 BSA (70k, 正電荷)；Suc-BSA：スクシニル化 BSA (70k, 負電荷)；IgG：immunoglobulin G (150k, 負電荷)；SOD；recombinant human superoxide dismutase (32k, 負電荷)；cSOD；カチオン化 SOD (35k, 正電荷)；SOD-CMD：SOD-CMD (T-70) 結合体 (150k, 負電荷)；SOD-DEAED：SOD-DEAED (T-70) 結合体 (150k, 正電荷)；Gal-SOD：ガラクトース修飾 SOD (35k, 負電荷)；Man-SOD：マンノース修飾 SOD (34k, 負電荷)；PLL：poly (L-lysine) (40k, 正電荷)
【核酸】plasmid DNA (3,000k, 負電荷).
(括弧内の数字はおよその分子量，及び生理的 pH における電荷)

り込みクリアランス（$CL_{app,liver}$）と尿中排泄クリアランス（CL_{urine}）をこのようにして求めてその関係を示したものである。各高分子の体内動態特性が高分子の物理化学的性質（分子量，電荷）に依存していることが明らかである。詳細は後述する。

2.1.2　ターゲティング効率

ある高分子の全身クリアランス（CL_{total}）は無限時間までの AUC_p（$AUC_{p,\infty}$）と投与量（D）より次の式から計算できる。

$$CL_{total} = \frac{D}{AUC_{p,\infty}} \tag{4}$$

全身クリアランス CL_{total} は肝臓取り込みクリアランス（$CL_{app,liver}$），腎臓取り込みクリアランス（$CL_{app,kidney}$）および他の臓器による取り込みクリアランスと尿中排泄クリアランス（CL_{urine}），さらには全身循環における分解クリアランス（CL_{deg}）の総和であるので，CL_{total} は以下のように表わされる。

$$CL_{total} = CL_{app,liver} + CL_{app,kidney} + \cdots + CL_{urine} + CL_{deg} \tag{5}$$

また，CL_{total} は以下のようにも定義できる。

$$CL_{total} = CL_{target} = CL_{non\text{-}target} \tag{6}$$

ここで CL_{target}，$CL_{non\text{-}target}$ はぞれぞれターゲット臓器による取り込みクリアランス，非ターゲット臓器による取り込みクリアランスである。よって，ターゲットにデリバリーされる高分子の利用率（アベイラビリティー）（F_{target}），またはターゲティングインデックス targeting index（TI）は以下のように計算される

$$F_{target} = TI = \frac{CL_{target}}{CL_{total}} = \frac{CL_{target}}{CL_{target} + CL_{non-target} + CL_{\mathrm{deg}}} \tag{7}$$

このようにバイオ薬物のデリバリーにおけるターゲティング能は CL_{target}，$CL_{non\text{-}target}$ および CL_{deg} の各パラメータで定量的に説明することができる。(7) 式から明らかなように，バイオ薬物のターゲティング効率を上げるためには，①ターゲット臓器による取り込みクリアランス（CL_{target}）を増大させる，すなわち標的臓器への移行性を増大させる，②非ターゲット臓器による取り込みクリアランスや分解のクリアランス（$CL_{non\text{-}target}$，CL_{deg}）を減少させる，の2つのアプローチが考えられる。

2.2　生体の解剖学的，生理学的特性

毛細血管内皮は，血液内に存在する内因性，外来性物質の血液から組織への移行に際するバリアーとして機能する。その構造は，臓器によって大きく異なるが，連続内皮，有窓内皮および不連続内皮の3種類に大別される[2)]。

連続内皮 continuous endothelium を持つ毛細血管は，骨格筋，心筋，平滑筋，皮膚，肺，あ

るいは皮下組織や粘膜組織等，生体中に最も広く分布しており，内皮細胞間が密に接合しているので物質の透過は最も悪い。内皮細胞の細胞膜に溶け込んで血管壁を透過する親油性の物質を除けば，連続内皮における物質の透過は，①ピノサイトーシス小胞，②細胞間隙，③細胞を貫く水で満たされた通路のいずれかの経路により起こる。連続内皮には半径約 6.7-8.0 nm の小孔と大きな穴の通路（20-28 nm）の存在が証明されているが，それぞれが解剖学的にどの構造に相当するのかは必ずしも明らかでない。低分子薬物は，親水性が高くても小孔を自由に通過できるので，連続内皮においても透過性は高い。アルブミンの有効サイズは直径 7.2 nm（分子量 67,000）であるので，大きな通路は通過できるが，単位面積当りの大きな通路の数は小さな孔の数百から数千分の一とされているので，実質的には高分子物質はほとんど連続内皮を透過しない。最も典型的な例は，血液 - 脳関門（blood-brain barrier）を構成している脳の毛細血管内皮である[3]。

有窓内皮 fenestrated endothelium は内臓型血管内皮とも呼ばれ，腎臓や小腸粘膜に存在する。このタイプの内皮細胞には，半径約 20-30 nm の円形のフェネストラ（窓）fenestra が存在する。フェネストラには，diaphragm と呼ばれる薄い膜が張っている場合がある。この薄膜中には小孔が存在するが，低分子物質がこれを通過するのに対し，高分子物質は通ることができない。薄膜のないフェネストラの場合には，高分子の透過性も高いと考えられる。内皮細胞層の外側には基底膜が存在するので，これも物質透過のバリアーとして働く。例えば，腎臓の糸球体は有窓内皮の構造を有する毛細血管であるが，内皮細胞は高分子物質に対して実質的なバリアーとはならず，基底膜が負電荷を帯びた限外濾過膜としてアルブミン等生体高分子が尿中に漏出するのを阻止する働きをしている。

不連続内皮 discontinuous endothelium の分布は非常に限られており，肝臓，脾臓，骨髄にのみ存在する。これらの臓器の毛細血管は基底膜を欠いており，また血管壁には大きな開口部があるので，低分子物質だけでなく高分子物質も自由にこれを通過する。例えば肝臓においては，毛細血管（類洞）の壁には直径約 1-3 μm の大きなフェネストラや約 100 nm の小孔が多数存在するので，高分子物質はもちろんのことこれ以下の大きさであれば微粒子性の物質でも血管外空間に漏出する。また肝臓では Kupffer 細胞と呼ばれる細網内皮系の細胞が血管壁の内側に定着しており，血管外空間に漏出しない微粒子も，この細胞による貪食を受けるため見掛け上肝臓に捕捉される。

毛細血管壁の透過性は，臓器間だけではなく，癌病巣や炎症部位等，疾患部位においても変化していることが知られている[4]。

以上のように，高分子の体内動態は，生体側の解剖学的，生理学的特性と高分子の物理化学的性質（分子量，電荷等）により規定される。従って，臓器あるいは種々の組織における毛細血管の透過性の違いをうまく利用することにより，適当な薬物キャリアーを用いることでバイオ薬物の分布特性を制御しターゲティングが可能となる。

2.3　高分子の一般的な体内動態特性[5)]

高分子物質を静脈注射した場合，一般臓器への分布は遅く，分布は実質的に循環血液中に限定される。このうち，分子量がおおよそ50,000（直径約6 nm）以下の物質の場合は，糸球体濾過を受けるために容易に尿中に排泄され，血液中濃度も急速に低下する。糸球体血管壁は負荷電を持った膜なので，静電気的な相互作用により正荷電を持った高分子物質の方が排泄されやすいことも知られている。糸球体濾過を受けない大きさの高分子物質の場合には，毛細血管から自由に漏出し臓器実質細胞と接触することが容易な肝臓が，消失に大きな役割を果たしている。この場合，強い正荷電を持つ高分子物質は，肝臓の実質細胞表面に吸着することにより，肝臓に著しく蓄積する。一方，強い負電荷を持つ高分子はKupffer細胞や内皮細胞などの非実質細胞にスカベンジャーレセプターを介して取り込まれることが知られている。従って，以上のような現象を利用すれば，尿路系や肝臓に対する標的指向化が可能となる。

図1は，物理化学的性質の異なる種々のモデル高分子物質（多糖類，タンパク質，核酸等）のマウスにおける体内動態をクリアランス理論により解析した結果である。尿中排泄と肝臓による取り込みの速度を比較したもので，分子サイズや電気的性質と腎臓および肝臓における消失過程の間に上記のような関係が成立していることがわかる。

尿中排泄過程は，分子量に大きく依存しており小さな多糖類（inulin，Dex（T-10））やタンパク質（apoNCS）の尿中排泄クリアランスは非常に大きく，理論上の最大値である糸球体濾過速度に近い。一方，電荷は尿中排泄，肝臓取り込みいずれの過程にも影響する。正電荷を持つ高分子（PLL，Cat-BSA，DEAED（T-70））は大きな尿中排泄クリアランスおよび肝臓取り込みクリアランスを示す。さらに，正電荷タンパク質は，顕著な腎蓄積を示すが，これは尿細管再吸収と尿細管周囲毛細血管側からの取り込みによることが知られている。大きな肝臓取り込みクリアランスは，プラスミドDNAやSuc-BSA等の強い負電荷を持つ高分子にも見られる。これに対して，血清タンパク質（IgG，BSA）や弱い負電荷を持つ大きな多糖類（CMD（T-70））の尿中排泄クリアランスおよび肝臓取り込みクリアランスは小さく高い血中滞留性を示す。

3　バイオ薬物のパッシブターゲティング

バイオ薬物の物理化学的性質をコントロールすることで受動的な機構に基づいたターゲティングが可能である。(6) 式に示されるように，標的臓器における利用率（F_{target}）はCL_{target}の増大または$CL_{non\text{-}target}$，CL_{deg}の減少により改善することができる。例えば，バイオ薬物に正電荷を付与すれば静電的相互作用により標的臓器との親和性が上昇するので容易にCL_{target}を高めることができる。一方，PEG修飾等のバイオコンジュゲーションの手法を用いれば，$CL_{non\text{-}target}$，CL_{deg}を減少させることができる。

3.1 カチオン化によるパッシブターゲティング

ポリカチオンと細胞との静電的相互作用は本質的には非特異的なものである。しかしながら，前述どおり，肝臓はユニークな毛細血管構造を有しているため全身循環中に存在する大きなカチオン性高分子の取り込みに重要な役割を果たしている。従って，単純な方法ではあるがバイオ薬物を直接カチオン化するかカチオン性のキャリアーを利用することで CL_{liver} および F_{liver} を増大させることができる。活性酸素の一種であるスーパーオキシドアニオン消去酵素 SOD（superoxide dismutase）に対してポリカチオン DEAE-dextran とコンジュゲーションさせることにより肝ターゲティングが可能であることが報告されている[6]。

カチオン化アルブミン，カチオン化 IgG，ヒストン，CD4，アビジンなどのカチオン性タンパクは，吸着性エンドサイトーシスの機構で脳網細血管内皮を介して輸送されることが知られている[7]。全身クリアランスの値が非常に大きいため F_{brain} の絶対値はそれ程大きな値とはならないが，血液-脳関門を介してバイオ薬物を脳にデリバリーするための戦略として利用できるかもしれない。

既に述べたように，腎臓もカチオン性高分子の取り込みに関して重要な臓器である。ラット単離腎灌流実験による臓器レベルでの定量的な検討により，糸球体濾過を受けない分子量の大きなポリカチオンは尿細管周囲毛細血管側からの腎臓ターゲティングに利用できること，一方，小さいポリカチオンは管腔側および血管側の両方からの腎臓ターゲティングに利用できることが示されている。この結果に基づき，SOD を直接カチオン化することで，腎臓ターゲティングの実現と虚血再灌流障害に対する治療効果の改善が達成されている[8]。

3.2 血中滞留性の改善

バイオ薬物の臨床応用はその短い生体内半減期によりしばしば制限される。これには，酵素による分解，細網内皮系による取り込みなど様々な因子が関与するが，とりわけ尿中排泄が最も重要なプロセスと考えられる。例えば，インターフェロン，インターロイキンなどの多くのサイトカイン類の分子量は一般に 10,000 から 30,000 程度であり，容易に糸球体濾過を受ける。バイオコンジュゲーション法は，糸球体濾過を抑制し，他の消失に関わる因子（$CL_{non\text{-}target}$，CL_{deg}）を減少させ，血中滞留性を改善するための単純かつ有効な手法である。このアプローチは，血管内スペースへのパッシブターゲティングと定義できる。バイオ薬物の血中滞留性改善により，血管内スペースから標的組織，細胞へのデリバリー効率が上がり高い F_{target} が期待できる。血管透過性の高い腫瘍組織等へのパッシブターゲティングには特に有利である。合成高分子のポリエチレングリコール polyethylene glycol（PEG）やアルブミン，デキストランなど生体適合性の高い高分子キャリアーがこれまで用いられてきた。図 1 に示すように，SOD の高い尿中排泄クリアランスが PEG（SOD-PEG）や CMD（T-70）（SOD-CMD）とのバイオコンジュゲーションで有意に減少する。

最も広く用いられるのが PEG を利用した方法で，“PEGylation” と呼ぶ。バイオ薬物のコンジュゲーションのみならず微粒子キャリアーのリポソームの表面修飾にもしばしば利用される。PEG 修飾によるサイズ効果によりバイオ薬物の糸球体濾過によるクリアランスが低下すると共にいわゆる“ステルス効果”により分解酵素や細網内皮系による認識も回避することができる。古くから酵素製剤のアデノシンデアミナーゼやアスパラギナーゼの PEG 修飾体が臨床応用されているが，最近では PEG 修飾インターフェロンが C 型肝炎の治療に有効な医薬品として汎用されている[9]。

3.3　腫瘍へのパッシブターゲティング

腫瘍組織は，高分子に対する血管透過性が高く，また組織内拡散も起こりやすいが，一方でリンパ系も欠如しているため高分子が受動的な機構で組織内に蓄積しやすい。これを EPR 効果（Enhaced Permeability and Retention Effect）と呼ぶ。このような解剖学的，生理学的特徴に基づき高分子や微粒子をキャリアーとして利用した低分子抗癌剤の腫瘍ターゲティングが行われてきた[4]。バイオ薬物についても EPR 効果に基づいた腫瘍ターゲティングの例が PEG 修飾キサンチンオキシダーゼについて報告されており，活性酸素産生による優れた抗腫瘍効果が得られている。

4　バイオ薬物のアクティブターゲティング

リガンド-レセプター間の相互作用やモノクローナル抗体の抗原特異的な認識能を利用することでバイオ薬物のアクティブターゲティングが可能となる。いずれのアプローチも，(6) 式の CL_{target} を直接的に増加させることで F_{target} の値を向上させるものである。

4.1　レセプターを介したアクティブターゲティング

天然の糖タンパク質や化学的に糖修飾を施した高分子などの糖鎖結合高分子は，生体内で糖レセプターにリガンドとして特異的に認識される。ガラクトースおよびマンノース残基を有する高分子はレセプター介在性エンドサイトーシスの機構で肝臓の実質細胞および非肝実質細胞に選択的に取り込まれる。とりわけ肝実質細胞に発現しているアシアロ糖タンパク質レセプターは，全身における分布特異性，高い結合親和性，速やかなリガンドの内在化能を有しており，ターゲティング実現のためのレセプターとして魅力的な標的である。さらに，肝臓は 100-200 nm の小孔を多数持つユニークな毛細血管構造を有しているため，ガラクトースを持つ高分子は血管内スペースから実質細胞へ自由に移行することができる。従って，バイオ薬物に直接糖鎖修飾を施すことによりアクティブターゲティングが可能である。

SOD にガラクトース修飾およびマンノース修飾を施すことにより，アシアロ糖タンパク質レセプターおよびマンノースレセプターを介した細胞特異的な肝ターゲティングが可能である[6]。図１に示すように，ガラクトース修飾により SOD の肝臓取り込みクリアランスは，約 1,000 倍に上昇する。ガラクトース修飾 SOD（Gal-SOD）の肝臓取り込みクリアランス値は，ほぼ理論上の最大値（85 ml/hr；マウスの肝血漿流速）に匹敵する。マンノース修飾 SOD（Man-SOD）も非常に高い肝移行性を示し（図 1），マンノースレセプターを介して Kupffer 細胞，血管内皮細胞に選択的に取り込まれる。これら 2 種の糖修飾 SOD はマウス肝臓の虚血・再灌流障害に対して優れた治療効果を示す。過酸化水素（H_2O_2）消去酵素であるカタラーゼに対しても同様の肝ターゲティングのアプローチが報告されている[10]。

4.2 モノクローナル抗体を用いたアクティブターゲティング

抗原-抗体間の相互作用も特異性が非常に高い。抗原特異的なモノクローナル抗体の利用はバイオ薬物のアクティブターゲティングの強力なツールとなる。モノクローナル抗体そのものがバイオ薬物ではあるが抗癌剤をはじめ他の薬物のキャリアーとしての有用性も高い。とりわけ，近年のヒト化抗体あるいは完全なヒト型抗体の作製技術の確立によりその有用性は飛躍的に増大した。従来用いられていたマウス抗体やキメラ抗体は，種が異なるためこれらの抗体に対する抗体が誘導され，生体内半減期が短くなってしまうことが大きな問題であったが，新たな技術はこれを解決した。体内動態の観点からは，CL_{target} を増大させるよりはむしろ $CL_{non\text{-}target}$ を低下させることにより F_{target} を増大させることに成功したと解釈できる。現在，多くの抗体医薬が実用化され，新規抗体医薬の開発も活発に展開されているが，この体内動態における問題点の克服によるところが大きいものと考えられる。

文　献

1) M. Nishikawa, Y. Takakura, M. Hashida, *Adv. Drug Delivery Rev.*, **57** **(5)**, 675-88 (2005)
2) N. Simionescu, *Physiol. Rev.*, **63**, 1536-1579 (1983)
3) WM. Pardridge, *Pharm. Res.*, **24** **(9)**, 1733-44 (2007)
4) H. Maeda, Y. Matsumura, *Adv. Drug Deliv. Rev.*, **18;63** **(3)**, 129-30 (2011)
5) Y. Takakura, M. Hashida, *Pharm. Res.*, **13** **(6)**, 820-31 (1996)
6) T. Fujita, M. Nishikawa, C. Tamaki, *et al.*, *J. Pharmacol. Exp. Ther.*, **263**, 971-978 (1992)
7) U. Bickel, T. Yoshikawa, WM. Pardridge, *Adv. Drug Delivery Rev.*, **10**, 205-245 (1993)
8) K. Mihara, Y. Oka, K. Sawai, *et al.*, *J. Drug Targeting*, **2**, 317-321 (1994)
9) A. Aghemo *et al.*, *Nat. Rev. Gastroenterol. Hepatol.*, **7** **(9)**, 485-94 (2010)
10) M. Nishikawa, M. Hashida, Y. Takakura, *Adv. Drug Deliv. Rev.*, **61** **(4)**, 319-26 (2009)

第2章　バイオ医薬品の体内動態特性

加藤基浩*

1　はじめに

遺伝子組み換え技術により生理活性ペプチド・タンパクが医薬品として開発されてから四半世紀が経過し，表1に示すように近年，生理活性ペプチド・タンパク，抗体，改変タンパク等多くの遺伝子組み換え体が医薬品（バイオ医薬品）として使用されている[1)]。これら遺伝子組み換え体は，従来の低分子薬物よりも分子量が大きいため，ここでは低分子薬物と対比させる意味で，これらの総称として高分子薬物と呼ぶこととする。これまで多くの生理活性ペプチド・タンパクの開発が試みられてきたが，そのすべてが医薬品として使用されているわけではない。投与された生理活性ペプチド・タンパクが生体内で速やかに消失してしまう場合や標的組織へ充分量

表1　日本においてバイオ医薬品として承認された高分子薬物

平成	一般名	平成	一般名
12	インターフェロン-α	19	ペグビソマント
12	エプタコグ　アルファ（活性型）	19	アルグルコシダーゼ　アルファ
12	インターフェロンベータ-1b	19	ベバシズマブ
13	トラスツズマブ	19	ダルベポエチン　アルファ
13	トラフェルミン	19	人血清アルブミン
13	リツキシマブ	19	インスリン　デテミル
13	インスリンリスプロ	19	イデュルスルファーゼ
13	インスリン　アスパルト	20	イブリツモマブ　チウキセタン 塩化イットリウム（90Y）
13	インターフェロンアルファコン-1	20	トロンボモデュリン　アルファ
13	インターフェロンアルファ-2b	20	ガルスルファーゼ
14	インフリキシマブ	20	アダリムマブ
14	バシリキシマブ	20	セツキシマブ
14	パリビズマブ	20	ヒトチロトロピン　アルファ
15	インスリン　グラルギン	21	オマリズマブ
15	ペグインターフェロン　アルファ-2a	21	ラニビズマブ
16	アガルシダーゼ　ベータ	21	インスリン　グルリジン
16	ペグインターフェロンアルファ-2b	21	ノナコグアルファ
17	エタネルセプト	21	ラスブリカーゼ
17	トシリズマブ	22	リラグルチド
17	モンテプラーゼ	22	エクリズマブ
17	ゲムツズマブオゾガマイシン	22	パニツムマブ
18	インターフェロン　ベータ-1a	22	アバタセプト
18	アガルシダーゼ　アルファ	22	テリパラチド
18	ラロニダーゼ		
18	ルリオクトコグ　アルファ		

*　Motohiro Kato　中外製薬㈱　前臨床研究部　主席研究員

移行しない場合には充分な効果を得ることはできない。また，標的組織以外にもレセプターが発現しており，副作用がみられる場合もある。上記に述べた生理活性ペプチド・タンパクはアゴニストであるが，逆に生理活性ペプチド・タンパクの作用を中和するアンタゴニストとしての抗体も医薬品として使用されてきている。また最近では，生体内で滞留性の短い生理活性ペプチド・タンパクを遺伝子改変技術や化学修飾技術により改変し，滞留性の長い高分子薬物が開発され，臨床応用されている。高分子薬物の体内動態は低分子薬物の体内動態とは大きく異なるため，体内動態を制御し，新規の有用性の高い薬物を作り出すためには，この体内動態の特徴を理解することが重要である。この章では，高分子薬物の体内動態機構とその体内動態を制御した応用例を紹介する。

2　高分子薬物の体内動態の特徴

2.1　高分子薬物と低分子薬物の体内動態の比較

表2に高分子薬物と低分子薬物の体内動態を比較した。低分子薬物と高分子薬物の大きな違いは，高分子薬物は生体膜を受動輸送では通過しないことである。低分子薬物の多くは生体膜を通過できるため，経口投与で使用されるが，高分子薬物は生体膜を通過できないため，静脈内投与や皮下投与といった注射剤として適用される。低分子薬物は生体膜を通過するため，組織全体に分布することができ，一般的に種々の組織に広く分布する。一方，高分子薬物は生体膜を通過しないため細胞内には分布せず，細胞外液までの分布に限られる。抗体では，投与直後の分布容積はほぼ血漿容積に一致する。概ね高分子薬物の分布容積は血漿容積から細胞外容積までである。生理活性ペプチド・タンパクや抗体は，標的組織のレセプターや抗原に結合するため，この結合が分布容積の増加として認められる場合がある。低分子薬物は種々の組織に広く分布し非特異的に組織成分（タンパクや脂質）と結合するため，標的組織のレセプターへの結合は，相対的に低くなり，分布容積への寄与は小さい。また，生理活性ペプチド・タンパクや抗体は，標的組織のレセプターや抗原への結合に由来するエンドサイトーシス機構により消失するため，標的組織がクリアランス組織となるケースが多い。低分子化合物では，肝臓や腎臓が主なクリアランス

表2　低分子薬物と高分子薬物の体内動態特性の比較

	低分子薬物	高分子薬物
投与ルート	経口	注射
分布容積	小から大（0.2-数10 L/kg）	小（0.03-0.2 L/kg）
血管透過性	高い	低い
ターゲット	分布容積，消失に寄与しない	分布容積，消失に寄与する
消失機構	代謝，尿中排泄，胆汁排泄	レセプター介在性エンドサイトーシス（RME），糸球体ろ過，液性エンドサイトーシス，adsorptive-mediated endocytosis

組織となる。

2.2　分布

2.2.1　血管透過性[2)]

高分子薬物は，分子量が大きいため，生体膜を透過することができず，血管の細孔から組織に移行することになり，血管透過性が障壁となる。血管は連続性血管，有窓性血管，不連続性血管の3つに分類される。脳，筋肉，心臓などの連続性血管では，内皮細胞間は見かけ上閉鎖しており，低分子化合物は細胞の隙間を容易に移行できるが，高分子薬物はほとんど移行しない。脳においては，内皮細胞間は密着帯（tight junction）で結合しており，小胞輸送もみられないことから，水溶性低分子薬物も移行しない。連続性血管では，特殊な機構によらなければ，ほとんど移行しない。腎臓，腸管などでみられる有窓性血管では，400-600 Åの小孔が開いているが，これを塞ぐ隔膜（diaphagm）は負に荷電しているため，正に荷電した高分子薬物は透過できるが，負に荷電した高分子薬物の透過はかなり制限される。骨髄，肝臓，脾臓などでみられる不連続性血管では1,000 Åの内皮細胞間隙があり，アルブミン（36 Å）や抗体（56 Å）などは自由に移行できる。標的組織が血管透過性の低い部位では充分に薬物を到達させることができないため，医薬品開発する場合には，標的組織の血管透過性を考慮した開発が重要である。

2.2.2　血漿中タンパク結合

高分子薬物のいくつかは血漿中のタンパクと結合することが知られている。Tissue plasminogen activator（t-PA）[3, 4)]，growth hormone[5, 6)]，insulin-like growth factor-I[7, 8)] などは，血漿中タンパクと結合することが知られている。t-PAは，血中でα_2-macroglobulin，α_2-plasmin inhibitor，C_1-esterase inhibitorと結合し，不活化されると考えられている。Interleukin-6（IL-6）[9)] の場合は，soluble IL-6 receptor（sIL-6R）が存在し，IL-6とsIL-6Rの複合体は，膜型gp130のホモダイマーを形成させるため，可溶性の複合体においてもIL-6の作用が発現する[9)]。一部の高分子薬物は，結合タンパクと結合して，高分子量化するため，半減期の延長が見られるが，この複合体が，活性を有している場合と有さない場合があるため，活性の有無を明らかにする必要がある。

2.3　クリアランス機構

2.3.1　糸球体ろ過

高分子薬物は，分子量が大きいことから，腎臓における糸球体ろ過はされないと考えられているが，高分子薬物も糸球体ろ過される。この糸球体ろ過機構には，高分子薬物の分子量と電荷が影響する。デキストラン硫酸のように負電荷に荷電した高分子化合物は，ろ過されにくい。正電荷に荷電したDEAEデキストランは逆にややろ過されやすくなる[10)]。ろ過率50%で比較すると，正電荷，電荷なし，負電荷の高分子薬物の有効分子径はそれぞれ約3.4，3-3.2，1.8 nmで，負電荷の薬物はろ過されにくい。アルブミンの有効分子径は3.6 nmであるが，負に荷電しているため，ろ過されにくい。γ-グロブリンの有効分子径は 5.6 nm であるため，電荷に関係なくほとんどろ過されない。分子量 17,000 のミオグロビンの有効分子径は 1.9 nm であり，負電荷であっても 50%程度のろ過を受けることになる[2]。遺伝子組み換えヒト型 graulocyte-colony stimulating factor（G-CSF）を片腎あるいは両腎動静脈結紮ラットに投与したところ，全身クリアランスがそれぞれ 30%，70%低下し，腎が G-CSF の主消失臓器として機能していることが示されている[11]。

2.3.2 レセプター介在性エンドサイトーシス

生理活性ペプチド・タンパクの細胞膜上のレセプターは，薬効ばかりでなく，生理活性ペプチド・タンパクの消失にも重要な役割を果たしている[12]。多くの生理活性ペプチド・タンパクが，この消失機構により血中から消失している。生理活性ペプチド・タンパクがレセプターに結合するとクラスリンを介したエンドサイトーシスが起き，coated vesicle を生成し，エンドソームとなる。エンドソーム内の pH が低下すると，生理活性ペプチド・タンパクはレセプターから解離し，ライソソームへ移行し，そこで分解される（図 1）。インスリンやトランスフェリンでは，細胞内で分解されず，細胞の反対側まで輸送されて放出される（トランスサイトーシス）機構もある。レセプターは分解される場合と再利用される場合がある。このエンドサイトーシスはリガンドがレセプターに結合すると速やかに起こるため，細胞膜表面上のレセプターの急激な減少を引き起こす（レセプターの down-regulation）。クラスリン以外にもカベオリン介在性のエンドサイトーシスも報告されている[13, 14]。このレセプター介在性エンドサイトーシスの飽和により多くの生理活性ペプチド・タンパクの全身クリアランスは低下し，非線形性を示す。エリスロポエチンでは，非飽和性のクリアランスはアロメトリックスケーリングにより動物からヒトの予測が良好であるが，飽和性のクリアランスには種差が見られる[15]。

2.3.3 adsorptive-mediated endocytosis

高分子薬物が細胞膜に結合した後，エンドサイトーシスを受けることを全般的に adsorptive

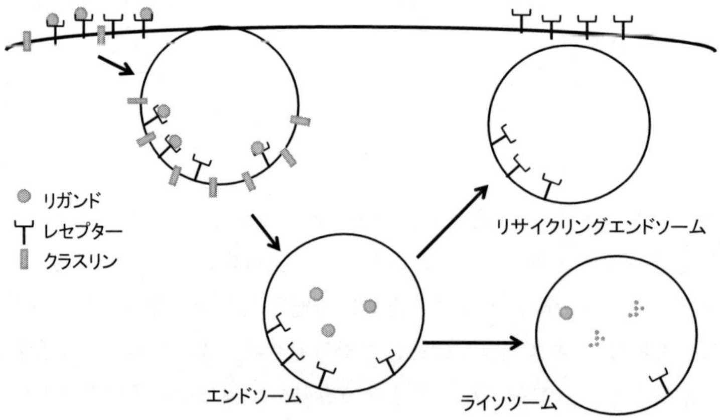

図 1　レセプター介在性エンドサイトーシスの概念図

endocytosis というが，特にポリカチオンや塩基性高分子が細胞膜表面の glycocalyx と静電的相互作用により結合した後取り込まれた場合を adsorptive-mediated endocytosis という[2]。

2.3.4　液性エンドサイトーシス

飲作用，ピノサイトシース，非特異的エンドサイトーシスとも呼ばれる機構である。この機構は一定の割合で常に起きており，細胞膜と結合することなく物質は溶液として取り込まれるため，濃度に依存した取り込み速度を示すと考えられる[2]。抗体は，この機構により細胞内に取り込まれていると考えられている。

2.3.5　抗体のリサイクル機構

IgG の半減期は 10 日以上と他の高分子薬物に比べ長くて，細胞内に取り込まれた後の特別なリサイクル機構によることが明らかになっている。IgG の消失は血漿中で高濃度になると早くなることが，古くから知られており，1964 年 Brambell らは，ピノサイトーシスで取り込まれた後，IgG 特有の protection receptor（FcRp）が存在し，細胞内で代謝されずに循環血に再放出され，この FcRp が飽和することにより，代謝速度が変化すると推定した[16]。その後，この FcRp が，neonatal Fc receptor（FcRn）であることが明らかになった[17]。FcRn は membrane-integral class I-like heavy chain と β_2-microglobulin light chain からなるヘテロダイマーであり，Fc の結合には両鎖が必要である。β_2-microglobulin 欠損マウスに IgG を投与した際の血漿中半減期は，野生型での半減期 4.9 day に対し，0.47 day と 1/10 に短縮している。また，野生型では血漿中 IgG 濃度を増加させると半減期の低下がみられ，欠損マウスの半減期と同じになる。これらの現象から FcRn が抗体の血中からの消失の防御に働いていることが確認された[17]。この機能を図 2 に示す。IgG は細胞に取り込まれ，エンドソーム内での pH の低下により FcRn に結合し，再び血漿へと放出される。このリサイクル機構により IgG は長い半減期を有していると考えられる。

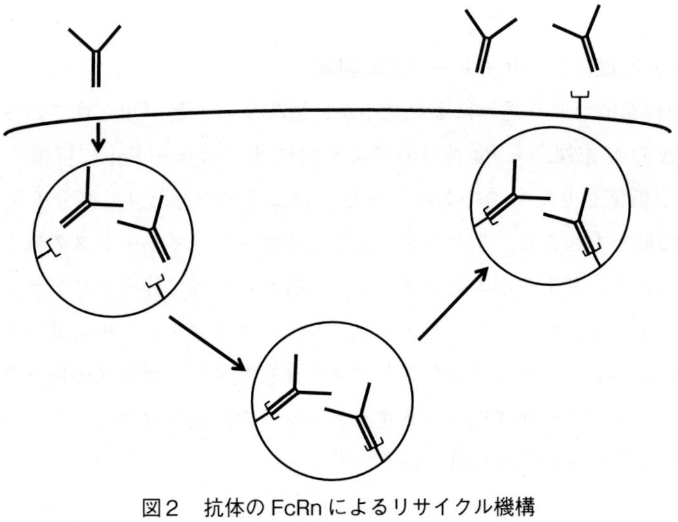

図 2　抗体の FcRn によるリサイクル機構

3　体内動態制御

3.1　放出制御

アミノ酸の置換により放出制御を試みた高分子薬物がある。インスリンリスプロ[18]はヒトインスリンのProをLysに変え，6量体から2量体に，インスリンアスパルト[19]はヒトインスリンProをAspに変え，6量体から3量体にすることにより，速効型インスリン製剤よりもさらに皮下からの吸収を高めたものである。インスリングラルギン[20]はヒトインスリンのA鎖21位のアスパラギンをグリシンに置換し，B鎖C末端に2個のアルギニン残基を付加し，生理的pHで沈殿を生じ皮下からの持続的吸収を意図したものである。

3.2　糸球体ろ過の回避

比較的低分子量の高分子薬物の主消失機構に糸球体ろ過がある。これを回避するためには高分子量化すればよい。生理活性ペプチド・タンパクにpolyethyleneglycol（PEG）を結合し高分子量化することにより，腎臓における糸球体ろ過を回避し，血中滞留性を向上させることができる。ペグインターフェロンアルファ[21,22]とペグビソマント[23]がPEG化されており，血漿中半減期の延長が認められる。インスリンデテミル[24]はインスリンに脂肪酸鎖を結合させ，血漿中のアルブミンとの結合により持続化を図ったインスリンである。ダルベポエチンアルファ[25]は，化学修飾でなくアミノ酸置換により新たに糖鎖を付加することにより高分子量化を図ったタンパクである。ダルベポエチンアルファのヒトにおける半減期は25.3時間であり，エポエチンアルファの半減期（8.5時間）の2倍以上半減期の延長がみられた。この延長により週3回投与が1回投与で治療が可能となった。この改変は，腎臓における糸球体ろ過の回避ばかりでなく，レセプターとの親和性の低下も起こし，レセプター介在性のエンドサイトーシスの低下によるクリアランス低下も持続化に関与している可能性も考えられる。

3.3　レセプター介在性エンドサイトーシスの回避

t-PAは肝臓の特異的な取り込みにより速やかに消失することが知られている。センテプラーゼ[26]はヒトt-PAのN末端から84番目のアミノ酸残基のCysをSerに置換することにより肝臓への取り込みを低下させたものである。また，先に述べたとおり，高分子量化によりレセプターとの親和性の低下も起こし，レセプター介在性のエンドサイトーシスの低下によるクリアランス低下が認められる。ダルベポエチンアルファの投与量増加に伴うクリアランスの低下の程度は，エリスロポエチンに比べ小さい[25]。ダルベポエチンアルファは，生物活性およびレセプターへの親和性ともに低下しており，これがレセプター介在性クリアランスの低下を引き起こした原因と考えられる。レセプター介在性エンドサイトーシスの回避とは逆に，この機構を利用した特異的なドラッグデリバリーが試みられている[27,28]。

3.4 FcRnの利用

表1に示すエタネルセプト[29)]，アバタセプト[30)]はヒトIgGのFcを有する可溶性融合タンパクである。エタネルセプトは，ヒトIgG1のFc領域と分子量75 kDa（p75）のヒト腫瘍壊死因子Ⅱ型受容体（TNFR-Ⅱ）の細胞外ドメインのサブユニット二量体からなる融合タンパクである。分子量は抗体と同様に15万であるが，その半減期は87.6時間でPEG化タンパクと同程度の半減期であった。一方，アバタセプトはヒト細胞傷害性Tリンパ球抗原-4（CTLA-4）の細胞外ドメインとヒトIgG1のFcドメインより構成された分子量約92,000の糖タンパクである。アバタセプトの半減期は8.8-10.3 dayとIgGの半減期とほぼ同等の半減期を有している。また，米国で承認されているalefacept[31)]もIgGのFcを有する分子量91,400の融合タンパクであるが，こちらも11.3 dayと抗体と同等の半減期を示している。融合タンパクの半減期は，タンパク毎に異なっている。Suzukiらは，いくつかの抗体とエタネルセプトとalefaceptのFcRnに対する親和性を調べ，親和性と半減期に良好な相関があることを報告している[32)]。エタネルセプトはFcRnとの親和性が低いため，良好なリサイクルを示さず，短い半減期を示したと考えられる。

抗体のFcRnへの結合を増強させ，リサイクル効率を上げる試みもなされている。トシリズマブのFcRnへの結合を増強し，さらに標的抗原であるIL-6レセプターへの結合にpH依存性を持たせた抗体で，カニクイザルでの半減期の延長が認められている[33)]。これはFcRnへの結合増強効果に加え，膜結合型IL-6レセプターに結合した抗体が，細胞内に取り込まれた後，酸性条件で抗原と乖離し，FcRnへ結合し，リサイクルさせることにより，ライソソームでの分解が回避されたためと考えられる。FcRnを利用した技術により，抗体の投与頻度，投与量が低下し，患者への負担の低減が期待される。

4　おわりに

現在，多くの高分子薬物がバイオ医薬品として臨床適応されてきている。上述したように，体内動態制御を目的とした改変タンパクも市場に多く現れてきている。体内動態の制御機構もすべてが明らかになっているわけでなく，未だ不明な点も多く残っている。体内動態に種差があり，動物からヒトへの外挿性にも問題がある。今後の研究により新規メカニズムによる有用性の高い高分子薬物がバイオ医薬品として開発されるのを期待したい。

文　献

1）医薬品医療機器総合機構，新薬の承認審査に関する情報，［cited 2010 May 19］（http://www.info.pmda.go.jp/info/syounin_index.html）
2）佐藤均，続医薬品の開発　第4巻－薬物の生体膜輸送と組織標的化Ⅱ，p.597，廣川書店（1991）
3）CL. Lucore, BE. Sobel, *Circulation,* **77**（**3**）, 660（1988）
4）医薬品インタビューフォーム：グルトパ注（2008.02改定，田辺三菱製薬）
5）G. Baumann *et al., Metabolism,* **38**, 683（1989）
6）医薬品インタビューフォーム：ジェノトロピン（2008.10改定，ファイザー）
7）GT. Ooi, *Endocrinol,* **71**（**2**）, C39-43（1990）
8）添付文書：ソマゾン（2005.4改定，アステラス）
9）医薬品インタビューフォーム：アクテムラ（2008.6改定，中外製薬）
10）MP. Bohrer *et al., J. Clin. Invest.*, **61**, 72（1978）
11）加藤基浩ほか，薬物動態，**8**，1213（1993）
12）Y. Sugiyama, M. Hanano, *Pharm. Res.*, **6**, 192-202（1989）
13）PE. Lobie *et al., Exp. Cell Res.*, **246**, 47（1999）
14）H. Gao *et al., Proc. Natl. Acad. Sci. USA*, **102**, 9469（2005）
15）加藤基浩，エリスロポエチンのすべて，メディカルレビュー社，p.79（2005）
16）FW. Brambell *et al., Nature*, **203**, 1352（1964）
17）RP. Junghans, CL. Anderson, *Proc. Natl. Acad. Sci. USA*, **93**, 5512（1996）
18）医薬品インタビューフォーム：ヒューマログ注カート（第11版，日本イーライリリー）
19）医薬品インタビューフォーム：ノボラピット注100単位/mL（第8版，ノボ ノルディスク ファーマ）
20）医薬品インタビューフォーム：ランタス注カート（改定第5版，サノフィ・アベンティス）
21）医薬品インタビューフォーム：ペガシス（2007.10改定，中外製薬）
22）医薬品インタビューフォーム：ペグイントロン（2005.12改定，シェリング・プラウ）
23）医薬品インタビューフォーム：ソマバート（2007.3改定，ファイザー）
24）医薬品インタビューフォーム：レベミル（2007.10改定，ノボ ノルディスク ファーマ）
25）医薬品インタビューフォーム：ネスプ（2007.7改定，キリンファーマ）
26）医薬品インタビューフォーム：クリアクター（2008.7改定，エーザイ）
27）加藤将夫，杉山雄一，Drug Delivery System，38，387（1994）
28）Y. Kato, Y. Sugiyama, *Crit. Rev. Ther. Drug Carrier Syst.*, **14**, 287（1997）
29）医薬品インタビューフォーム：エンブレル（2007.7改定，武田薬品）
30）医薬品インタビューフォーム：オレンシア点滴静注用250 mg（第3版，ブリストル・マイヤーズ）
31）U. S. Department of Health and Human Services, Food and Drug Admnistration, Center for Drug Evaluation and Research（CDER）. Therapeutic Biological Products Approval［cited 2008 Dec 1］（http://www.fda.gov/cder/biologics/biologics_table.htm）
32）T. Suzuki *et al.*, 23rd JSSX annual meeting. p.300（2008）
33）T. Igawa *et al., Nat. Biotechnol.*, 28, 1203（2010）

第3章　ペプチド・タンパク質，細胞の革新的標識法とPETによる動態解析への応用

深瀬浩一*1，田中克典*2

1　はじめに

Positron Emission Tomography（陽電子断層撮像法：PET），Single photon emission computed tomography（単一光子放射断層撮影：SPECT），Magnetic Resonance（核磁気共鳴イメージング：MRI），X線CTといったバイオイメージング法は非侵襲的，低侵襲的検査法として，癌などの臨床診断に広く利用されている。PETとSPECTは，放射性トレーサーを用いガンマ線を検出することでイメージングを行う。PETでは陽電子放出核種の崩壊により生じた陽電子が近傍の電子と反応して対消滅し，これによって1対のガンマ線が180°反対方向に放出される。高感度でかつ体内深部の観測が可能で，空間分解能は数mm程度であり，SPECT（1 cm）よりも分解能は高い。PETの高解像度化が検討され，現在では1 mm以下の空間分解能が得られている[1, 2]。我が国で使用される放射性医薬品ならびにその取り扱いについては参考文献を参照いただきたい[3, 4]。PETについては，グルコース2位の水酸基が単寿命放射性核種である^{18}Fで置換された^{18}F-FDGが癌診断に用いられる。一般に陽電子放出核種は短寿命であり（^{11}C：半減期20分，^{15}O：半減期2分，^{13}N：半減期10分，^{18}F：半減期110分），供給体制の整った^{18}F-FDGを除いては，検査施設に小型サイクロトロンを設置して標識医薬品を合成する。

一方，医薬品開発においても，開発候補の薬物動態解析やマイクロドーズ臨床試験にバイオイメージング技術が活用されている。マイクロドーズ臨床試験とは，Phase Ⅰ臨床試験の前の段階で，極微量の医薬品候補化合物（薬理作用を示す投与量の100分の1以下で，かつ投与量が100マイクログラム以下）を人体に投与して，薬物動態の解析と開発候補物質のスクリーニングを行うことである[5, 6]。マイクロドーズ臨床試験においては，PETはAccelerator Mass Spectrometry（加速器質量分析法：AMS），LC/MS/MSとともに超微量測定技術として利用される。

近年，抗体やサイトカイン，生理活性ペプチド，核酸などのバイオ医薬が次々に開発され，実用化されている。イメージングはバイオ医薬などの生体高分子の*in vivo*における機能解析やドラッグデリバリーの解析に極めて有効であり，生体高分子を標的の臓器や癌組織，炎症部位に集積させることは診断や臨床への応用に直結する。最近ではGFPのような蛍光タンパク質の発現系や生体分子の蛍光標識体を用いることによって，マウスなどの小動物ではインビボイメージン

＊1　Koichi Fukase　大阪大学　大学院理工学研究科　教授

＊2　Katsunori Tanaka　大阪大学　大学院理工学研究科　助教

グが比較的容易に実施できるようになってきた[7,8]。MRIやPETでも，高感度測定装置の開発により小動物を用いたイメージングが可能となった[1,2]。

著者らは，ペプチドや糖タンパク質，または生細胞丸ごとの動物内でのダイナミクスを解明するとともに，炎症や癌組織の診断薬の開発に結びつけることを目的として，PETや蛍光観察を基盤とした非侵襲的インビボイメージング研究を実施してきた（理研分子イメージング科学研究センター/渡辺恭良教授との共同研究）[9~13]。本章では，著者らが開発した，生体高分子に対する放射線や蛍光基の革新的標識分子ツールを紹介するとともに，糖タンパク質や細胞丸ごとの非侵襲的インビボイメージングについて概説する。さらに，同反応を経た細胞表層上への糖鎖導入法（細胞表層糖鎖エンジニアリング），およびこの人工細胞をトレーサーとする癌組織ターゲティングの新規ストラテジーについても併せて紹介する。

2　革新的リジン残基標識プローブの開発に基づく可溶性糖タンパク質のPETイメージング：シアル酸含有糖鎖によるタンパク質の血中内安定性への影響

一般的に，ペプチドやタンパク質（抗体）のPETやSPECT実験を実施する場合には，まず金属の配位子で標識した後，ポジトロン核種としては^{68}Ga（半減期：68分）や^{64}Cu（半減期：12.7時間）など，ガンマ線核種としては^{111}In（半減期：68時間），^{99m}Tc（半減期：6時間）などの放射性金属を導入する（図1）[7,8]。配位子としては，DOTA（1,4,7,10-

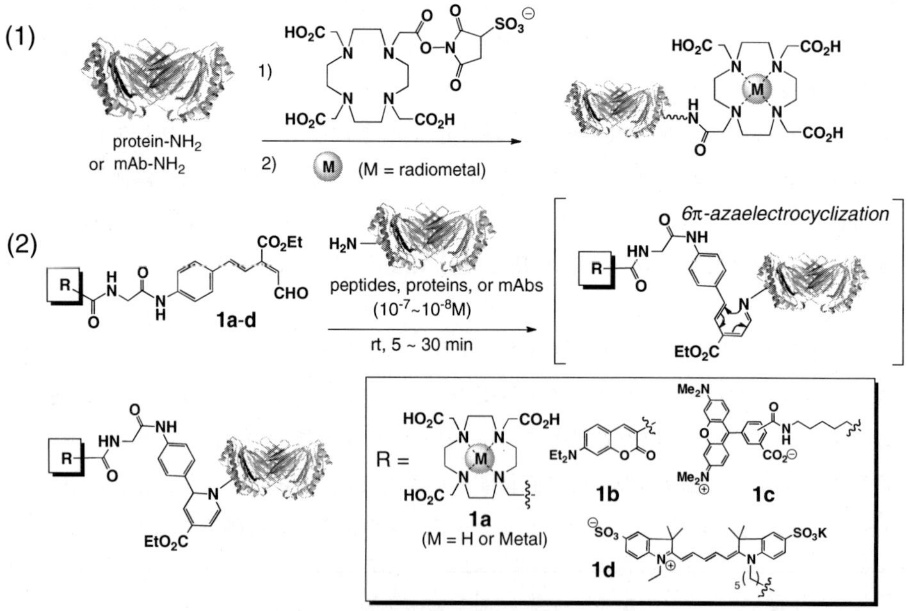

図1　生体高分子の標識
(1) スクシンイミジルエステル法，(2) 高速6π-アザ電子環状反応による新規標識法

tetraazacyclodecane-1,4,7,10-tetraacetic acid）　や DTPA（diethylenetriaminepentaacetic acid）などが汎用されているが，多くの金属に対する配位速度定数が大きく，また金属錯体の安定性が抜群に高い DOTA がよく用いられる。これまでに報告されている放射性金属／DOTA 標識を基盤とした PET 実験の実施例としては，例えばソマトスタチンの血中内安定誘導体であるオクトレオチドを用いた研究が挙げられる[7)]。[^{68}Ga] DOTA-オクトレオチドは，実際に髄膜炎患者で検討されており，^{18}F-FDG をトレーサーとした PET や MRI よりも高感度で直径 7 mm の癌を追跡できることが報告されている。癌細胞をターゲットとしたペプチドトレーサーとしては，他にも αVβ3-インテグリンのアゴニストである cyclic RGD 誘導体，GRPR（Human Gastrin-releasing Peptide Receptor）に対するボンベシン，α-MSH（α-melanocyte stimulating hormone）誘導体や hEGF，または EGFR リガンドなどが小動物レベルで検討されている[7, 8)]。一方，Anti-HER2 protein 抗体であるハーセプチンや CEA（carcinoembryonic antigen），または CAM（cell adhesion molecule）に対するモノクロナール抗体や対応する抗原認識フラグメント（minibody）も盛んに検討されており，最近では，mRNA や PNA を用いた研究も報告されるようになってきた[7)]。

さて従来，ペプチドやタンパク質（抗体）の DOTA 標識には，スクシンイミジルエステル試薬がよく用いられてきた（図 1（1））[7, 8)]。しかし，その反応性があまり良くないため，標識するサンプルの反応濃度を高濃度に保たなければならず（10^{-3}～10^{-4} M 程度のタンパク質濃度，10^{-1} の試薬濃度），さらに長い反応時間（室温で 24 時間程度）が必要とされる。標識効率も大抵の場合は良くない（20～30％程度）。このため，多くの例では，4～20 mg 程度の大量の生体高分子サンプルが用いられている。さらに高濃度反応条件下では，無差別に多くのアミノ基が標識されることに起因して，標識サンプルの活性が著しく低下することが大きな問題であった。

我々は，スクシンイミジルエステルに代わる革新的なペプチド・タンパク質の標識プローブとして，独自の高速アザ電子環状反応[14～17)] を用いる新規分子ツールを開発した（図 1（2））[9)]。10^{-7}～10^{-8} M 濃度の不飽和エステルアルデヒドプローブ **1a** をペプチドやタンパク質などのリジン残基と作用させると，緩衝溶液中（pH = 6～9），30 分以内の短い反応時間で，定量的に標識体を与える。本反応は，アミノ基周辺の立体障害に著しく影響を受けるため，リジン残基の ε-アミノ基が *N*-末端アミノ基に優先して速やかに標識化を受ける。さらにこの試薬を用いるとタンパク質表面の反応性の高いリジン残基のみが優先して標識を受けるため，多くの場合，生体高分子サンプルの活性を低下させることがない。リジンアミノ基との標識付加体がリジン残基と同様に正電荷を保持することも，標識サンプルの生物活性を損なわない理由であると考えられる。例えば，10^{-7} M 程度の GFP 抗体や抗 EGFR 抗体に対して，プローブ **1a** を室温で 10～30 分間作用させると，抗原認識能にほとんど影響を与えず Fc 部位の 1～2 個のリジン残基を効率的に標識することできる[9)]。同様に，蛍光色素を持つプローブ **1b-d** を用いると蛍光標識も可能である。

次に本プローブを用いてソマトスタチンのイメージングを検討した。ソマトスタチンに対して 100 当量の DOTA プローブ **1a** を作用させたところ活性に関与しないリジン側鎖のみが標識された。^{68}Ga を導入後，マウスを用いたイメージングを行ったところソマトスタチンが速やかに代謝を受けたためか顕著な臓器集積は認められなかったが，ウサギを用いたところソマトスタチン受容体が発現している膵臓への集積が観測された（図 2）[9]。

細胞表層や細胞外に分泌されるタンパク質のほとんどに糖鎖が結合しており，糖鎖は血中でのタンパク質の寿命などの機能調節に働いている。例えば赤血球の産生を促進するホルモンであるエリスロポエチンでは，糖鎖部が *in vivo* での活性発現に必須である。そこで本プローブを用いて，糖鎖非還元末端のシアル酸がタンパク質の血中内安定性に及ぼす影響を調べた（図 3）[7~9]。糖タンパク質オロソムコイドとシアル酸を除去したアシアロオロムソコイドを各数十マイクログラムを用いて DOTA プローブ **1a** で標識した。次いで，^{68}Ga を DOTA に導入した後，両糖タンパク質トレーサーをウサギに尾静脈注射して，PET 画像を得た（図 3）。糖鎖構造にシアル酸を有するオロソムコイドに比較して，シアル酸の無いアシアロオロソムコイドでは，30 分後に腎臓に集積が観測され，80 分後までに徐々に消失した。また時間経過につれて肝臓から胆嚢への集積が増加しており，胆嚢―腸管経路を経た体外排出ルートが示唆された。以上の結果は，アシアロオロソムコイドが素早く体外排出されることを示しており，これは糖鎖構造における非還元末端に存在するシアル酸が，タンパク質の血中内安定性に寄与することを意味する。またシアル

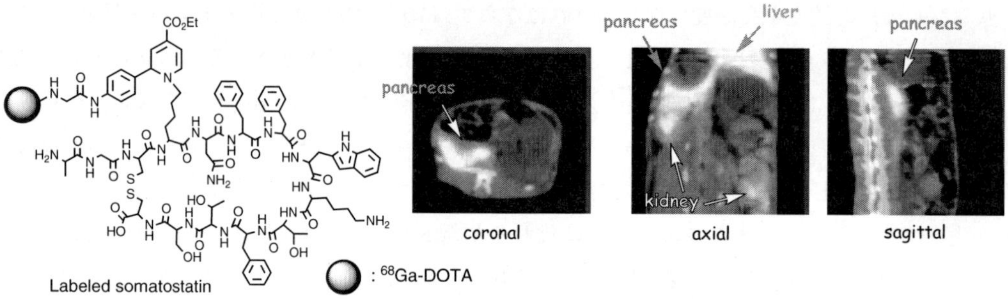

図２　ソマトスタチンの PET イメージング

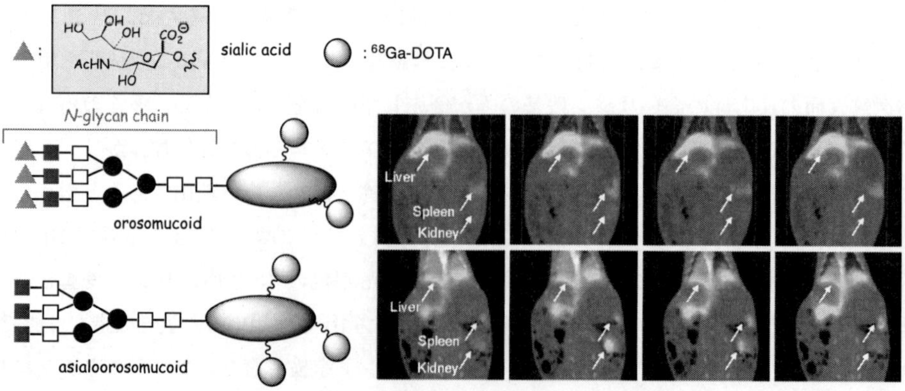

図３　ウサギにおける［^{68}Ga］DOTA 標識糖タンパク質の PET イメージング

酸の無いアシアロオロソムコイドは，脾臓および肺へも集積した。シアル酸含有糖鎖の導入により，糖タンパク質の生体内での半減期が長くなることは古くから報告されてきたが，著者らの知る限り，図3の結果はこれをPETイメージングにより可視化した初めての例である。

3　糖鎖デンドリマープローブの作成とイメージング

糖タンパク質の体内動態は，タンパク質と糖鎖の両部分の構造に依存する。そこで糖鎖部の寄与を評価するため，腎臓からの排出が抑制されるように，球状高分子である糖鎖デンドリマーを合成した。我々は以前にヒスチジン残基を活性化基とする“自己活性化型［3+2］-Huisgen環化反応”を開発しており，この反応を用いることで分子量が5万以上もある世界最大の*N*-結合型糖鎖クラスターの効率的な合成に成功した（*N*-結合型糖鎖は大塚化学㈱からの供与）[13]。さらに得られた糖鎖デンドリマーを用いて，マウスのPETイメージングに供した（図4）。分子サイズは重要であり，複合型バイアンテナリー糖鎖（末端にシアリル（2-6）ガラクトース構造を有する）を4つ含むテトラマーや8つ含むオクタマーでは2時間後にはほとんど膀胱に排出された。ヘキサデカマーにおいては，滞留性が向上し，2時間後に肝臓への集積と血中への滞留が観測された。時間経過につれて膀胱への排出が増加するが，4時間後も同様の集積が認められた。またこの場合は，肝臓から胆嚢への排出過程も観測された。

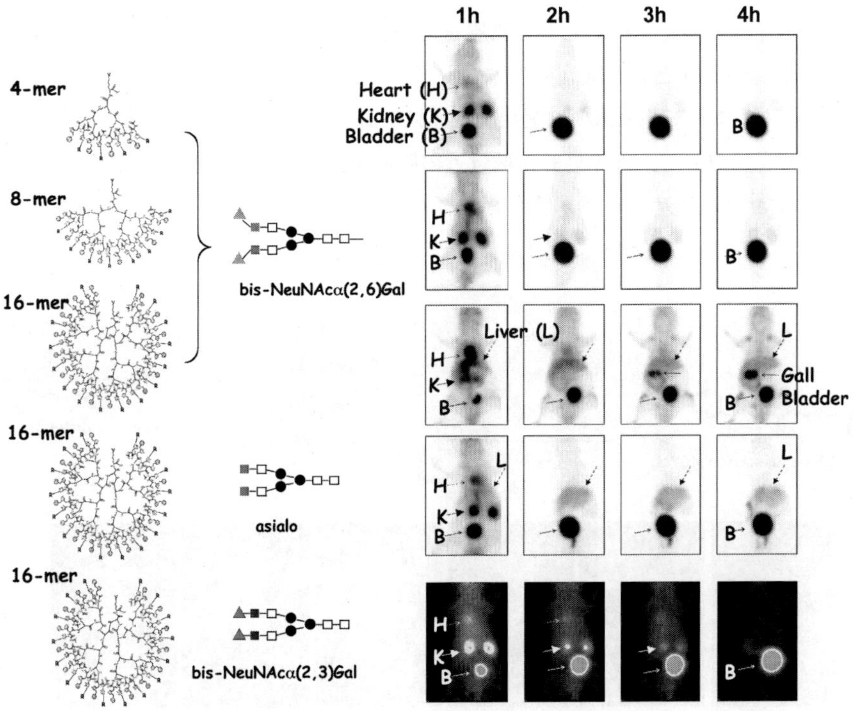

図4　糖鎖デンドリマーのPETイメージング

一方，末端のシアル酸を欠いたアシアロヘキサデカマーにおいては2時間後に肝臓にわずかに集積した他は，ほとんどが膀胱に排出された。このように，ここでもシアル酸が糖鎖の生体内での安定性を増すことが観測された。なお肝臓にはアシアロ糖タンパク質受容体が発現しているので，おそらくデンドリマー末端のガラクトース残基が認識されて肝臓に集積したものと思われる。

興味深いことに，同じシアル酸含有糖鎖でも末端にシアリル（2-3）ガラクトース構造を有するデンドリマーは速やかに膀胱に排出された。シアリル（2-3）ガラクトース構造は血液中に存在するタンパク質には含まれていないので，動物の血液循環システムは末端シアル酸の結合位置を認識していることになる。この結果は今回のイメージング研究で初めて見出された。

同様の動態は蛍光標識糖鎖デンドリマーを用いた蛍光イメージングでも確認された。一方ヒト結腸腺癌 DLD-1 の担癌マウスについて蛍光イメージングを実施したところ，いずれの糖鎖デンドリマーにおいても癌への集積は観測されなかったが，正常マウスでは速やかに排出されたアシアロ型のデンドリマーの滞留性が向上した。またいずれの糖鎖においても脾臓への集積が観測されなかった。このように，癌モデルマウスでは糖鎖の代謝が正常マウスとは全く異なることを見出した。

4　細胞表層の標識と細胞表層糖鎖エンジニアリングと細胞動態の可視化

著者らの分子ツールを用いると，生細胞を簡便に標識できる（図5）[11]。例えば，Glioma C6 細胞に対して，10^{-8} M という低濃度の cy5 蛍光プローブ（**1d**）リン酸緩衝溶液を 37℃で 10 分間作用させるだけで，細胞表層のみ選択的に標識することができる。そこで野生型マウスから抽出したリンパ球に対して，近赤外線領域付近の吸収を持つ cy5 蛍光基で標識し（プローブ **1d**，図5），ヌードマウスに対するインビボ蛍光イメージングを実施した（図5）。その結果，これまでに報告されている細胞のホーミングイメージング結果と比較して，格段に高いコントラストで

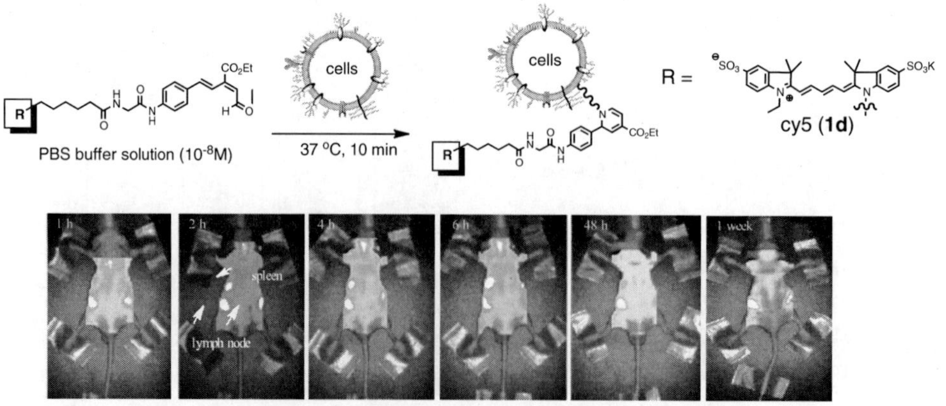

図5　アザ電子環状反応による細胞表層の標識とリンパ球ホーミングの蛍光イメージング

二次リンパ器官である脾臓や腸管膜リンパ節に集積することを可視化することに成功した[11]。一方，DLD-1を移植した癌モデルマウスに対して，同様のイメージングを行ったところ，二次リンパ器官へのホーミングは認められたものの，癌組織への移行は観測されなかった[11]。

同様に高速アザ電子環状反応を用いることにより，細胞表層に対してビオチンや複合型*N*-結合型糖タンパク質糖鎖を簡便に導入することも可能である（図5）[11, 12]。リンパ球に対してプローブ**1d**で蛍光標識化すると同時にシアリル（2-6）ガラクトース型バイアンテナリー*N*-結合型糖鎖を導入したところ，この人工細胞が二次リンパ器官へのホーミングに加えて，癌組織にも集積することが判明した（図6）[12]。上述のように*N*-結合型糖鎖のクラスターは癌組織に集積しない結果を得ており[13]，図6の結果は，*N*-結合型糖鎖とリンパ球表層の両者の機能が細胞表層上で協調的に働いた可能性がある。あるいは*N*-結合型糖鎖を多量に細胞表層に導入したことにより，リンパ球表層のシアル酸結合タンパク質Siglecに作用して，リンパ球の活性化が起こった可能性もある。このように癌組織を標的とする新しい細胞を有機合成反応によって人工的に創り上げた。

5 おわりに

以上，我々のアミノ基標識プローブの設計・開発を基盤とした糖鎖イメージングを概説した。これらのアミノ基標識プローブは，㈱キシダ化学と共同で標識キットSTELLA⁺として開発し，市販化した[18]。将来，本分子ツールが大いに活用され，様々な生体高分子の簡便なイメージング実験を誰もが簡便に実施できる日が来ることを期待する。

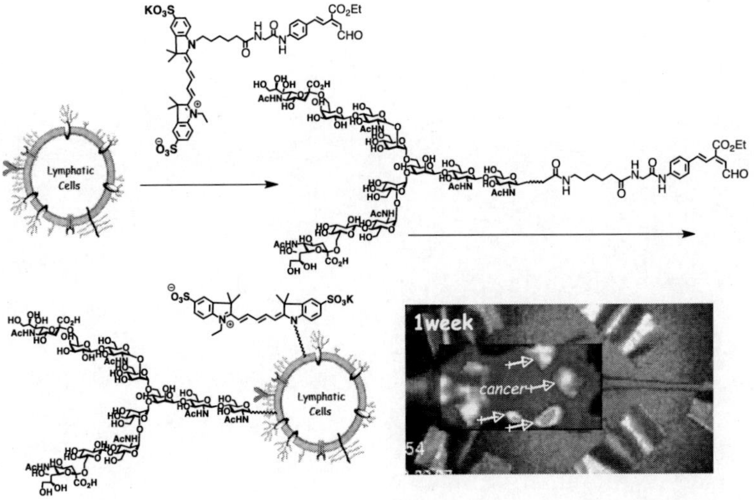

図6 リンパ球の糖鎖エンジニアリングと癌ターゲティング

文　献

1） B. H. Peng, C. S. Levin, *Curr. Pharm. Biotechnol.*, **11**, 555-571（2010）
2） G. Sgouros *et al., Eur. J. Nucl. Med. Mol. Imaging*, **38**（Suppl 1）, S41-S47（2011）
3） 放射性医薬品取り扱いガイドライン
4） ポジトロン核医学利用専門委員会が成熟技術として認定した放射性薬剤の基準（2009 年改定），*RADIOISOTOPES*，**58**，221-454（2009）
5） Y. Sugiyama, S. Yamashita, *Adv. Drug Deliv. Rev.*, **63**, 494-502（2011）
6） 杉山雄一ほか，*Clin. Eval.*, **33**, 649-677（2006）
7） K. Tanaka, K. Fukase, *Org. Biomol. Chem.*, **6**, 815-828（2008）
8） K. Tanaka, K. Fukase, *Mini-Rev. Org. Chem.*, **5**, 153-162（2008）
9） K. Tanaka *et al.*, *Angew. Chem. Int. Ed.*, **47**, 102-105（2008）
10） K. Tanaka, Y. Fujii, K. Fukase, *ChemBioChem*, **9**, 2392-2397（2008）
11） K. Tanaka *et al.*, *Chem. Med. Chem.*, **5**, 841-845（2010）
12） K. Tanaka *et al.*, *J. Carbohydr. Chem.*, **29**, 118-132（2010）
13） K. Tanaka *et al.*, *Angew. Chem. Int. Ed.*, **49**, 8195-8200（2010）
14） K. Tanaka *et al.*, *Tetrahedron*, **55**, 1657-1686（1999）
15） K. Tanaka *et al.*, *J. Org. Chem.*, **66**, 3099-3110（2001）
16） K. Tanaka, S. Katsumura, *J. Am. Chem. Soc.*, **124**, 9660-9661（2002）
17） K. Tanaka, T. Kobayashi, H. Mori, S. Katsumura, *J. Org. Chem.*, **69**, 5906-5925（2004）
18） Labeling kit "STELLA^{+}" is available from Kishida Chemical Co., Ltd., http://www.kishida.co.jp/

【第Ⅳ編　バイオ医薬品の開発事例】

第1章　インスリンアナログ製剤

二宮一敏[*1]，藤倉剛志[*2]，杉井　寛[*3]

1　インスリンアナログ製剤の開発にいたる背景

1921年，BantingとBestによりインスリンが発見され，翌年には臨床使用が開始されたが，初期のインスリン製剤は純度も低く作用動態に影響を与える処方・分子構造上の修飾も何もない，単なるインスリン溶液の状態から始まった。これは現在の速効型インスリン製剤にあたるもので，作用持続時間は6-8時間程度であったため，インスリン作用を切らさないためには，1日3-4回の注射が必要であった。初期のインスリン療法においては，製剤の純度が低く力価が弱いことによる注射液量の大きさと，持続時間が短いことによる頻回の注射が大きな患者の負担であり，太く切れの悪い針と使い勝手の悪い注入器が，この負担をさらに重くしていた。

その後，純度が向上し，中間型・持続型のインスリン製剤が開発され1日あたりの注射回数は減少し，いわゆる従来療法が主流となった。しかし，これが生理学的に望ましいインスリン療法であったわけではない。初期のインスリン療法においても，低血糖を回避しつつ血糖コントロールを良くしていくには，現在の強化インスリン療法によく似た投与法が良いことは，経験的に知られてきていた。ラジオイムノアッセイによるインスリン濃度測定技術の開発により，インスリンの日内変動パターンが解明されると，生理的インスリン補充のために強化インスリン療法の必要性が理論的裏づけを持って重視されるようになった。

各種のインスリン製剤や注入器が開発され臨床使用が可能となり，プロスペクティブスタディー[1, 2]により厳格な血糖コントロールの合併症の発症・進展抑制に対する有効性が認められるにつれて，インスリン強化療法も広がりを見せてきた。しかし，皮下注射という投与経路の制約の中で，ヒトインスリンを用いた製剤によって生理的なインスリン分泌動態を再現するには困難があった。これを克服する手段として，本来，内分泌を前提としている“ホルモン”としての天然のインスリン分子構造に改変を加え，皮下注射による投与という“薬剤”としての使用に都合の良い性質に変える，インスリンアナログの発想が生まれた。これは従来の添加剤や製剤化条件の工夫による方法論とは一線を画した，全く新しい発想による製剤開発である。本稿では，このインスリンアナログ製剤の開発とその意義について，ノボ ノルディスク社の製品を事例とし

＊1　Kazutoshi Ninomiya　ノボ ノルディスク ファーマ㈱　人事総務本部　FTD部
営業研修グループ　グループマネージャー
＊2　Tsuyoshi Fujikura　ノボ ノルディスク ファーマ㈱　開発本部　開発企画部
＊3　Hiroshi Sugii　ノボ ノルディスク ファーマ㈱　開発本部　本部長

てあげながら解説していく。

2 ヒトインスリン速効型製剤の問題点

健常人のインスリン分泌は夜間および食間の基礎分泌と，食後の追加分泌からなる。この生理的パターンを再現することがインスリン補充療法の目標であるが，速効型インスリン製剤皮下注による最大血中濃度到達時間（T_{max}）は90分程度と遅く，内因性インスリンの素早い反応とはかけ離れたものである。従って，食事30分程前に投与しなければ十分に期待する効果が得られず，注射時間が拘束されることによるQOL上の問題や，食事の遅れの心配，作用消失が遅いことによる食間低血糖の危険性などが避けられない。

インスリンは製剤中のような高濃度では分子が会合し6量体の状態で存在している（図1）[3]。この点は膵β細胞内に貯蔵されている時も同様であるが，生体内のインスリンは血中に分泌された後，直ちに希釈され乖離してしまうため，作用発現に遅れが生じることはない。しかし，これを外部から皮下注射により投与する場合，6量体のままでは血管壁を通過しにくいため皮下組織から血中への移行が困難であるが，組織間液により希釈されて会合が乖離し，2量体あるいは単量体になると速やかに血液中へ移行する。この希釈に要する時間的遅れが，すなわち吸収の遅れとなっている[3]。生理的インスリン分泌パターンを再現するために，この吸収の遅れを生じない，いわゆる超速効型インスリンアナログが求められた。

3 超速効型インスリンアナログ（insulin aspart）

インスリン分子の構造上，会合に関与している部位は，コンピューターを用いた構造解析など

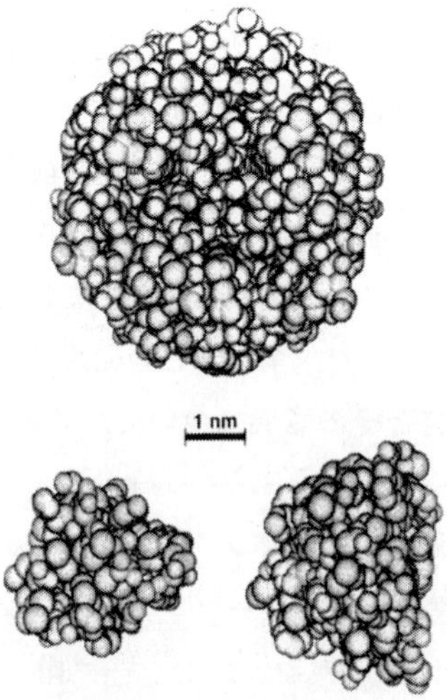

図1 インスリンの単量体（左下），二量体（右下），六量体（上）

により明らかになっている。そこで，会合部位の一部を何らかの方法で修飾し性質を変化させ，会合を阻害したインスリンアナログの作成が考えられた。ノボ ノルディスク社では，ヒトインスリンB鎖28位をプロリンからアスパラギン酸に変換したinsulin aspart（図2）が開発された。この置換により，会合面の相対する部位で電気的に反発が起こり会合しにくい（乖離しやすい）性質となり，皮下注射後，速やかに乖離して血中へ移行し作用発現する超速効型製剤となる。

Insulin aspart皮下注による血中動態[4]を図3に示す。速効型ヒトインスリンに比し，C_{max}で約2倍，T_{max}で約1/2と，すぐれた吸収の速さを示している。Insulin aspartを用いることで，より生理的なインスリン分泌パターンに近い追加インスリンの補充が可能となっている。

Insulin aspartに従来からNPH製剤に用いられているプロタミンを持続化剤として添加し，超速効型と中間型の混合製剤を作ることができる。まず，超速効型画分30％と中間型画分70％による製剤が開発された。この製剤は超速効性と従来の混合製剤におけるNPH部分と同等の持

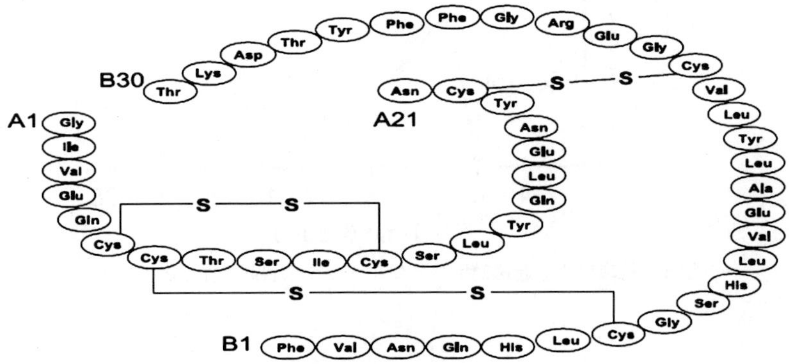

図2　Insulin aspart

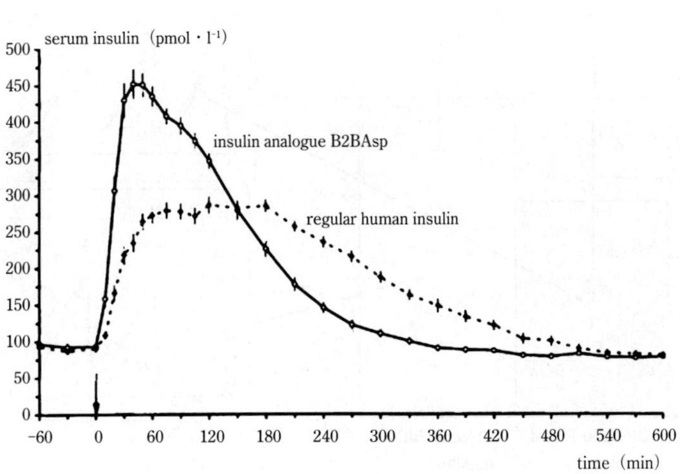

図3　Insulin aspart皮下注による血中動態

続性を併せ持っている。

ヒトインスリン混合製剤においても速効型比率40%や50%の製剤が存在するが，超速効型混合製剤では追加インスリンと基礎インスリンの役割が，より明確になるため，超速効型比率の高い製剤の有用性が考えられた。このような要求に対応して，超速効型50%あるいは70%の高超速効型比率の混合製剤が作られた。T. Heiseらによるグルコースクランプを用いた試験[5]では，図4に示すように，比率による超速効型アナログミックス製剤の作用動態の違いが明確に示されている。超速効型70%製剤の1日3回投与では，健常人の生理的インスリンパターンに類似したプロファイルを得ることができるとの報告もされている（図5，Tsukudaら[6]）。

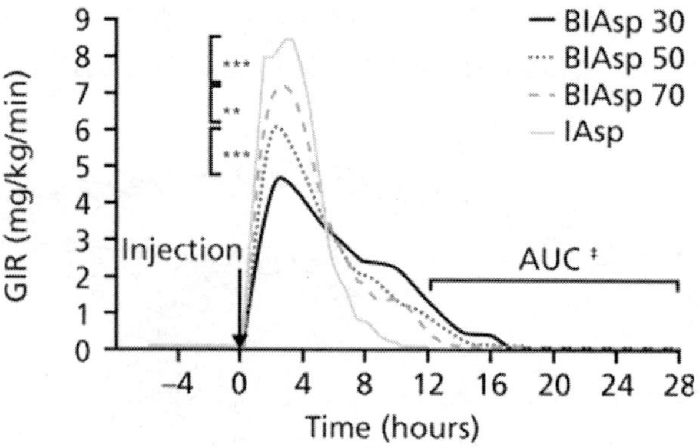

図4　比率による超速効型アナログミックス製剤の作用動態の違い

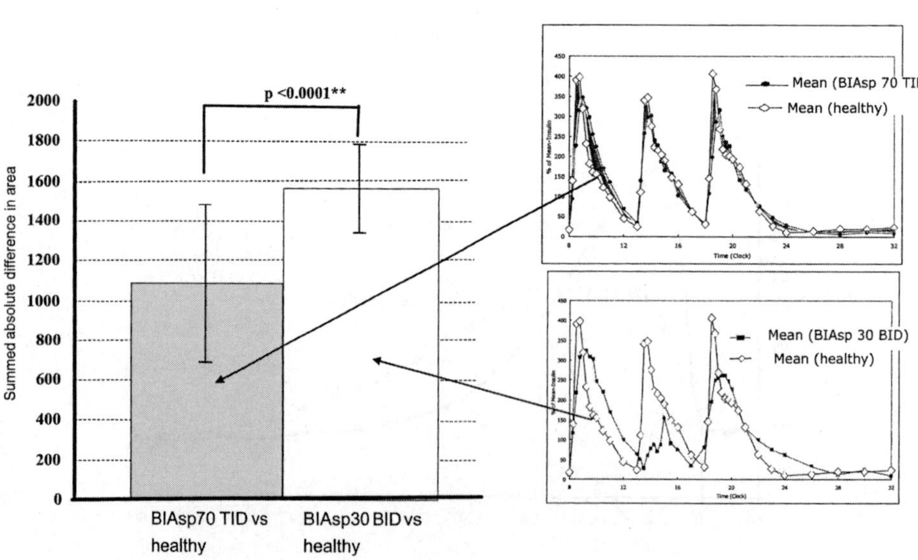

図5　超速効型70%製剤の1日3回投与のプロファイル（健常人との比較）

4　ヒトNPHインスリン製剤の問題点

以前より，基礎インスリン補充の目的で使用されていたヒトインスリン製剤は，中間型のNPH製剤が中心であった。NPH製剤はペン型注入器で使用できることもあり広く用いられてきたが，①懸濁操作が煩雑である，②基礎インスリン補充には持続時間が不十分である，③作用動態にピークを有するため就寝前投与での夜間低血糖が問題となって十分な増量ができない，などの問題点が指摘されていた。

超速効型インスリンアナログが開発されると，より生理的な追加インスリンの補充が可能となった。一方，従来のヒトインスリンでは作用の裾野が長いために，注射間隔の短い部分では裾野が重なって基礎インスリンの不足が表面化しにくかったが，超速効型では作用の消失が早いため，基礎インスリンの不足がより明確に問題となってきた。これに答えるべく，より優れた基礎インスリン補充用の製剤が求められた。すなわち，懸濁が不要で，より持続時間が長く，作用に明確なピークのない製剤の開発である。

5　持効型インスリンアナログ（insulin detemir）

Insulin detemirは，これらの問題点に対応し，より基礎インスリン補充に適する特性を目指した，持効型インスリンアナログ製剤である。

Insulin detemirは，ヒトインスリンのB鎖30位を取り外し，29位のリジンに炭素原子14個の直鎖飽和脂肪酸であるミリスチン酸をつけた構造となっている（図6）。

持続性は，脂肪酸部分に生じる疎水性相互作用により6量体同士が引き合いダイヘキサマーを形成することと，脂肪酸部分とアルブミンとの結合により生じる。ダイヘキサマーおよびアルブミンと結合した状態は，その大きさから血管壁の通過を困難とする。それにより，まず注射後に皮下でダイヘキサマーの形成，アルブミンとの結合により血中への移行が遅延し，さらに血中でもアルブミンと結合することで，組織への分布が安定し作用発現がさらに遅延するものと考えられる。また，溶解している製剤であるためカートリッジ化も容易で，懸濁に関する問題はない。

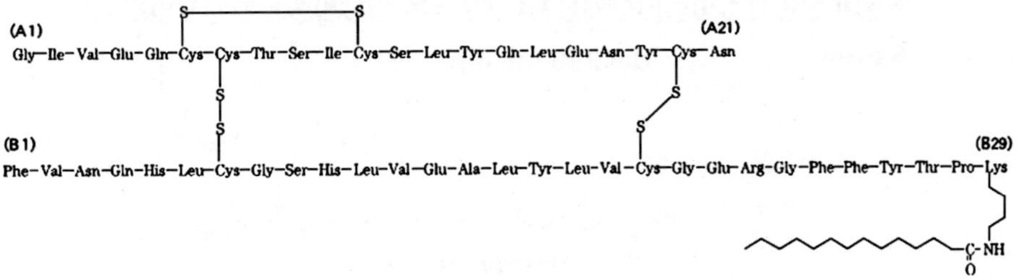

図6　Insulin detemir

Insulin detemirは組織への分布が安定することから，作用動態も安定し予測性・再現性の高い効果を得ることが期待できる。T.Heiseら[7]は，多数例を用いたグルコースクランプによる試験で，従来のNPH製剤や，皮下での結晶化を持続化機序とするinsulin glargineと比べて作用のバラツキが少ないことを示している。

6　次世代の持効型インスリンアナログ（insulin degludec）

前述した従来の持効型インスリンアナログ製剤の臨床使用において，基礎インスリン補充を目指した作用時間の持続化および血中濃度の平坦化が期待されていたが，一部の症例においては作用持続時間が不十分な症例も見受けられた。この問題を克服するため，さらに安定した長い作用持続時間を持つ基礎インスリン補充製剤の開発が望まれた。

Insulin degludecは，ヒトインスリンのB鎖30位を取り外し，スペーサーとしてのグルタミン酸を介しB鎖29位のリジンに炭素原子16個のヘキサデカン二酸をつけた構造となっている(図7)。

この構造によりinsulin degludecでは，脂肪酸部分とアルブミンとの結合に加え，脂肪酸部分に生じる疎水性相互作用により，ダイヘキサマーよりさらに多くの6量体が集まったマルチヘキサマーが形成される。これは，血管壁の透過を従来の持効型インスリンアナログ製剤よりさらに遅らせ，より長く安定した持続性を生じる。このマルチヘキサマーの形成は皮下投与後に，共存する保存用添加物フェノールの濃度が減少することによって促進されると考えられている。Insulin degludecはこれまで実施された臨床試験により24時間以上の作用持続時間が得られるとともに，反復投与によりフラットな作用動態が示された（図8，9)。これは，基礎インスリン補充に際して，従来の持効型インスリンアナログ製剤に比較し，優れた特性と考えられる。

Insulin degludecは前述したinsulin aspartと共存が可能なため，超速効型インスリンアナログとの混合製剤を作ることが可能である。これによって，1回の注射で追加分泌と基礎分泌

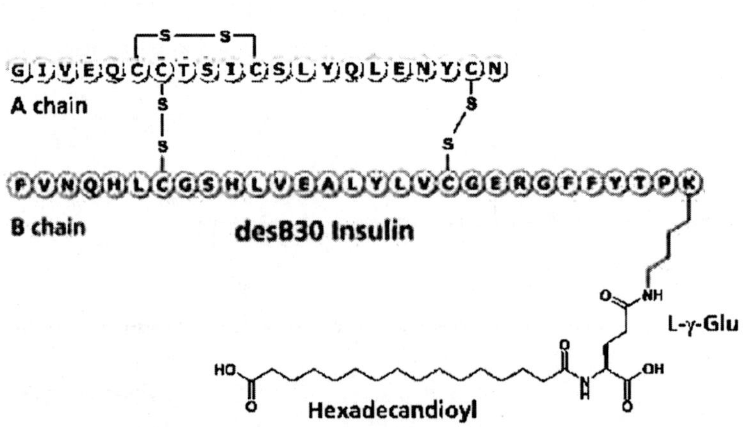

図7　Insulin degludec

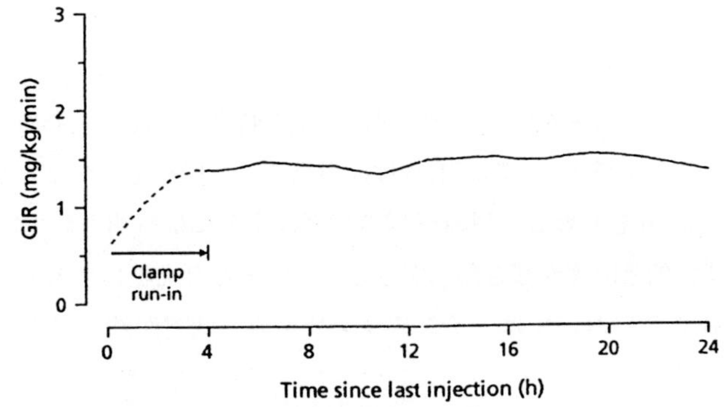

図８　Insulin degludec の作用持続時間

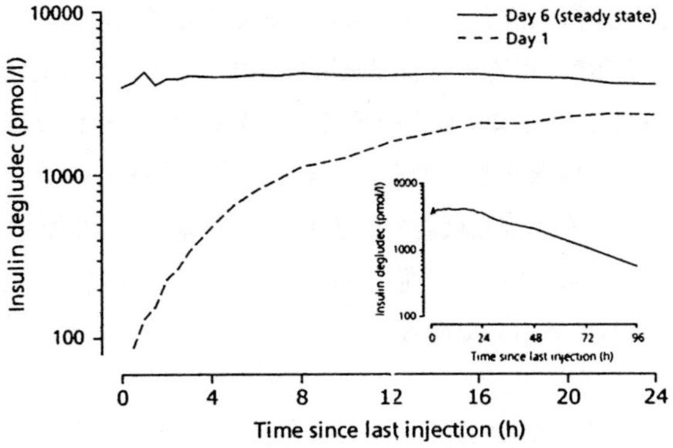

図９　反復投与によるフラットな作用動態

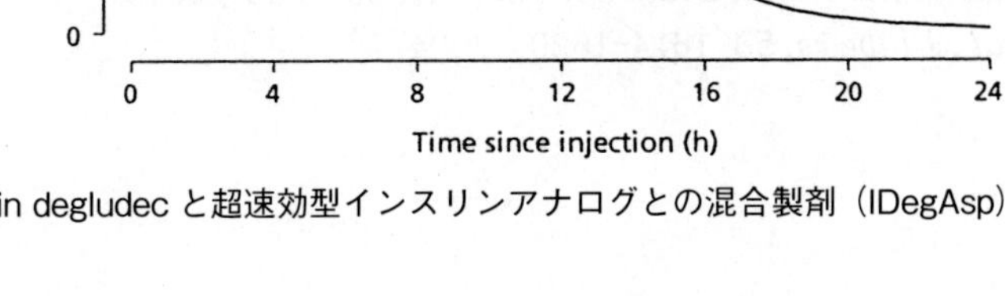

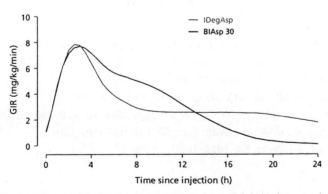

図10　Insulin degludec と超速効型インスリンアナログとの混合製剤（IDegAsp）の作用動態

について従来の混合製剤よりも明確に区別した補充療法が可能と考えられる（図 10）。Insulin degludec とその insulin aspart との混合製剤は現在臨床試験実施中で，集積されたデータを待ちたいと思う。

7 結びに

糖尿病はインスリン分泌の絶対的または相対的不足を特徴とする疾患である。糖尿病治療の目標は，血糖コントロールを是正し，糖尿病合併症の発症，進展を阻止することである。日本人の糖尿病患者のうち，95％を占める２型糖尿病の病因は完全には解明されていないが，環境的な要因，生活習慣，遺伝的素因等が複合的に関与し，慢性的な高血糖に至ると考えられている。特に日本人２型糖尿病患者においては，インスリン分泌能の低下が欧米の患者に比べ顕著であることが知られている。

今後のインスリンアナログ開発に求められる条件は，低血糖を抑えつつ体重増加なく，血糖を長期にわたって安定的，持続的に改善することはもとより，血中動態に個人差が少なく，よりフラットなプロファイルを示す，溶解性の高い製剤であることである。このような製剤であれば治療予後の予測や管理が可能で，多くの患者で服用コンプライアンスに問題なく糖尿病治療の短期的な目標（HbA_{1C} 6.5％未満）をより多くの患者で達成できるようになることが期待される。さらに日本人の２型糖尿病の病態を考慮すると，単剤もしくは他のユニークな作用機作を持つ薬剤と組み合わせることで，膵β細胞機能の改善および血糖降下作用を体重増加をきたす事なく長期間維持し，合併症の発症およびその進展抑制という糖尿病治療の長期的目標をも実現させる薬剤や治療法の開発を期待するものである。

文　献

1）The DCCT Research Group, *N. Engl. J. Med.*, **329**, 977-986（1993）
2）Y. Ohkubo, H. Kishikawa, E. Araki *et al.*, *Diab. Res. Clin. Prac.*, **28**, 103-117（1995）
3）J. Brange *et al.*, *Diabetes Care.*, **13**, 923-954（1990）
4）L. Heinemann *et al.*, *Diabetic Medicine*, **13**, 683-684（1996）
5）T. Heise *et al.*, *Diabetes Technology & Therapeutics*, **10**, 479-485（2008）
6）K. Tsukuda *et al.*, *J. Japan Diab. Soc.*, **53**（4）, 237-246（2010）
7）T. Heise *et al.*, *Diabetes*, **53**, 1614-1620（2004）

第2章　持続性ソマトスタチンアナログマイクロスフェア型徐放性製剤

～サンドスタチン®LAR®筋注用の開発事例～

出村信隆*

1　はじめに

1973年，ソマトスタチンはヒツジ視床下部より成長ホルモン（GH）分泌抑制因子として精製，同定された[1)]。その後ソマトスタチンはGHばかりでなく，インスリン，グルカゴン，ガストリン，セロトニンなど様々なホルモンや神経伝達物質の放出を抑制することが報告され[2～4)]，その臨床応用に興味がもたれた。しかしながら，ソマトスタチンの血中半減期は2～3分ときわめて短く，臨床応用は事実上不可能であった[5)]。

そこで，ソマトスタチンの生理活性を有しながら臨床応用可能な血中半減期をもつソマトスタチンアナログの探索が開始された。オクトレオチドは，ソマトスタチンの生理活性に必須の構造であるアミノ酸配列（Phe-Trp-Lys-Thr）とS-S結合により形成される環状構造を有し[6, 7)]，N末フェニルアラニンとトリプトファンをD型化し，C末スレオニンを水酸化修飾したオクタペプチドである（図1）[8)]。この構造改変により，オクトレオチドの血中消失半減期は100分を越え，臨床応用が可能となった[6, 9, 10)]。

ヒトソマトスタチン受容体サブタイプ（hsst1～hsst5）[11)]に対するソマトスタチンの50％阻

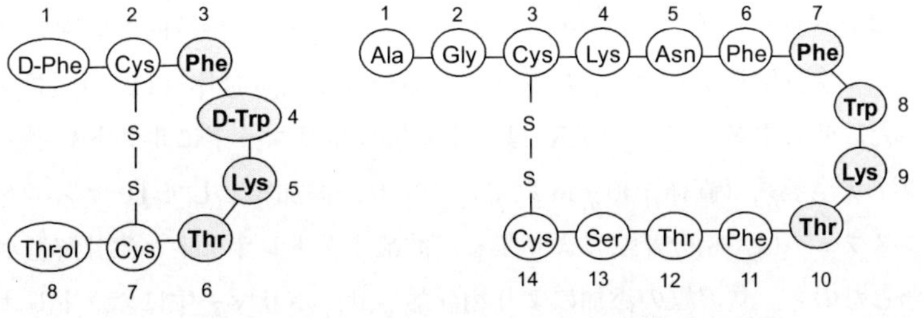

図1　オクトレオチドとヒトソマトスタチンのアミノ酸配列
オクトレオチドは，ソマトスタチンの生理活性に必須のアミノ酸配列（Phe-Trp-Lys-Thr）とS-S結合を保持する環状ペプチドである。N末端Pheと4番目TrpをD型とし，C末端Thrに水酸化修飾をほどこすことで臨床応用可能な血中半減期となった。Phe：フェニルアラニン，Cys：システイン，Trp：トリプトファン，Lys：リシン，Thr：スレオニン，Ala：アラニン，Gly：グリシン，Asn：アスパラギン，Ser：セリン

＊　Nobutaka Demura　ノバルティス ファーマ㈱　開発本部　探索開発部　前臨床開発グループマネージャー

害濃度（IC50 値）は 0.16 nM から 1.7 nM の範囲にあるが，オクトレオチドの IC50 値は hsst2 に対し 0.19 nM と高い親和性を示し，hsst3 及び hsst5 に対しては中程度であり（それぞれ 35 nM と 32 nM），hsst4 に対する親和性は低い（＞ 1,000 nM）[12]。オクトレオチドは，下垂体からの病的な GH の過剰分泌，あるいは消化管膵内分泌系からのペプチド，生理活性アミン及びセロトニンの過剰分泌を抑制する。オクトレオチドの GH，グルカゴンあるいはインスリンの分泌抑制作用はソマトスタチンより強力であり，かつ選択的である[13]。これらの薬理学的プロフィールより，オクトレオチドが様々な内分泌系及び消化器系障害に対し治療薬として応用することが考えられた[14]。

わが国では 1989 年 3 月，酢酸オクトレオチド製剤としてサンドスタチン®注射液が「消化管ホルモン産生腫瘍に伴う諸症状の改善」で承認され，1991 年 6 月には「先端巨大症・下垂体性巨人症における成長ホルモン，ソマトメジン-C 分泌過剰状態及び諸症状の改善」が承認追加された。サンドスタチン®注射液は，消化管ホルモン産生腫瘍（VIP 産生腫瘍，カルチノイド症候群の特徴を示すカルチノイド腫瘍，ガストリン産生腫瘍）に対しホルモン分泌とともに下痢等の症状を抑制し，先端巨大症・下垂体性巨人症に対しては血中 GH 及び IGF-Ⅰ（ソマトメジン-C）を減少させ，頭痛，関節痛，手根管症候群等を改善する。しかしながら，患者は毎日 2～3 回の皮下注射を余儀なくされ，その精神的，身体的負担は重く，コンプライアンスや治療受容性の低下が重要な問題として指摘されていた。これらの問題点を踏まえ，患者のコンプライアンスや治療受容性の向上を目的に，酢酸オクトレオチドの長期間にわたる持続的放出を可能とするマイクロスフェア製剤が開発された。

2　非臨床成績

サンド社（現ノバルティス ファーマ社）は，長期間にわたり持続的な薬物放出を可能とする徐放化基材として生分解型ポリマー（乳酸・グリコール酸共重合体（11：9）グルコースエステル）を開発した。サンドスタチン®LAR®は，生分解型ポリマー中にオクトレオチドを内包するマイクロスフェア型製剤（直径 130 μm 以下）であり，添加物として D-マンニトールを含有する。マイクロスフェアは，相分離法により製し，酢酸オクトレオチドと生分解型ポリマーを溶液中で溶解混合したのち，貧溶媒の添加により相分離させ，ポリマー中にオクトレオチドを内包させる。製したマイクロスフェアに D-マンニトールを添加混合し，乾燥工程処理を経てバルクマイクロスフェア（懸濁液注射用粉末製剤）を得る[15]。サンドスタチン®LAR®（10 mg，20 mg，30 mg の 3 製品）は，バイアル入り注射剤粉末であり，カルメロースナトリウムと D- マンニトールを含む専用分散液にて用時懸濁調整し，臀部筋肉内に注射する。

ウサギにサンドスタチン®LAR®を筋肉内投与したとき，投与 2 日目で崩壊は見られないが，22 日目で中央部の空胞化を含む部分的な崩壊が生じる。30 日目で空胞化は顕著となり，60 日目で完全に崩壊した（図 2A）。同様の崩壊過程はラットでも報告されている[16]。ウサギにサンド

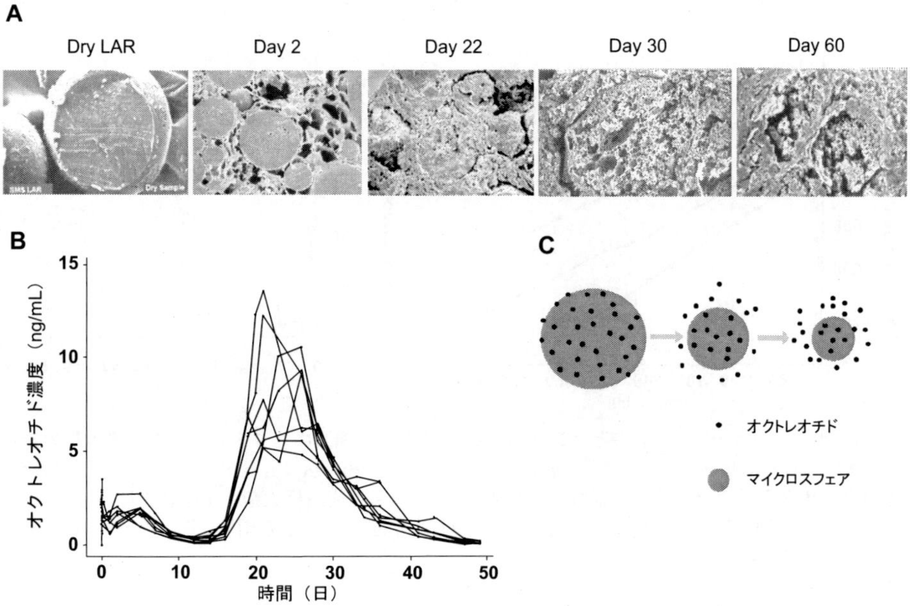

図２　サンドスタチン®LAR®の筋肉組織内の崩壊過程（ウサギ）
A：サンドスタチン®LAR®をウサギに筋肉内投与した２日後，22 日後，30 日後及び 60 日後の組織内マイクロスフェアの走査型顕微鏡写真。B：サンドスタチン®LAR®（5 mg/kg）をウサギに筋肉内投与した後の血漿中オクトレオチド濃度 C：サンドスタチン®LAR®に使用されるマイクロスフェアからオクトレオチドが放出されるメカニズムを示した模式図。

スタチン®LAR®を単回筋肉内投与したときの血中オクトレオチド濃度の推移を図 2B に示した。サンドスタチン®LAR®の投与直後，一過性にオクトレオチド濃度は上昇するがその後低下した。しかしながら，投与 14 日目以降に血中オクトレオチド濃度は持続的に上昇して投与 21 日目で最大レベルに達した。その前後で血中オクトレオチド濃度は 10 ng/mL 前後を維持し，以降次第に低下した[17)]。サンドスタチン®LAR®マイクロカプセルからのオクトレオチドの放出機序は，マイクロスフェア内部への水分子の浸透によるオクトレオチドの拡散と，生分解型ポリマーの加水分解によるマイクロスフェア崩壊に伴う放出と考えられる（図 2C）[18)]。

以上の非臨床成績は，サンドスタチン®LAR®製剤が長期間持続的にオクトレオチドを放出できる徐放化製剤であることを示している。そこでノバルティス ファーマ社は，本製法によるオクトレオチド®LAR®製剤による臨床試験を開始した。

3　臨床成績

健常志願者にサンドスタチン®注射液（50 μg，100 μg，もしくは 200 μg）を単回皮下投与したとき，C_{max} 及び AUC は用量依存的に増大し，血漿中オクトレオチドの T_{max} は 0.5 時間，消失半減期（$T_{1/2}$）は 88～106 分であった（図 3A）[19, 20)]。このようなサンドスタチン®注射液の薬

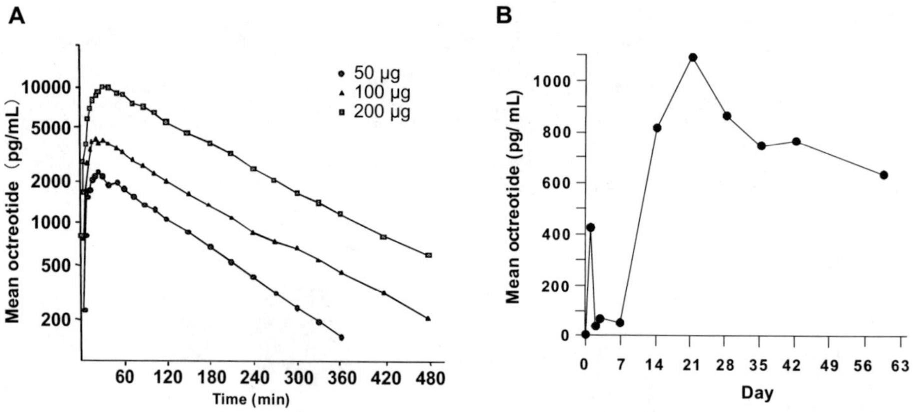

図3　サンドスタチン®注射液とサンドスタチン®LAR®の血清中オクトレオチド濃度推移の比較
A：健常志願者にサンドスタチン®注射液（50，100及び200 μg：n = 8）を単回皮下投与したときの平均オクトレオチド濃度。縦軸は対数表示。B：8名の先端巨大症・下垂体性巨人症患者にサンドスタチン®LAR®（10 mg，20 mg，あるいは30 mg）を単回筋肉内投与したときの平均オクトレオチド濃度。

物動態は，血中オクトレオチド濃度が速やかに上昇する一方で，その消失も早いことを示している。これは，先端巨大症・下垂体性巨人症患者や消化管ホルモン産生腫瘍患者の症状改善を維持するためには，1日数回の皮下投与が必要であることを意味する。

先端巨大症・下垂体性巨人症患者にサンドスタチン®LAR® 10 mg，20 mg，あるいは30 mgを単回筋肉内投与したときの血清中オクトレオチド濃度は，投与1時間で一旦ピークに達するがその後7日目まで減少を続けた。投与14日目で血清中オクトレオチド濃度は再度上昇し，それから以降の4週間は高いレベルが維持された（図3B）。投与14日目から35日目までの平均オクトレオチド濃度は，10 mg投与群，20 mg投与群，及び30 mg投与群でそれぞれ，300 pg/mL，555 pg/mL，及び1,682 pg/mLであった[19, 21]。さらに，4週間に1回のサンドスタチン®LAR®の投与を3回行うと，血清中オクトレオチド濃度は安定状態となる[22]。以上の薬物動態の成績は，サンドスタチン®注射液からサンドスタチン®LAR®に切り換えた場合，1ヵ月当り60〜90回の皮下投与が，4週間に1回の筋肉内投与に置き換えられ，かつ同等の有効性が得られること示唆する。

サンドスタチン®注射液の有効性及び忍容性が確認された先端巨大症・下垂体性巨人症患者（n = 13）を対象として，サンドスタチン®注射液をウォシュアウトした後，サンドスタチン®LAR® 30 mgを単回筋肉内投与し，血中オクトレオチド濃度とGH濃度を測定した。サンドスタチン®LAR®の投与7日目までGH濃度は高値であったが，投与14日目で2 μg/L以下に達し，少なくとも42日目までその水準は維持された[23]。一方，血中オクトレオチド濃度は，7日目までは一定しなかったが，14日目で600 pg/mLを越え，このレベルは42日目まで持続した（図4）[19, 24]。先端巨大症・下垂体性巨人症患者において，600 pg/mL以上の血中オクトレオチド濃度が維持できれば，GH濃度を2 μg/L以下でコントロールすることが可能であり，サンドスタ

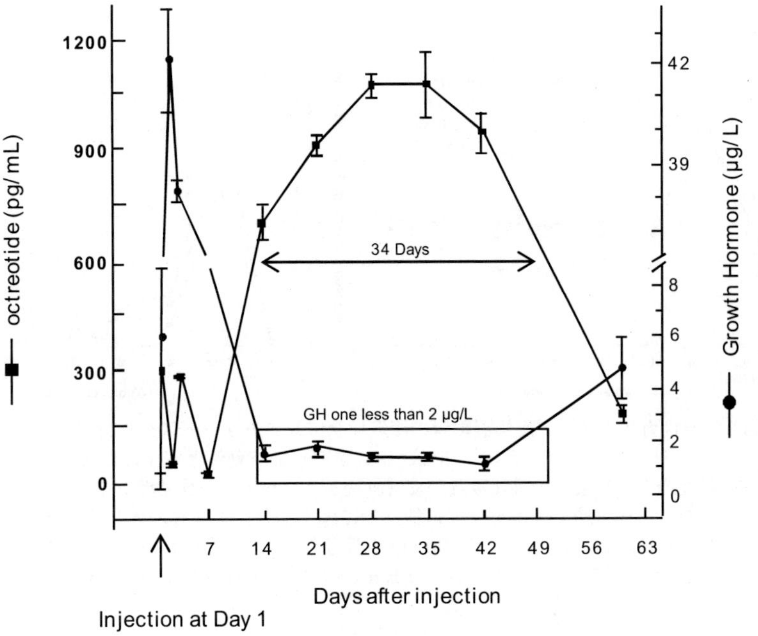

図4　サンドスタチン®LAR®の単回投与後の血清オクトレオチド及びGH濃度
先端巨大症・下垂体性巨人症患者にサンドスタチン®LAR® 30 mgを単回投与したのちの12時間の血清オクトレオチド及びGHの平均濃度を示す。データは平均値±標準偏差（n = 13）。

チン®LAR®の場合，単回投与でも臨床的に意味のある血中オクトレオチド濃度が4週間持続することが示された。

サンドスタチン®注射液の有効性及び忍容性が確認された悪性カルチノイド症候群患者を対象としたときの，サンドスタチン®LAR®の有効性を図5に示した。患者はスクリーニング期間にサンドスタチン®注射液（SC製剤）が投与され，そののちウォシュアウトされた。このためベース期では排便数と皮膚紅潮エピソードは増加する。こののち，患者を4群に分けサンドスタチン®LAR®（10，20，30 mg）もしくはサンドスタチン®注射液を24週間投与した。糞便数に関しては，サンドスタチン®LAR®20 mg投与群が最も少なく，同10 mg及び30mg群はサンドスタチン®注射液と同程度であった（図5A）。皮膚紅潮エピソードは，各投与群の間で明らかな差異は見られなかった（図5B）[19]。サンドスタチン®LAR®とサンドスタチン®注射液の忍容性はいずれも良好であり，共通した有害事象は消化器系異常であった[25]。

4　おわりに

オクトレオチドはhsst2，hsst3及び／もしくはhsst5の活性化を介してGH，グルカゴン，インスリン，セロトニン，及び各種の消化液分泌を抑制する。このような薬理学的作用機序を介して，サンドスタチン®注射液は，消化管ホルモン産生腫瘍患者や先端巨大症・下垂体性巨人症

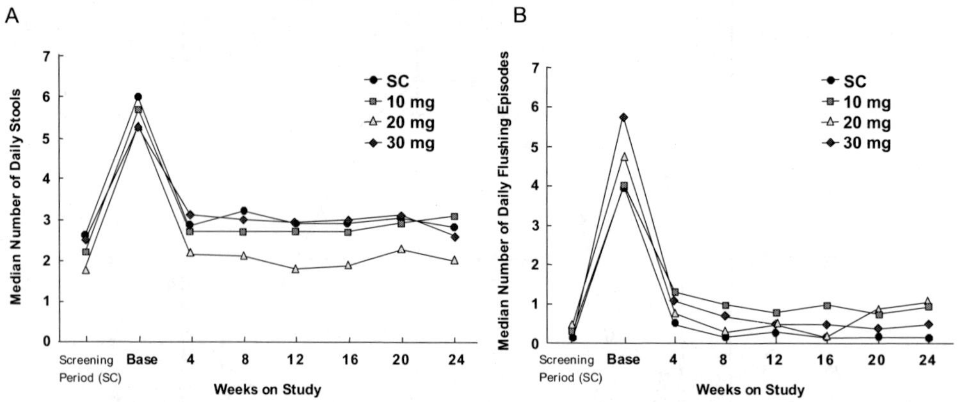

図５　悪性カルチノイド症候群患者の臨床症状に対するサンドスタチン®LAR®の効果

スクリーニング期でサンドスタチン®注射液（SC 製剤）の有効性と安全性が確認された悪性カルチノイド症候群患者を対象に，排便数及び皮膚紅潮エピソードに対するサンドスタチン®LAR®の効果を検討した。ベース期で患者を4群に振り分け，それぞれサンドスタチン®注射液，サンドスタチン®LAR® 10 mg，20 mg，もしくは 30 mg を投与した。A：悪性カルチノイド症候群患者（47 症例）の1日当たりの排便数中央値。B：同患者 33 症例の1日当たりの皮膚紅潮エピソード中央値。

患者，あるいは神経内分泌腫瘍患者に対し，各種ホルモンの過剰分泌による症状を改善する。しかしながら，日々のサンドスタチン®注射液の頻回投与は，患者に精神的，身体的に重い負担を与えていた。そこで，薬剤としての有効性と安全性プロフィールに影響を与えることなく，投与回数を劇的に減少できる製剤開発が開始された。

サンドスタチン®LAR®の国内外の臨床試験成績より，サンドスタチン®LAR®の有効性はサンドスタチン®注射液と同程度であり，安全性においても違いのないことが示された[24, 25]。サンドスタチン®注射液では1ヵ月当り 60〜90 回の投与を必要としたが，サンドスタチン®LAR®では4週間に1回の筋肉内投与で，それと同等の有効性が確保され，安全性プロフィールも変わるところはない。

サンドスタチン®注射液からサンドスタチン®LAR®への切り替えにより，患者の精神的，身体的負担は著しく軽減され，治療受容性やコンプライアンスは向上した。酢酸オクトレオチドのマイクロスフェア型徐放性製剤であるサンドスタチン®LAR®は，臨床的に意義のある製剤開発の成功例のひとつと言える。

文　　献

1) P. Brazeau *et al.*, *Sci.*, **179**, 77 (1973)
2) S. R. Bloom *et al.*, *Lancet*, **2** **(7889)**, 1106 (1974)
3) D. J. Koerler *et al.*, *Sci.*, **184**, 482 (1974)
4) S. Reichlin, *New Eng. J. Med.*, **309**, 1556 (1983)
5) Y. C. Patel *et al.*, *Endocrinol.*, **112**, 220 (1983)
6) W. Bauer *et al.*, *Life Sci.*, **31**, 1133 (1982)
7) W. Vale *et al.*, *Metab.*, **27** (9 Suppl 1), 1391 (1978)
8) 出村信隆，化学療法の領域，**21** **(7)**，1013 (2005)
9) P. Chanson *et al.*, *Clin. Pharmacokinet.*, **25** **(5)**, 375 (1993)
10) A. G. Harris, *Gut*, **35** (3 Suppl), S1 (1994)
11) Z. Csaba *et al.*, *Neuropept.*, **35**, 1 (2001)
12) C. Viollet *et al.*, *Fundam. Clin. Pharmacol.*, **9**, 107 (1995)
13) W. A. Murphy *et al.*, *Biochem. Biophys. Res. Commun.*, **132**, 922 (1985)
14) F. Chen *et al.*, *Regul. Pept.*, **44**, 285 (1993)
15) 落合清ほか，*Drug Delivery System*，**22** (5)，22 (2007)
16) G. E. Visscher *et al.*, *J. Biomed. Mater. Res.*, **22**, 733 (1988)
17) E. Comets *et al.*, *J. Control. Release*, **59**, 197 (1999)
18) 落合清，化学療法の領域，**21** (8)，1163 (2005)
19) N. Demura, Biodrug Delivery Systems Fundamentals, Applications, and Clinical Development, p.394, Informa Health (2009)
20) K. Kutz *et al.*, *Scand. J. Gastroenterol.*, **21** (Suppl. 119), 65 (1986)
21) P. M. Stewart *et al.*, *J. Clin. Endocrinol. Metab.*, **80** **(11)**, 3267 (1995)
22) P. Grass *et al.*, *Metab.*, **45** (8 Suppl 1), 27 (1996)
23) M. Mercado *et al.*, *Clin. Endocrinol. (Oxf)*, **66**, 859 (2007)
24) I. Lancranjan *et al.*, *Metab.*, **45** (8 Suppl 1), 67 (1996)
25) J. Rubin *et al.*, *J. Clin. Oncol.*, **17**, 600 (1999)

【第Ⅴ編　投与デバイスの開発事例】

第1章　インスリン自己投与デバイスの開発

二宮一敏[*1]，藤倉剛志[*2]，杉井　寛[*3]

1　ノボ ノルディスク社のインスリン自己投与デバイス開発までの背景

インスリン製剤の登場から現在に至るまで，その実用的投与法は基本的に注射であり，非注射投与法はいまだ市場で成功するレベルには達していない。注射に伴う痛みや，その準備，使用する製剤・用具等の携帯と操作の煩雑さは，現在もインスリン使用患者のコンプライアンスとQOLにおいて重要な問題である。

インスリン製剤は，動物膵からの抽出による製剤から遺伝子組換えヒトインスリン製剤，さらに臨床において有用な性質を持たせるため，分子構造に修飾をおこなったインスリンアナログ製剤に至るまで，純度等の問題も含めて大きく進歩してきた。また最初に誕生したレギュラーインスリン（現在の速効型にあたる）である溶解インスリン製剤に加え，種々の化学的方法により作用時間を延長した中間型・持続型製剤や混合製剤，インスリンアナログによる超速効型製剤や持効型製剤の開発も行われ，現在多種類の高純度な製品が臨床に使用されている。しかし，上記のコンプライアンスやQOLの問題を考えるとき，製剤の進歩はその片面に過ぎず，自己投与デバイスの進歩は，もう一つの非常に重要な側面である。

インスリン開発初期には，現在の注射器に比べ，はるかに大きな金属製の注射器が用いられていた。当時のインスリン製剤は純度が低く力価が弱いため注射液量も大きかったが，剤型も溶解インスリン製剤のみであり，1日3～4回の投与が必要であった。すでにこの当時，少しでも負担を減らすために，毎回インスリン液を吸引する手間を省こうとの工夫が見られ，1924年には現在のペン型インスリン自己投与デバイスの祖先とも言うべき器具「ノボシリンジ」（写真1）が作られていた。

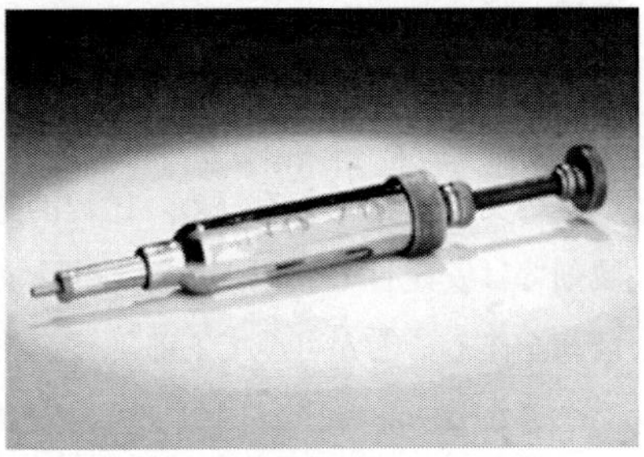

写真1

その後，種々の中間・持続型製剤の開発により，1日投与回数は減少し，頻回の注射に伴う負担は軽減され，1日1-2回注射の，いわゆる従来療法が主流となってきた。また注射器も改良され，ガラス製注射器，プラス

＊1　Kazutoshi Ninomiya　ノボ ノルディスク ファーマ㈱　人事総務本部　FTD部
営業研修グループ　グループマネージャー
＊2　Tsuyoshi Fujikura　ノボ ノルディスク ファーマ㈱　開発本部　開発企画部
＊3　Hiroshi Sugii　ノボ ノルディスク ファーマ㈱　開発本部　本部長

ティック製のディスポーザブル注射器が用いられるようになり，前述のような器具の開発は忘れられたかに見えた。しかしラジオイムノアッセイの開発などホルモン測定技術の進歩により，血中インスリンの生理的分泌動態が知られ，厳格な血糖コントロールを実現するには，生理的動態を模倣するための頻回注射を伴う強化インスリン療法の必要性が叫ばれるようになった。これに伴い，再び簡便な注射器具の要望が高まり，インスリン自己投与デバイスの開発が開始された。

2　ペン型インスリン注入システムの開発

強化インスリン療法を現実的なものとするためには，携帯性に優れ，より操作が簡便なインスリン注入器具が要望された。これに対応しノボ ノルディスク社は，インスリン製剤をカートリッジ化してペン型の注入器に装填し，注射針のみを使い捨てとすることで，携帯に便利で注射に伴う煩雑さを軽減した，ペン型インスリン注入システムを開発した。

2.1　ペンフィル製剤の開発

インスリン製剤を注入器具に装填し分割使用するためには，インスリン液の容器を容積が可変でかつ密閉されたものとする必要がある。これは注射筒とバイアルの両方を兼ねた，片側にバイアルのようなゴム栓を持ち，もう片側がゴムピストンとなっているガラス製のカートリッジに，高濃度（100 単位／ml）のインスリン液を充填することで実現できた。インスリン製剤の中で，速効型製剤は溶解インスリン液であるため，カートリッジ化は容易であった。しかし中間型製剤や速効型と中間型の両方を含有する混合製剤は懸濁製剤であるため，容積の小さなカートリッジ（当初は 1.5 ml であった）内で懸濁させるための工夫を必要とした。開発当時，レンテ系製剤として広く使用されていた亜鉛懸濁製剤は，その結晶粒子が比較的大きく，小さなカートリッジ内では一様な懸濁が困難であること，また結晶が弱く崩れやすいことなどからカートリッジ化には不適であった。

一方，もう一つの広く使用されていた中間型製剤である NPH 製剤は，その結晶粒子がより小さく細長い形状であるため，比較的懸濁がしやすくカートリッジ化に適していた。また亜鉛懸濁製剤では安定性の問題から速効型との混合後の保存ができないが，NPH 製剤では安定した混合製剤を作ることが可能である。

小さなカートリッジ内で十分に懸濁液を混和するために，さらなる工夫がなされた。中間型製剤および混合製剤のカートリッジ内には，ちょうど万年筆のインクカートリッジに金属球が入れてあるように，インスリンカートリッジ内にガラス球を入れており，これを転がすことで懸濁液を混和するようになっている。こうして開発されたインスリンカートリッジ製剤は，ペンに装填して使用することから「ペンフィル製剤」と名づけられた。現在ペンフィル製剤には，各種インスリンアナログ製剤をはじめ，様々な種類がそろい，多様なインスリン療法に対応が可能となっている。

2.2 ノボペンシステムの開発

このカートリッジを装填する注入器具はまさにペン型の形態で，先端に使い捨ての注射針を取り付けて，末端のボタンをノックすることでインスリン液を注入する機構となっている。日本で1988年に導入された最初のペン型自己投与デバイス「ノボペン」（写真2）は，1ノックで2単位を注入する機構であったが，ノックの操作が注射単位数の多い患者さんでは煩雑であること，2単位刻みでしか投与量が調節できないことが問題として指摘された。その後，投与単位数が多い場合も，ダイヤルで設定した単位を1ノックで投与できる「ノボペンⅡ」が開発された。ノボペンⅡは，単位設定がいまだ2単位刻みであり，操作も単位設定時と注射時に切り替え操作が必要になるなどやや複雑なため，さらなる改良が要望された。そして，「ノボペンⅢ」が1993年に導入された。ノボペンⅢは，ノボペンⅡに比べ操作もシンプルであり，ダイヤルで1単位刻みに投与量を設定し1ノックで注射することができる。その後，このノボペンⅢと基本的に同じ機構で，カートリッジ交換頻度を半減するために，3 ml（300単位）のカートリッジを装填する「ノボペン300」が開発され，当初の「ノボペンⅢ」と1.5 mlカートリッジに取って代わった。現在ノボペンは，さらなる改良を加えられ，ダイヤルを回しすぎた際にも簡単に逆戻しができるなど，後述の「フレックスペン」に匹敵する使いやすさと，詰め替えタイプとしての頑丈さを併せ持つ「ノボペン4」（写真3）となっている。

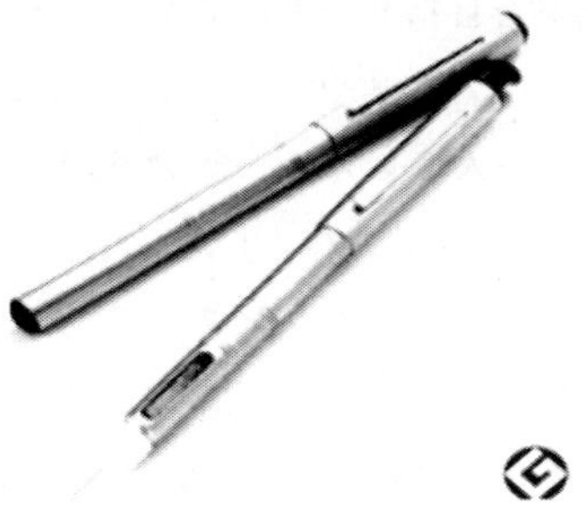

写真2

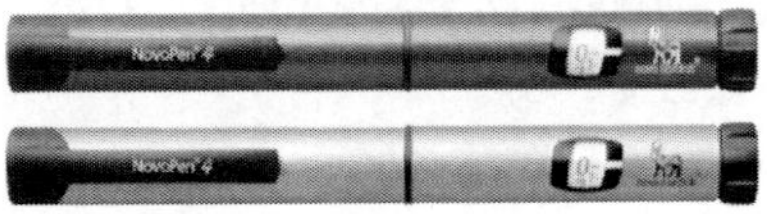

写真3

3　プレフィルドタイプデバイス

前述のノボペンシステムは，インスリンカートリッジが空になれば交換の操作を必要とする。このカートリッジ交換に際しての再度の組み立て操作が煩雑であると感じる例は少なくない。また，交換・組み立てに際してヒューマンエラーなどが起こりやすいことも無視できない。そこで，あらかじめインスリンカートリッジが装着されたプレフィルド方式の「ノボレット」（写真4）が平行して開発され1994年に導入された。

ノボレットは，最初からインスリンカートリッジが装着されており，空になればデバイスごと廃棄するため，器具の組立てや，カートリッジ交換の必要がない。投与量の設定は目盛りのついたキャップを回すことで行い，使い捨て注射針を装

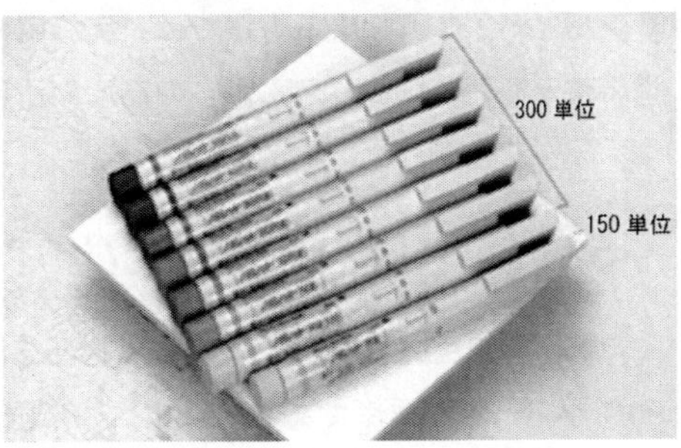

写真4

着し注入ボタンを押すだけで注射できる。本体はプラスティック製で軽量であり携帯にも便利であった。多種類となった製剤別の色分けを注入ボタンにほどこすことで視認性を高めており，さらに視力障害者への配慮として，指で触れることで識別できるように，注入ボタンの底部に種類別の凹凸がつけられていた。現在ではノボレットに代わり，これらの特徴を踏襲した上で，さらなる改良をした製品として，「イノレット」（写真5），「フレックスペン」（写真6）が広く使用されている。

「イノレット」は，従来のペン型のイメージにとらわれないデザインで，高齢者など従来のペン型自己投与デバイスに多少の困難を感じていた層にも，より使いやすく，適正に使用できる器具を目指したものである。より大きく見やすい表示，アナログ的で合わせやすいダイヤル，握りやすい形態と押しやすい大きな注入ボタンが，その特徴である。

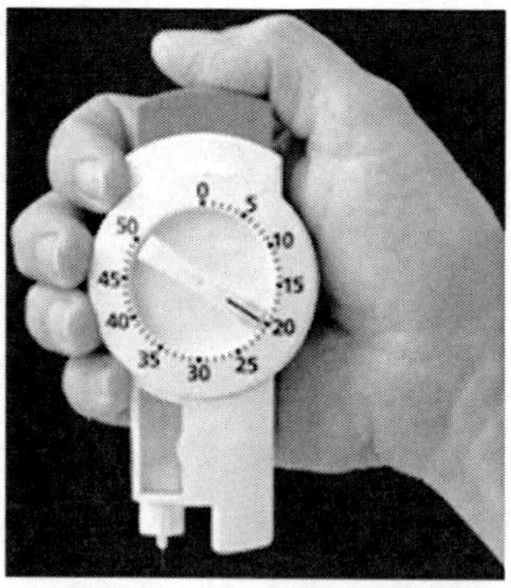

写真5

「フレックスペン」は，従来のペン型デザインの方向性を保ったままに，よりシンプルで使いやすくと煮詰めていった製品といえる。「ノボレット」に比較して，大きな表示の採用など，見やすい，合わせやすいが特徴である。また，単位合わせの方法は，「ノボペン 300」，「ノボペン 4」と同様の「ダイヤルを回す」わかりやすい方法になっている。

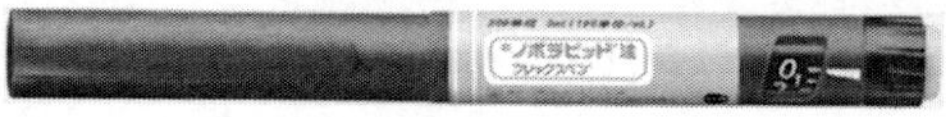

写真6

4　インスリンキット製剤の評価

インスリンキット製剤の評価の一例として，東京女子医科大学糖尿病センター武藤ら[1)]による，ノボレットの臨床使用経験報告中のアンケート調査から，新規導入例と従来のシリンジからノボレットに切り替えた例での結果を示す（図1）。このように，新規例での受け入れが良く，切り替え例でも従来のシリンジに比べノボレットが好ましいとの結果が得られた。

強化インスリン療法は，頻回の注射を必要とするなど患者側の負担が増す点があり，以前のシリンジとバイアルによる方法では，実施困難であった。ペン型自己投与デバイスの登場は，その携帯性と簡便性により，これらの高度の治療を現実に受け入れ可能にしたとも評価されている。

5　インスリン自己投与デバイスの使用情勢

これらの自己投与デバイスの使用状況を海外と比較すると，日本および欧州が2010年時点で90％を超える浸透率であるのに比べ，米国が25％程度と意外にも普及が進んでいない。一方，同時期のインスリンアナログ浸透率は，日米欧ともに70％前後で大きな差はない（ノボ ノル

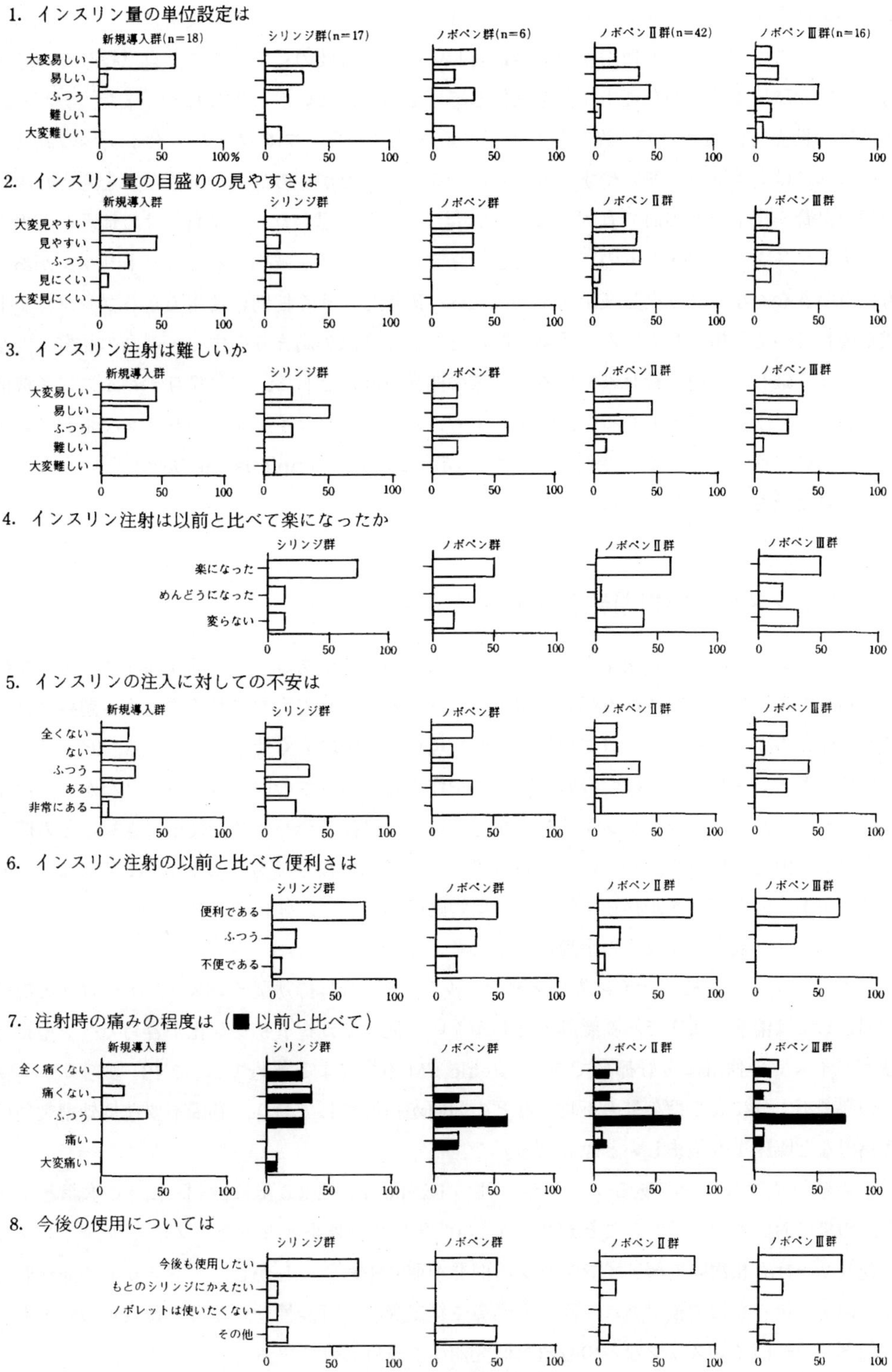

図1　ノボレットの使用感想

ディスク社公開資料：Investor presentation Full-year 2010)。製剤の使用には大きな差はないことから，このデバイスの使用状況の差は新しい医療の普及の差ではなく，自己投与デバイスに対する社会環境や経済的な理由なども関係しているのではないかと思われる。また，デバイスの中では，世界的傾向として，繰り返し使用するタイプから，プレフィルドタイプへの流れがある。これには，手軽さや使いやすさもさることながら，万が一の故障や破損などを考えた場合，予備の保管や携帯などの面で有利なことも影響していると思われる。朝倉[3]は，地震などの災害に対するリスクマネジメントの点で，自己投与デバイス本体が破損するとカートリッジがあっても使用できなくなる繰り返し使用タイプに比べ，破損しにくく個別に使用できるプレフィルド方式が優れていると指摘している。近年，医療をめぐる意識の高まりの中で，製品の品質・安全性への，より厳しい監視が行われている。企業の開発方向性として，自己投与デバイスに多機能化や付加価値を求めたこともあった。しかし患者さんのコンプライアンスやリスクマネジメント等を総合的に考慮していくと，現時点の一つの結論として「Simple is the best」という当たり前の事が再認識されているのではないか。

6　インスリン製剤開発と注入システム

新しいインスリン製剤の開発も，注入システムとの関連がある。生理的な強化インスリン療法を目指し，より速く吸収される超速効型インスリンと，より安定して長く作用する超持続型インスリンなどのインスリンアナログが開発され[2]現在は臨床に広く使用されている。ヒトインスリンの持続型インスリン製剤は，吸収の安定性や作用時間の長さの問題もさることながら，亜鉛懸濁製剤であるためにカートリッジ化できず，ペン型自己投与デバイスで使用できないとの問題から市場から消えていった。またペン型自己投与デバイスで投与できるヒト NPH 製剤は，その持続時間が不十分でピークが存在するなど，薬物動態的にみて，強化インスリン療法で求められる基礎インスリン補充には改善の余地があると考える。

ノボ ノルディスク社の「インスリンデテミル」など，溶解持効型インスリンアナログ製剤は，製剤としては溶液の状態であり懸濁の必要がない。従ってカートリッジ化が容易でペン型自己投与デバイスでの使用にも好都合である。Jehle PM ら[4]による報告では，NPH 製剤カートリッジの懸濁不十分による投与量の不均一などの問題が指摘されており，懸濁不要な持効型製剤は患者指導など臨床上も望ましいと思われる。

初の経肺インスリンであるファイザー社の Exubera が 2006 年に欧州･米国で承認となったが，市場においては成功することができず 2007 年に発売停止となった。ノボ ノルディスク社およびリリー社も相次いで経肺インスリンの開発を取りやめた。しかし，インスリンの非注射投与法の開発は色々な形で検討され，現在も経鼻や経皮吸収の可能性ひいては人類長年の夢ともいえる錠剤での経口インスリンなどの有望な研究開発が続けられている。

開発の当初から投与器具との関連が重要な要素であったインスリン製剤は，今後もインスリン製剤単独の進歩ではなく，投与デバイスあるいは注射以外の投与法も含めて，インスリンデリバリーシステムとして進化していくであろう。この進化が，糖尿病患者さんの血糖管理の改善とQOLの向上のため役立つことを願ってやまない。

文　　献

1) 武藤和子ほか，ノボレットの臨床使用経験について，診断と治療，**84**（7），1292-1297（1996）
2) 丹羽正孝，河盛隆造，インスリン analogs への期待，内分泌・糖尿病科，**8**（2），140-148（1999）
3) 朝倉俊成，インスリン注入器の特性と適応，綜合臨牀，**56**（1），108-113（2007）
4) Peter M. Jehle *et al.*, Inadequate suspension of neutral protamine Hagendorn（NPH）insulin in pens, *THE LANCET*, **354**, 1604-1607（1999）

第2章　GLP-1の経鼻投与による2型糖尿病の治療開発

中里雅光*

1　はじめに

GLP-1（glucagon-like peptide 1，グルカゴン様ペプチド1）は，下部小腸に存在する内分泌細胞（L細胞，命名は分泌顆粒の直径が400 nmと大きいことに由来）で産生されるペプチドで，また延髄孤束核でも産生され，神経伝達物質としても機能している。膵臓α細胞では，prohormone convertase（PC）2によりプログルカゴン遺伝子からグルカゴンが産生されるが，L細胞ではPC 1/3によりGLP-1が産生される[1)]（図1）。GLP-1のN末端の6アミノ酸が切断されたGLP-1(7-36)NH_2が生理活性ペプチドとして作用しており，その生物活性を図2に示す。

GLP-1は末梢投与でも摂食抑制をきたすが，その作用機序として，迷走神経求心路を介して脳に情報を伝達していることが証明されている。GLP-1受容体蛋白は，迷走神経求心ニューロンの細胞体が集族する迷走神経節で産生され，軸索輸送により門脈や消化管粘膜に輸送される。L細胞から分泌されたGLP-1は迷走神経求心線維末端に輸送された受容体に結合して，その電気活動を亢進し，情報が延髄孤束核へと伝達される。孤束核に局在するGLP-1産生ニューロンに信号が伝わり，視床下部を初めとする標的ニューロンに存在するGLP-1受容体に結合して，

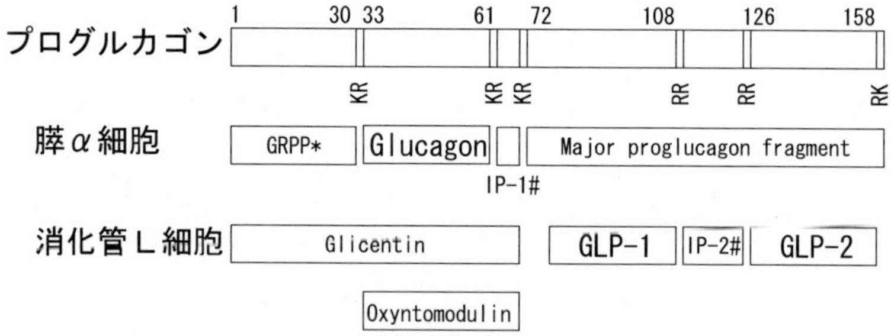

図1

グルカゴン，オキシントモジュリン，GLP-1の関係を示している。膵α細胞ではグルカゴンが産生される。消化管L細胞はグルカゴンを生成するプロセシング酵素を欠いており，グルカゴンを含むグリセンチンとグリセンリンから切断されて生成されるオキシントモジュリン（グルカゴンのC端側に7アミノ酸が延長したペプチド），GLP-1，GLP-2を産生する。グルカゴンとGLP-1はペプチド構造だけでなく，受容体（7回膜貫通型のG蛋白共役型受容体でcAMPを増加させる）も類似しており，アミノ酸配列は60%の相同性がある。GRPP：glicetin-related pancreatic peptide，IP-1：interventing peptide-1，IP-2：interventing peptide-2.

* Masamitsu Nakazato　宮崎大学　医学部　内科学講座　神経呼吸内分泌代謝学分野　教授

情報が伝達される。

生理活性ペプチドは，低分子化合物と異なり注射剤以外の投与法が困難である。これは生理活性ペプチドが，消化管および鼻腔や肺の上皮に存在する消化酵素によって分解されるためである。近年，ペプチドの非侵襲的送達システムとして，経気道吸収による投与製剤が開発されている。鼻腔粘膜から気道の最も末梢である肺胞のどこまで粒子が到達できるかは，主としてその粒子径により決定される（図3）。鼻腔粘膜は投与が容易で，粘膜下に血管が非常に発達しているため，吸収には有利であり，消化管酵素や胃酸により分解されやすいペプチドの代替投与ルートとして適している[2)]。実際にペプチドの点鼻製剤，例えばバゾプレシンやオキシトシンなどはすでに多年に渡り，日常臨床で使用されている。

GLP-1(7-36)NH_2に対し，安全でかつ高い生体内吸収率を示し，頻回の投与ができる非注射的投与方法がなかったことから，経鼻投与用製剤と投与装置の開発が望まれていた。経鼻吸収製剤は，吸収促進剤の存在下にペプチド含有溶液を鼻腔内に噴霧する形態が通常であるが，GLP-1(7-36)NH_2のように，等電点が酸性から中性を示すペプチドは，酸性ないし中性の領域での溶液中では，安定性が悪く，生物学的利用率は極めて低い（10%以下）。ペプチドの微粉末経鼻吸収製剤の担体として，水に不溶性または難溶性の物質で，かつ酸性条件下で溶解する物質が良好なものであることが見出され，炭酸カルシウムのような多価金属化合物が組成物として提案されていた[3, 4)]。しかしGLP-1(7-36)NH_2を多価金属化合物の担体に単純に分散，付着させて微粉末製剤として経鼻投与しても，イヌでの生物学的利用率は約4%，サルでは1%以下と，満足できる経鼻吸収率は得られなかった。デンプンは，グルコースがα-1,4結合した直鎖状に結合しているアミロースと，α-1,6結合の枝分かれ部分を含み樹枝状をなすアミロペクチンで構成され，経鼻吸収用組成物の添加物として安全性に問題はない。多価金属化合物とアミロースとアミロペクチンを種々の割合で含む数種類のデンプンを組み合わせた経鼻吸収用医薬組成物が開発され，経鼻吸収性を改善する工夫がなされた。その結果，GLP-1(7-36)NH_2を米粉（道明寺粉），アミロペクチンとアミロースを任意の割合で含むトウモロコシデンプン，バレイショデン

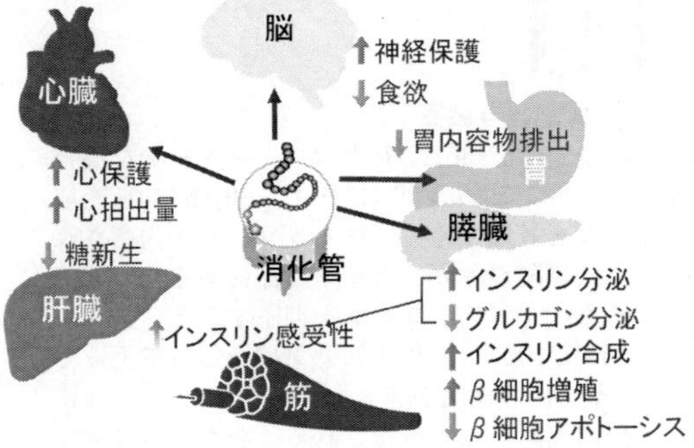

図2　GLP-1の多彩な作用と臨床応用

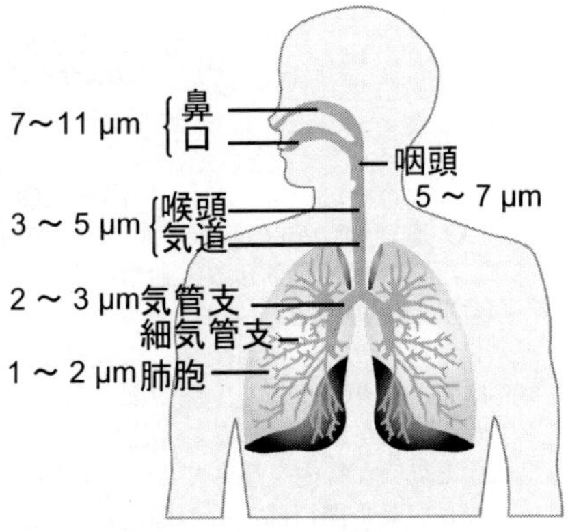

図3　粒子サイズによる気道内到達部位

プンおよびこれらのα化デンプンまたは部分的にα化したデンプン等を添加剤として，平均粒子径100 μm以下のカルシウム化合物に均一に分散，包埋し鼻腔内に投与すれば，良好な吸収性が得られることが見出された。ヒトリコンビナントGLP-1(7-36)NH_2の安定合成系が確立され[5]，経鼻投与GLP-1製剤が開発された（図4A）。

2　鼻腔内投薬装置

われわれは従前の鼻腔内投薬装置の問題点を解決した新たな装置を開発した。当該鼻腔内投薬装置は，鼻腔内に挿入可能に形成された噴出ノズルと，粉末状又は液体状の薬剤が封入されたカプセルが装填されるカプセル収容部と，カプセル収納部に連通されると共にカプセル内に空気を噴気する押圧ポンプ部と，前記カプセル内に空気が出入り可能な給排気孔を形成する穿孔部材とを備え，噴出ノズル側のみに前記穿孔部材を設けるとともに，押圧ポンプ部から送気される空気を噴出ノズル側のみに流通させる通気路を設けた（図4B）。

本発明には，以下の優れた効果がある。①薬剤が封入されたカプセルに，薬剤が噴出する方向にのみ開口を穿孔するようにしたので，カプセル内から漏れ出した粉薬の堆積によって，通気路が閉塞することを防止し，常に適量の薬を安定して投与することができる。②カプセル内の薬剤

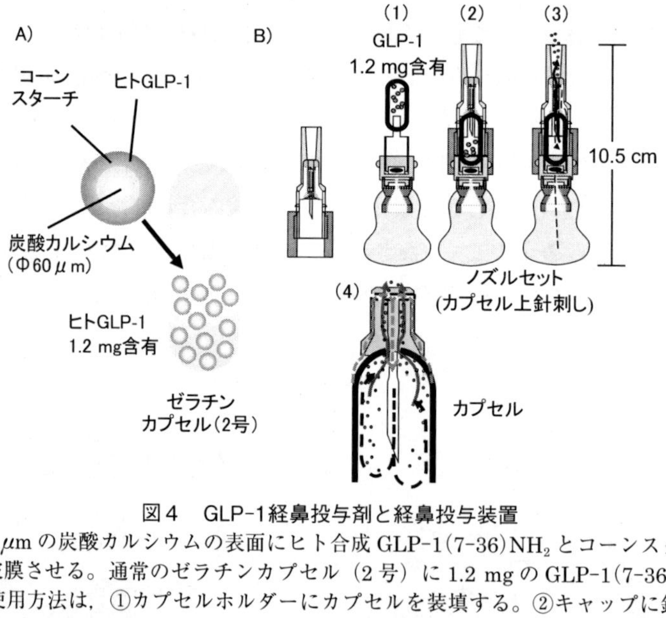

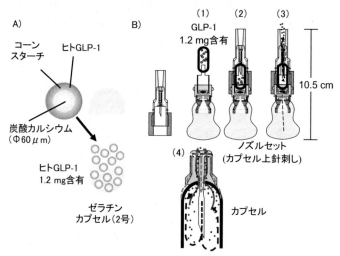

図4　GLP-1経鼻投与剤と経鼻投与装置

(A) 直径60 μmの炭酸カルシウムの表面にヒト合成GLP-1(7-36)NH_2とコーンスターチを混合したものを被膜させる。通常のゼラチンカプセル（2号）に1.2 mgのGLP-1(7-36)NH_2を充填する。(B) 使用方法は，①カプセルホルダーにカプセルを装填する。②キャップに針が内蔵されており，カプセルホルダーに被せるとカプセル上部に穴が開く。カプセル開口部にある針の部分は先端より径が細く，開口部と針の間には隙間ができる。③ポンプゴム球を押圧すると，ノズルから薬剤が散粉される。④流路説明。ポンプゴム球を押圧すると，（破線）送気路を伝って上ってきた空気が針内を通じてカプセル内に流れ込み，カプセル内の薬剤が巻き上げられ，（実線）前述のカプセル開口部と針の隙間から放出され，ノズル出口へ向かって散粉される。なお，本研究はアスビオファーマ株式会社及びエス・ピー・ジー・テクノ株式会社と共同で実施された。

を無駄なく，効率よく鼻腔内に噴出することができる。③通気路に薬剤が堆積することがなく，装置内部を頻繁に清掃する手間がなくなる。④鼻水などにより通気口が閉塞されて薬剤の噴出に支障をきたすおそれがなくなる。⑤投薬準備操作が簡便になる。1回目のポンピングで90％以上のカプセル内の粉薬を噴出することが可能であり，投与装置内に漏れ出した粉薬は全く認めなかった。5回のポンピングにより容量の99％以上の薬剤が投与できた。

3　2型糖尿病に対する経鼻GLP-1投与の医師主導治験

GLP-1(7-36)NH_2を正常者へ経鼻投与後，実際に1回1.2 mgまたはプラセボを，1日3回毎食直前に点鼻投与し，投与期間は14日間とした。本試験は二重盲検比較試験で，かつ医師主導治験として医薬品医療機器副作用総合機構の承認を受けて実施した。UMIN試験ID：000003213に臨床試験の登録がなされ，10カ月間で終了した。

2型糖尿病の26例（男女とも各13例）に治験を行い，実薬が18例，プラセボが8例だった。平均年齢は60.5 ± 6.2歳（標準偏差），治療前HbA1c（JDS値）は7.2 ± 0.6％。平均BMIは26.3 ± 4.6であった。

GLP-1投与1日目の朝に全患者でGLP-1の薬物動態を解析した。経鼻投与後，直ちに試験食（550 kcal）を摂食し，インスリンとグルカゴン分泌に対する作用も解析した。GLP-1投与により，その血漿濃度は基礎値の5 pg/mlから15分後には平均83 pg/mlのピークとなり（図5），また血漿インスリンの早期分泌が亢進した。膵α細胞から分泌されるグルカゴンは，肝臓

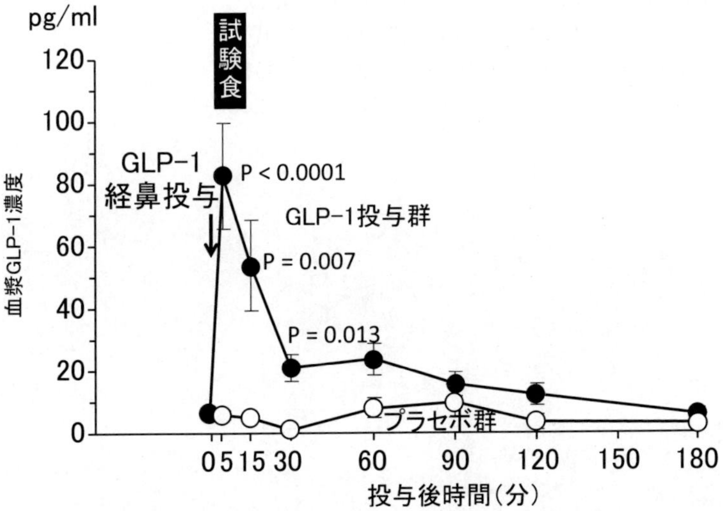

図5　2型糖尿病患者への経鼻GLP-1投与による血漿GLP-1濃度の変動（薬物動態）
GLP-1 1.2 mgを経鼻投与後，直ちに試験食（550 kcal）を摂取した。活性型GLP-1の血漿濃度は，GLP-1投与群（●）では経鼻投与5分後に83 pg/mlに達し，以後漸減している。プラセボ群（○）で90分後に軽度上昇しているのは，摂食後のGLP-1分泌による。

からの糖放出作用を有し，正常者では食後に分泌が低下するが，2型糖尿病では逆に増加することが知られ，高血糖の原因の1つになっている。本試験で，GLP-1の血漿濃度の増加は，血漿グルカゴン濃度の増加を抑制することが示された。詳細な臨床データは別の機会に述べるが，2週間，1日3回の経鼻GLP-1投与により，血漿グリコアルブミンの有意な低下と1,5-AG（1,5-アンヒドロ-D-グルシトール）の有意な増加を認め，糖代謝が改善されたことが証明された。（1,5-AGは，腎尿細管でほぼ99.9%再吸収を受けるが，糖尿病では高血糖に伴う尿中へのグルコース排泄により再吸収が阻害され，尿中へ喪失されて血中濃度が低下する。1,5-AGは現在ないし直近の血糖コントロール状態とよい相関を示す。基盤値は14.0 μg/dl以上で，糖尿病では低値となる。）

本法は他の生理活性ペプチドにも広く応用可能な方法論であり，今後経鼻投与が新たな投与システムとして展開される期待が高まっている。DPP-Ⅳ阻害薬ではGLP-1の血漿濃度増加は2～3倍にしかすぎず，食後のインスリンやグルカゴンの分泌に対する効果は，経鼻GLP-1投与が優れている。DPP-Ⅳ阻害薬との併用は，投与したGLP-1の血中濃度をさらに増加し，投与する経鼻GLP-1自体を減量できることから，両剤のメリットを生かす治療法になり得る。

文　　献

1） R.D. Wideman *et al.*, *Diabetes.*, **56**, 2744（2007）
2） T. Kohno *et al.*, *J. Clin. Lab. Anal.*, **11**, 380（1997）
3） T. Kohno *et al.*, *J. Clin. Lab. Anal.*, **12**, 268（1998）
4） H.R. Costantino *et al.*, *Int. J. Pharm.*, **337**, 1（2007）
5） Y. Suzuki *et al.*, *Biotechnol. Appl. Biochem.*, **32**（2000）

第3章　マイクロニードル製剤の開発

小田　実*

1　はじめに

近年の薬剤学・材料工学・加工技術のさらなる進歩にともない，新たな投与技術や治療・診断技術が開発され臨床の場で使用されつつある。「マイクロニードル技術」はそれら多くの新しい技術のひとつであり，従来注射針を使用する治療や診断の際の「痛み」や「手技の煩雑性」などの課題を解決しうる方法として注目されている[1)]。

マイクロニードルは，ニードル長さ（高さ）が1 mm未満で，皮膚の角層を貫通するのに十分な，鋭利な形状をした先端部分を有する微小な成型物で，多くの場合それら複数が配列している（マイクロニードルアレイ）（図1)。このマイクロニードルと薬物（ワクチン・タンパクなどを含む）を組み合わせたマイクロニードル製剤を用いて皮内領域に薬物を送達する研究が進んでいる。すでに臨床試験も進められており，近い将来医療の現場でマイクロニードル製剤が注射製剤や経皮吸収製剤と並ぶ，皮膚を介した薬物投与形態のひとつとして市場に登場する可能性も高い。

本章では，医療用マイクロニードルのなかでも薬物投与の目的で用いられるマイクロニードルを中心に，最近の開発状況について紹介する。

2　薬物投与デバイスとしてのマイクロニードル開発状況

2.1　現在開発中のマイクロニードル：薬物放出形態

薬物投与の目的で用いられるマイクロニードルには現在までに様々な薬物放出形態・素材・形

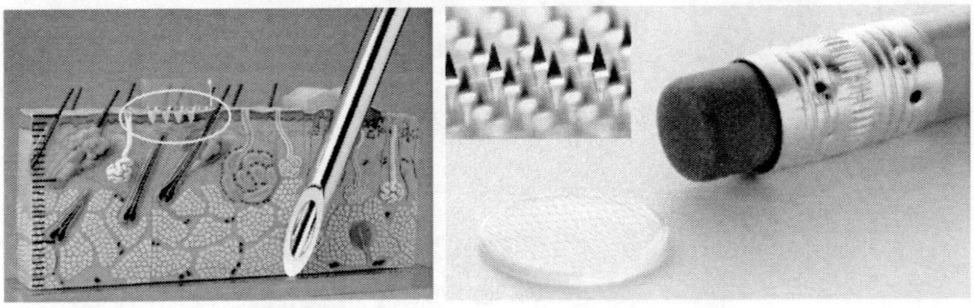

図1　マイクロニードルのイメージ

＊　Minoru Oda　スリーエムヘルスケア㈱　ドラッグデリバリーシステムプロジェクト部部長

状のものがあり，論文や学会などでも報告されている。その薬物放出形態は下記のように分類される。

① マイクロニードル表面にコーティングされた固形または半固形状態の薬物やワクチンなどの薬剤が皮内の水分により溶解・放出されるタイプ（例：3M 社製 sMTS（Solid MTS）：写真（図 2））

② 薬液層から中空のマイクロニードルを介して皮内へ薬液を注入するタイプ（例：3M 社製 hMTS（Hollow MTS）：写真（図 3））

③ 薬物やワクチンを含有したマイクロニードルが皮内の水分によってニードルが溶解し，薬物が放出されるタイプ

④ 薬物を含有しないマイクロニードルを穿刺した後，貼付剤やゲル製剤などの外用剤を適用するタイプ

2.2 現在開発中のマイクロニードル：素材および形状

素材は多岐にわたっており，ポリマー（ヒアルロン酸などの水溶性高分子やインプラントなどに使用される非水溶性の高分子），チタン，シリコンなどが挙げられる。形状も四角錘状，円錐状，矢型など様々である。マイクロニードルアレイの面積は概ね 1～3 cm^2 程度で，従来の経皮吸収製剤や局所貼付製剤よりも小さい。これらのうちどれが優れていてどれが優れていないということは必ずしもなく，素材と薬物の物性・安定性や投与量，場合によっては適用疾患，薬価，製造条件・コストなどを考慮して最適なものを選択することになる。

(1) 素材の安全性

ニードル素材の安全性と成型物としての安全性の確保も必要である。3M 社では，すでにイン

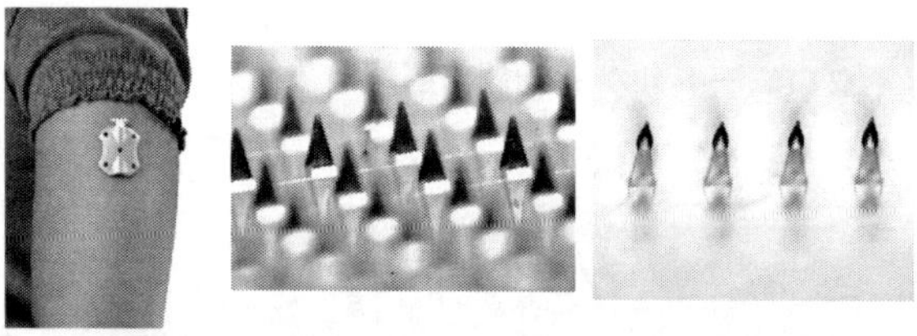

図2　3M 社製コーティング型マイクロニードル

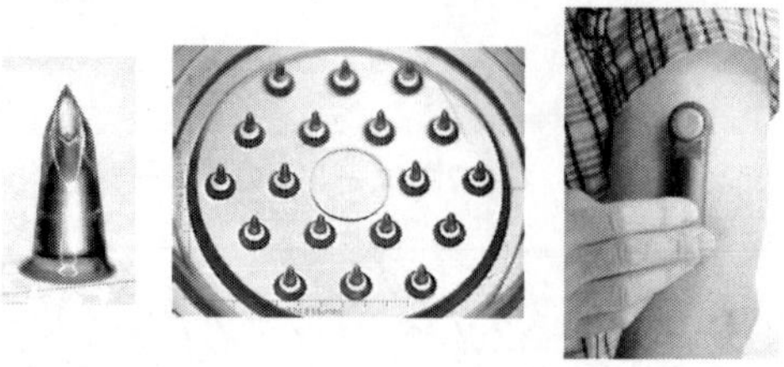

図3　3M 社製ホロー（中空）型マイクロニードル

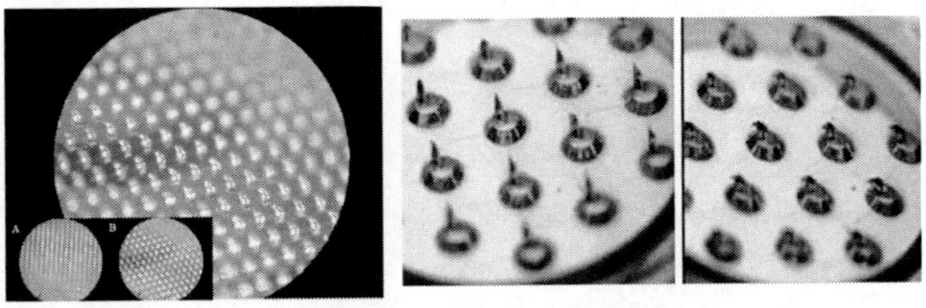

図4　ニードルに過度な力を加えた際のニードルの変形

プラントなど医療用途で使用できる高分子を素材として採用し，角質層を貫通するのに十分な強度とマイクロニードルが折れないための十分な柔軟性をもっている。ブタ，ヘアレスモルモットおよびヒトで実施した穿刺試験の間もその形状を完全に保っていた。極端な力をかけてみても，マイクロニードルは折れたり砕けたりせずに曲がるようになっている。写真（図4）はニードルに過度な力（245N）を加えた際のものであるが，変形はしても折れない[5)]。

2.3　適用薬物

マイクロニードルによる皮内投与の検討・開発が進められている薬物は，PTH，インフルエンザワクチン，ヒト成長ホルモン，エリスロポエチン，G-CSFなどがあり，従来では筋肉注射や皮下注射でしか有効な投与ができない薬物やワクチンが多い。

ある薬物のマイクロニードル製剤化を検討する際，いくつかの観点からその適性を判断することになる。マイクロニードル製剤の投与形態そのものは経皮吸収製剤と類似しているが，マイクロニードル製剤の場合は皮膚の角層を貫通し，皮内で薬物放出されるため，薬物の分子量や水／オクタノール分配（Log P）などの因子は経皮吸収製剤における制約と比較すると非常に少ない。以下にマイクロニードル製剤化を検討する際の主要な因子を挙げる。

(1)　薬物量・薬液量

すでに述べたように通常マイクロニードルの面積は1～3 cm^2と小さく，ニードルも微小なため，薬物コーティングタイプあるいは薬物包含タイプのマイクロニードルの場合では，塗布あるいは包含できる薬物量に制限がある。一般には1 cm^2あたり300 μgから1 mg程度が上限と考えられる。中空ニードルを用いた薬液注入タイプではデバイスの設計にもよるが，投与時間やデバイスの大きさを考慮すると数百 μlから2 ml程度が現実的な投与量と考えられる。

(2)　薬物の物理化学的性質と安定性

マイクロニードルには様々な素材や製剤のタイプがあり，その製剤化工程も異なるため，その薬物の物理化学的特性をもって単純に適不適を判断することは難しい。ただ，共通して言えることは，薬物をコーティングあるいは包含・成型を行う工程中および製剤化後の物理的安定性（コーティング状態やマイクロニードルの形状の維持）や化学的安定性が保持できる薬物である必要がある。

3　事例紹介

本節では，現在開発が進められているマイクロニードル製剤の事例紹介として，薬物コーティング型マイクロニードル製剤と，中空型マイクロニードル製剤の2種類を紹介する。

3.1　薬物コーティング型マイクロニードル製剤

マイクロニードル表面に薬物をコーティングした製剤で，ニードルの先端から中間部分が皮膚の角層を貫通し，表皮から真皮に到達，薬物が放出される。よって薬物の送達効率を高めるためにはニードルの先端～中間部分に精密に薬物がコーティングされることが重要となる。適用後数分から10分程度でニードルを取り外す。適用時にアプリケーターを使用することでより確実な投与が可能となる。下の写真（図5）は3M社が開発したマイクロニードル製剤（プロトタイプ）である。マイクロニードルアレイの周囲には医療用の粘着剤（両面テープ）が施されており，アプリケーターおよびマイクロニードルアレイが確実に皮膚に密着する設計となっている。

(1)　モデル色素

モデル色素を用いてマイクロニードルの適用前後を観察した写真（図6）では，均一にコーティングされた色素が適用後，ほぼすべてのニードルから放出されていることが確認できる。

(2)　水溶性低分子化合物

ナロキソンをコーティングした製剤からの薬物放出を検討したところ，適用後速やかに薬物は放出され，1分以内に約90%が放出された。また，薬物動態（図7）は皮下注射時と類似していた。

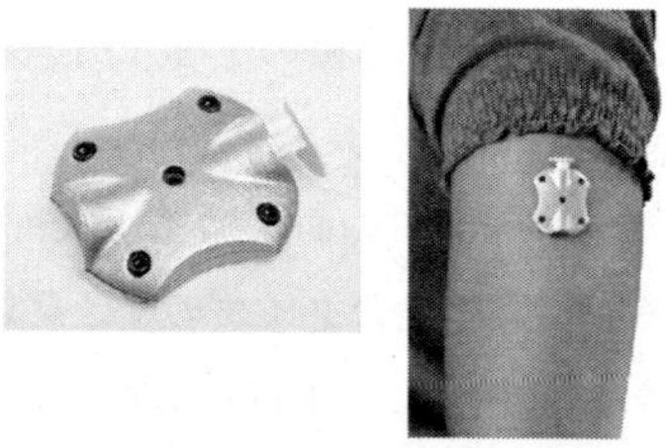

図5　3M社製コーティング型マイクロニードル（プロトタイプ）

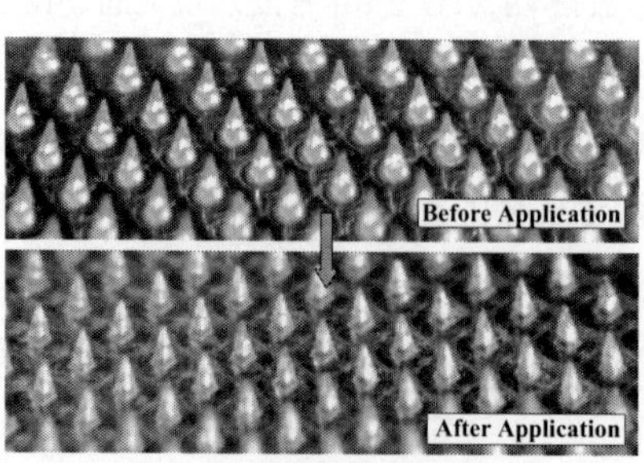

図6　マイクロニードル製剤からのモデル色素の放出

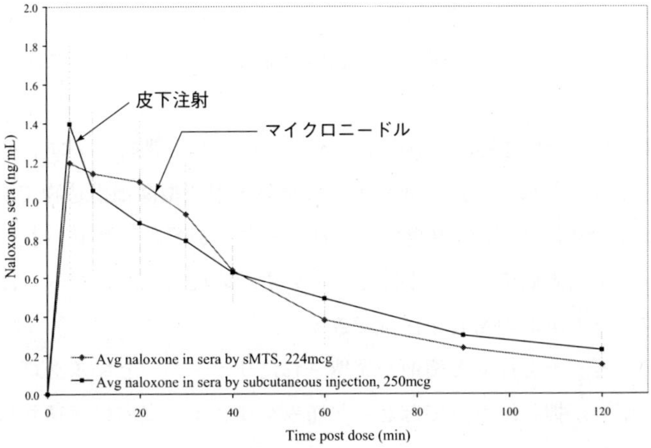

図７　ナロキソン投与時の薬物動態（マイクロニードル vs 皮下注射）

(3) ワクチン

マイクロニードル製剤はワクチンの投与にも非常に適している。樹状細胞が多く存在する表皮付近にワクチンを投与すること（皮内投与）ができるので，より高い免疫反応得られ[4]，有効性の改善やワクチン量・投与回数の削減も期待できる。また，ワクチンアジュバントと併用することで，さらにワクチン量を削減できる可能性が示唆されている（図８)。

3.2 中空型マイクロニードル製剤

中空のマイクロニードルと薬剤が充填されたリザーバーから構成される。リザーバーから薬液を自動または手動で押し出し，中空のマイクロニードルを介して皮内へ薬液を送達させる。液剤を投与するという特徴から，既存の注射剤の製剤処方を利用することもできる。薬液の物性や投

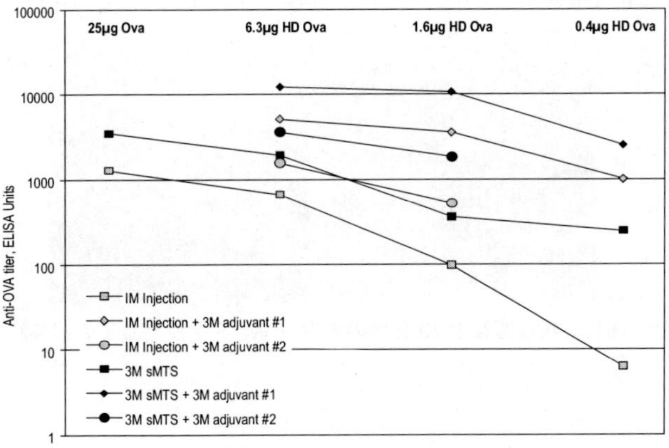

図８　抗原量と免疫反応

与デバイス，マイクロニードルの設計にもよるが1～2 ml程度の薬液を最短数分で放出する。投与中に漏れがないよう，確実な穿刺とその状態を保持ができるデバイス・ニードル設計が重要となる。

写真（図9）は，3M社が開発した中空型マイクロニードル製剤（プロトタイプ）である。注射針をモデルにして設計された，長さ900 μmの高分子中空型微細構造物である。1 cm^2のマイクロニードルアレイ全体に18本の中空マイクロニードルが配置されている。デバイスの皮膚適用面には医療用粘着剤（両面テープ）が施されているため皮膚に貼付でき，投与開始から終了まで皮膚とマイクロニードル面の密着を保持できる。

デバイス上部のスイッチを押すと薬剤が充填されたリザーバーとマイクロニードルが連結し，バネの力によって薬液が押し出されてほとんど痛みを伴わずに皮内に送達される。

(1) モデル色素

図10に1 mlの薬液を注入した直後と10分後の皮膚の状態を示した。皮膚の表面は触っても乾いており，すべての薬液は皮膚表面下に留まっていた。数分後には皮膚の表面は触っても乾いており，すべての青色色素溶液は皮膚表面下に留まっていた。

(2) モノクローナル抗体製剤

図11にモノクローナル抗体製剤を皮下注射とhMTSを使用して投与した場合のPKプロファイルを示す。ほぼ同等か，より早いTmax・Cmaxが得られる可能性が示唆されている。

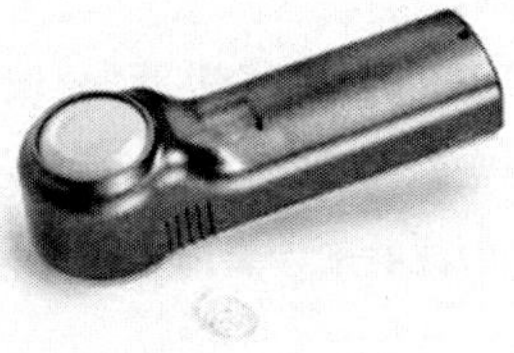

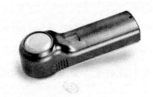

図9　3M社製ホロー（中空）型マイクロニードル用デバイス（プロトタイプ）

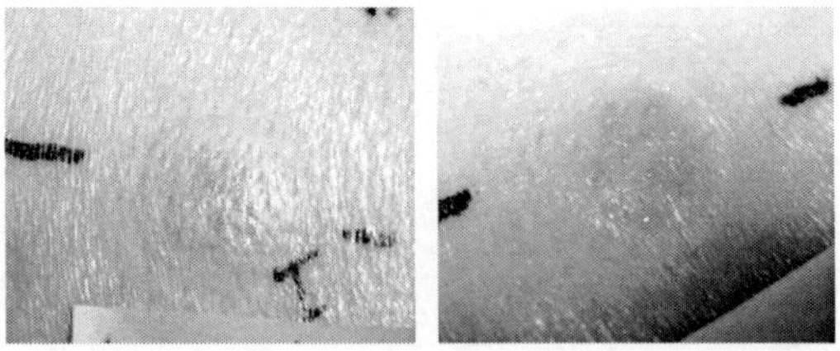

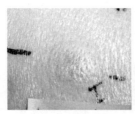

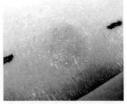

図10　投与直後と10分後の皮膚（hMTSを使用しての投与）

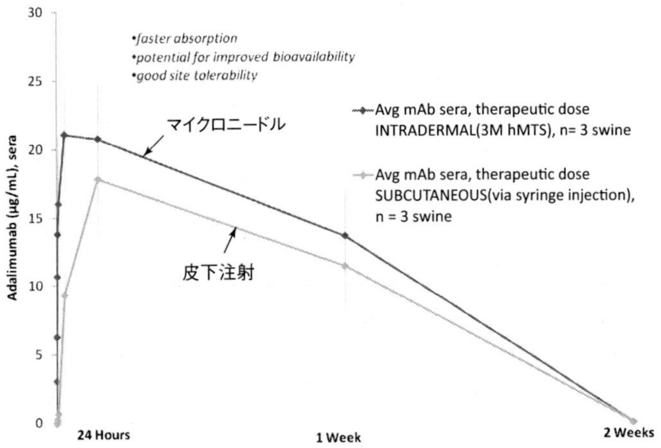

図11　モノクローナル抗体製剤を投与した際の PK プロファイル

4　おわりに

マイクロニードル製剤は従来の注射剤や貼付剤などの剤型にはない利点を有しており，新しい剤型・投与形態として認知され始めている。製薬や DDS に携わる企業をはじめとして，海外・国内の多くの企業が参入し，研究開発が活発に進んでいる。より良い薬や製剤を提供する側の製薬企業にとっては新たな事業展開の可能性が広がり，医療への貢献へもつながる。また，医療の提供を受ける側の医療従事者や患者にとっても，痛みの少ない簡便な治療方法・投与方法という新たな選択肢が増えることが期待される。

文　　献

1）A.C. Cox *et al.*, *European Journal of Oncology Nursing*, **11**, 43-48（2007）
2）A. Zambanini *et al.*, *Diabetes Research and Clinical Practice*, **46**, 239-246（1999）
3）S.M. Duncan *et al.*, *Thrombosis Research*（2009）
4）Pierre Van Dammea *et al.*, *Vaccine*, **27**, 454-459（2009）
5）Kris Hansen *et al.*, *Drug Delivery Technology*, **8**（8), 38-42（2008）
6）Kris Hansen *et al.*, *Drug Delivery Technology*, **9**（8), 38-44（2009）

【第Ⅵ編　次世代バイオ医薬品の研究開発】

第1章　自己免疫疾患に対するタンパク医薬とDDS

鎌田春彦[*1]，堤　康央[*2]，角田慎一[*3]

1　はじめに

がんや自己免疫疾患等の難治性疾患に対して，抗体医薬を代表とするタンパク医薬が臨床応用され，高い治療効果をあげている。特に，自己免疫疾患に関しては，これまで有効な治療法がなく，主な症状を抑えるためだけの対症療法以外に選択肢がなかった。しかし，近年の基礎医学の進展に伴って，自己免疫疾患の要因となる分子や細胞が次第に明らかになり，これらの機能を阻害する分子標的治療が現実になっている。外来異物を排除するためのシステムとして機能している免疫機構の破綻が自己免疫疾患の主原因であり，システムの過剰な活性化を抑えるための様々なアプローチが考案され，画期的な医薬品の開発が行われている。本章では，自己免疫疾患に対する治療法の一つとして確立されている抗体医薬を中心にしたタンパク医薬に関してまず概説し，タンパク医薬の分子標的として古くから研究されてきた腫瘍壊死因子（tumor necrosis factor；TNF）を対象にした治療法に焦点を当て，独自のDrug Delivery System（DDS）を用いた次世代TNF阻害剤の将来に関して紹介する。

2　抗体医薬の現状

自己免疫疾患の発症において，その原因の根本は未だ不明なものが多いが，その症状から推測される原因としては，恒常的な免疫システムの活性化に伴う全身・局所における慢性炎症と考えられている[1)]。炎症の惹起には，炎症性サイトカインの産生や免疫細胞の活性化が深く関与することが知られており，自己免疫疾患の治療薬として応用されている抗体医薬のカテゴリとしては，主に（1）細胞傷害性を惹起する細胞に直接作用するもの，（2）炎症性サイトカイン等の生理活性を阻害・抑制するもの，に大別されている。後者のタンパク質を対象としたものでは，①リガンド－受容体の結合を阻害するものと，②結合することで直接シグナルを制御するもの

＊1　Haruhiko Kamada　㈱医薬基盤研究所　バイオ創薬プロジェクト　サブプロジェクトリーダー

＊2　Yasuo Tsutsumi　大阪大学大学院　薬学研究科　毒性学分野　教授；㈱医薬基盤研究所　バイオ創薬プロジェクト　チーフリーダー

＊3　Shin-ichi Tsunoda　㈱医薬基盤研究所　バイオ創薬プロジェクト　プロジェクトリーダー

に分けられる（図1）。抗体医薬の開発当初は，TNF等の炎症性サイトカインの機能制御を標的とした抗体医薬が殆どであった。しかし，CD20陽性のB細胞が関節リウマチの原因の一つであることが明らかになり，B細胞リンパ腫に対する治療薬として応用されていたRituximabが関節リウマチに対して効果を示すことが明らかとなって以来[2]，細胞自身も自己免疫疾患の治療ターゲットとして利用されるようになった。最近の抗体医薬の例としては，活性化された細胞のシグナル制御を直接行い，疾患を治療する抗体医薬も開発されている。例えば，T細胞受容体－CD3複合体の発現を低下させることでT細胞の機能を制御するTeplizumabは，膵β細胞に対する傷害性を抑制する作用が見出されており[3]，現在I型糖尿病に対して臨床試験中である。

また最近では抗体医薬の開発においてもタンパク質工学を駆使したDDS技術が応用されている。特に動態制御においてはその技術が活用され，体内における半減期の延長に成功した抗体医薬もでてきた。抗体の半減期を規定するのは，主に抗体とその受容体（FcR）との相互作用であることが知られている。抗体の取り込みは通常，FcRからクリアランスされることが明らかになっているが，このFcRと抗体Fc領域との結合を制御し，抗体の半減期に成功した例がある。Fc領域に存在する252，254，256番目に相当する3アミノ酸を変異させた抗体（“YTE”と呼ばれる）は，血中半減期を3倍にも向上させることが明らかになっている[4]。また最近の研究から，抗原結合部位のアミノ酸配列を変化させエンドソーム内のpH応答性を変化させることで，抗体医薬の血中半減期を飛躍的に向上させる新しいDDS技術に関しても報告された[5]。一方で，コストの削減や標的／非標的組織割合の向上，さらなる抗体の多機能化を期待する場合には，新たな親和性分子の開発も必要となる。そのため抗原認識領域だけを利用しリンカーで結合

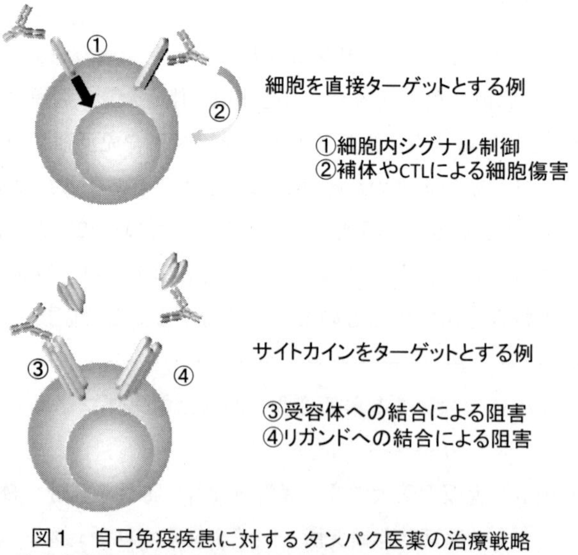

図1　自己免疫疾患に対するタンパク医薬の治療戦略
免疫細胞の活性化に伴う免疫システムの破綻を是正するためのストラテジー。細胞に対して直接作用し，免疫細胞の機能を制御するものと，免疫細胞の活性化を促進するサイトカインの機能を制御するものの二種類に大別される。

させた一本鎖抗体や，Diabodyと呼ばれる抗体医薬のプラットフォームも考えられている。さらに，これら抗体工学を駆使した次世代の抗体医薬として，二種類の標的分子に対して作用するbispecific抗体も考案されている。この抗体医薬のコンセプトは古くから知られ，特にがん細胞と細胞傷害性T細胞との結合による抗がん活性の向上が期待されたが，最近では2つのターゲット分子を認識させ，相乗的に疾患を治療させることができると期待されている。自己免疫疾患治療薬として，本フォーマットを持つ抗体医薬は現時点でまだ承認されていないが，がん治療の領域では，T細胞機能制御に向けた抗体医薬として，CD3とCD19の両者を認識するbispecific抗体であるBlinatumomabがT細胞系のがんに対して作用し治療効果がみとめられつつあり，次世代型の抗体医薬として注目されている[6)]。

3　自己免疫疾患に対する抗サイトカイン療法

このように，難治性の疾患に対する抗体医薬は目覚ましい臨床成果を上げつつある中，自己免疫疾患領域では，サイトカインの過剰産生が自己免疫疾患を発症する要因の一つとして明らかになり，その作用を阻害可能な抗体医薬の開発が行われてきた。

自己免疫疾患の病態形成は，往々にして先述した炎症性サイトカインの過剰産生が関与することが明らかとなっている。生体内で細胞間情報ネットワークの中心的な役割を担うサイトカインは，免疫機能を制御するうえで非常に重要な役割を持っており，サイトカインの質的，量的，時空間的な発現異常は，免疫バランスを崩壊させ，種々の自己免疫疾患を発症・悪化させている。特にhelper T（Th）細胞バランス（Th1/2バランス，Th17・Treg・Th9制御）は極めて重要な要素であり，それぞれの細胞から産生されるサイトカインバランスの破綻を是正することで自己免疫疾患の病態改善および寛解を達成しようとする抗サイトカイン療法が近年大きく注目されている。

自己免疫疾患を対象とした抗サイトカイン療法としてFDAで承認されている抗体医薬のターゲットとしては，TNFスーパーファミリーに属するTNF，BAFF/APRIL（Atacicept）[7)]，インターロイキン（IL-）類としてはIL-1β（Canakinumab）[8)]，IL-5（Reslizumab）[9)]，IL-6（Tocilizumab）[10)]，IL-12/23（Ustekinumab）[11)] 等が挙げられる。特にIL-6に関しては，IL-6受容体に対する抗体医薬としてTocilizumabが日本独自に開発され，極めて高い効果を持っていることが報告されている。

4　抗TNF療法

このサイトカインを対象とした抗サイトカイン療法に資するバイオ医薬のなかで，最も古くから開発されてきたものとしてTNFに対する抗体医薬がある。TNFを標的とした医薬品の最初の例は，1990年代後半に遡る[12)]。そして現在，TNFの作用を特異的に阻害するタンパク医薬と

表1　抗 TNF 療法に用いられるタンパク医薬

医薬品名	フォーマット	適応疾患	承認
承認			
インフリキシマブ	マウス-ヒト IgG1 キメラ抗体	関節リウマチ　ブドウ膜炎　クローン病 乾癬　強直性脊椎炎　潰瘍性大腸炎	2002 年
エタネルセプト	TNFR2-Fc キメラタンパク	関節リウマチ 若年性突発性関節炎	2005 年
アダリムマブ	ヒト IgG1 抗体 (ファージ産生)	関節リウマチ　クローン病（中等・重症） 乾癬　強直性脊椎炎	2008 年
未承認			
セルトリズマブペゴル	PEG 化ヒト型 Fab 抗体	関節リウマチ クローン病	—
ゴリムマブ	ヒト IgG1 抗体 (マウス産生)	関節リウマチ 乾癬	—

して 5 種類の TNF 阻害剤が開発され，臨床応用されている（表 1)。TNF 阻害剤の開発の歴史は，現在に至る抗体医薬の進歩とまさに連関しており，初期に開発されたキメラ型抗体から完全ヒト抗体まで，この十数年の歴史をそのままに見ることができる。また，これらの TNF 阻害剤の進歩は，抗体医薬の最も重要な問題点である抗原性の克服に向けた取り組みであり，同じ標的分子に対する抗体医薬といっても，その抗原性発現の割合は大幅に改善している[13]。

最初に認可された TNF 阻害剤である Infliximab は，当初クローン病に対して臨床試験を行い，その治療効果が認められた。その後，悪化と寛解を繰り返す慢性的な炎症性病態である関節リウマチに対して使用され，従来の抗リウマチ薬等を用いた治療では根治不可能とされてきたが関節リウマチを根治可能な疾患へと変遷させることを可能にした[14]。このような意味でも，サイトカインを創薬ターゲットとしたタンパク医薬は自己免疫疾患の治療におけるパラダイムシフトを起こしたと言える。

一方で，多発性硬化症や全身性エリテマトーデス等は，疾患時に体内で TNF の過剰産生が認められるものの，既存の抗 TNF 療法では期待通りの治療効果が得られていない。とりわけ多発性硬化症は，古くから TNF が病態の発症・悪化の原因の一つと考えられているものの，抗 TNF 抗体や可溶型 TNF レセプターといった既存の TNF 阻害薬の投与で症状を悪化させてしまうとの報告がなされ[15]，現在多発性硬化症を合併している患者に対しては使用禁忌となっている（図 2)。また他の問題点として，結核等の感染症の発症率の増加も臨床上の副作用として問題とされており，上記の問題点を克服することが必要とされている。

5　TNFR1 特異的阻害剤（TNFR1 antagonist 変異体）

上記の TNF の持つ副作用を軽減し，効果を高めるための戦略として，我々は TNFR1 に対するタンパク医薬の開発を目指した（図 2)。TNFR1 は，炎症の惹起に深く関与することが知ら

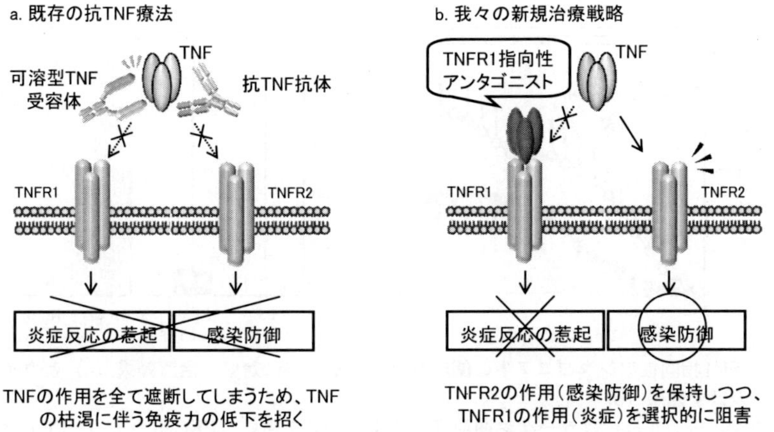

図2　TNFの持つ機能の制御による自己免疫疾患治療戦略
a）既存の抗TNF療法。既存の抗TNF療法は，2種類あるTNF受容体（TNFR1およびTNFR2）の両機能を同時に阻害するために，炎症反応の惹起を抑制できる一方で，感染防御機構も抑制し，感染症を惹起してしまうことが知られている。一方で，b）我々の新規治療戦略では，炎症反応の惹起だけを抑制可能なTNFR1指向性アンタゴニストを用いることで，感染防御機構を維持しつつ，炎症反応の惹起を抑制できる利点を持つ。

れており，またTNFR2はウイルス感染防御に関与していることが知られている[16]。そこで，TNFR1の機能を選択的に抑制しつつ，TNFR2の機能を維持することができれば，感染症のリスクを低下させることができると考えられた。さらに，多発性硬化症に関しても，TNFR2が疾患の緩解に関与している可能性があるとの報告もあり[17]，上記のストラテジーは，これまで抗TNF療法が適応不可な患者にとっても，有用なTNF阻害剤の開発につながるものと考えられる。このように，サイトカインの受容体への結合特性に着目し，リガンド分子に指向性を持たせるDDS技術は副作用を低下させる点で今後重要になるものと考えられる。

著者らはこれまでに，タンパク質の医薬品化における問題点であった複数のレセプターを介した多様な生理作用による副作用の発現に関して，解決を試みてきた。即ち，TNFをモデルタンパク質として，独自のファージ表面提示法を駆使することで，TNFの構造変異体を網羅的に作製し，1億種類以上もの多様性を有する構造変異体ライブラリの中から，目的のレセプターに特異的に結合する「機能性人工タンパク質」を僅か数週間で効率良く創出できるテクノロジーを世界に先駆けて構築してきた[18]。この基盤技術を駆使することによって，TNFR1に選択的に結合しながらも，シグナルを伝えないTNFR1指向性アンタゴニスト（R1antTNF）の創出にも成功した[19]。

このTNFR1指向性アンタゴニストであるR1antTNFを慢性炎症疾患における長期的な投与が可能なバイオ医薬候補として研究を行った。特にTNFの過剰産生が認められている自己免疫疾患患者へのR1antTNFの使用を視野に，自己免疫疾患の動物モデルに対して，水溶性高分子であるポリエチレングリコール（PEG）を結合させたPEG-R1antTNFを作製し，その治療効

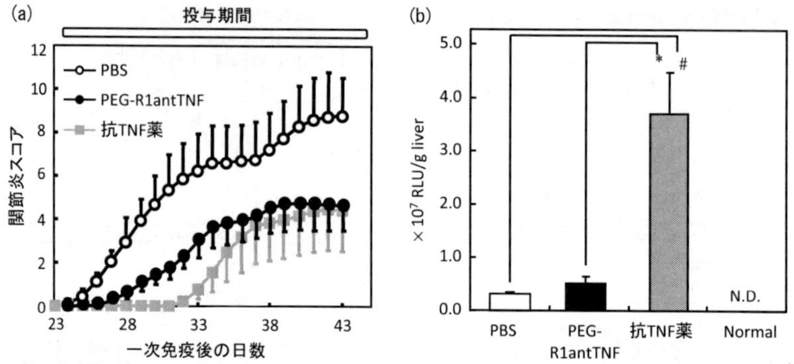

図３　TNFR1指向性アンタゴニストの関節リウマチモデルに対する治療効果（a）とウイルス感染に及ぼす効果（b）

関節リウマチモデルは，コラーゲン関節炎モデルマウスを用い，PEG化したTNFR1指向性アンタゴニストを投与し，その関節炎の程度をスコア化し治療効果を評価した。一方，ウイルス感染に及ぼす効果は，ルシフェラーゼ発現アデノウイルスベクターを静脈内投与した際の，肝臓におけるルシフェラーゼの発現量を指標に評価した。

果を検討した。一般にPEG化は，体内動態特性の向上（体内安定性の向上）を可能とするため，*in vivo*における生物活性を上昇させることが知られている。また既存のTNF阻害剤で問題となっている副作用を回避し得るかに関しても検討を行った（図3）。

まずコラーゲン関節炎への発症予防効果を検討した結果，PBS群では，26日目からマウス四肢関節に腫脹が認められ，その後スコアの急激な上昇が観察された。一方，PEG-R1antTNF投与群では，スコアの上昇が有意に抑制されており，PEG-R1antTNFの投与によって関節炎の症状が抑えられることが判明した[20]。

また，先述した抗TNF抗体投与による免疫力の低下について評価するため，ウイルス感染に対する生体防御機構に対して，PEG-R1antTNFおよびエタネルセプトが及ぼす影響を比較した。ウイルス投与前日から，PEG-R1antTNFおよびエタネルセプトをコラーゲン関節炎モデルと同じ投与方法で投与し，一週間後に肝臓中のウイルス量を測定した。その結果，PBS群と比較すると，エタネルセプト投与によってウイルスの排除が抑制され，ウイルス感染しやすい状態になるのに対して，PEG-R1antTNF投与群ではそのような傾向は殆ど認められなかった。即ち，PEG-R1antTNFが既存のTNF阻害剤の問題点を克服できる可能性が示された。

6　おわりに

このようにタンパク医薬は，自己免疫疾患の治療において非常に有用であることが最近の知見から明らかになりつつあるが，まだ克服すべき問題点も数多く残されている。特に，タンパク医薬全般に言えることであるが，抗原性の発揮は大きな課題として考えられている。次世代のバイオ医薬は，天然に存在するタンパク質を改変し，より高機能化したものであるため，異物として生体に認識される可能性を捨てきれず，抗原性の発揮が問題になる可能性が大いにある。また，コストの面でも従来の低分子化合物を用いた例と比較すると格段に高く，よりリーズナブルなタンパク医薬の登場が待ち望まれる。そのためには，作製・精製技術の向上等も考えられるが，より少ない投与量で，選択的に作用させるDDSの技術を応用することでより有用な医薬品開発に繋がる可能性が考えられる。特に，主作用の増強と副作用の軽減を実現する受容体指向性のタンパク医薬は，その可能性を十分に示すものである。今後，これらの技術開発により，QOLの向上に貢献する優れたタンパク医薬の開発が推進されることが望まれる。

文　献

1) M. D. Kazatchkine *et al.*, *N. Engl. J. Med.*, **345**, 747（2001）
2) J. C. Edwards *et al.*, *N. Engl. J. Med.*, **350**, 2572（2004）
3) K. C. Herold *et al.*, *N. Engl. J. Med.*, **346**, 1692（2002）
4) W. F. Dall'Acqua *et al.*, *J. Biol. Chem.*, **281**, 23514（2006）
5) T. Igawa *et al.*, *Nat. Biotechnol.*, **28**, 1203（2010）
6) R. Bargou *et al.*, *Science,* **321**, 974（2008）
7) M. Dall'Era *et al.*, *Arthritis Rheum,* **56**, 4142（2007）
8) H. J. Lachmann *et al.*, *N. Engl. J. Med.*, **360**, 2416（2009）
9) P. U. Ogbogu *et al.*, *J. Allergy. Clin. Immunol.*, **124**, 1319（2009）
10) S. Yokota *et al.*, *Lancet,* **371**, 998（2008）
11) C. L. Leonardi *et al.*, *Lancet,* **371**, 1665（2008）
12) S. R. Targan *et al.*, *N. Engl. J. Med.*, **337**, 1029（1997）
13) T. R. Radstake *et al.*, *Ann. Rheum. Dis.*, **68**, 1739（2009）
14) S. M. van der Kooij *et al.*, *Ann. Rheum. Dis.*, **68**, 914（2009）
15) A. G. Tristano *et al.*, *J. Neurol.*, **257**, 1421（2010）
16) D. Faustman *et al.*, *Nat. Rev. Drug Discov.*, **9**, 482（2010）
17) H. A. Arnett *et al.*, *Nat. Neurosci.*, **4**, 1116（2001）
18) Y. Yamamoto *et al.*, *Nat. Biotechnol.*, **21**, 546（2003）
19) H. Shibata *et al.*, *J. Biol. Chem.*, **283**, 998-1007（2008）
20) H. Shibata *et al.*, *Biomaterials,* **30**, 6638-6647（2009）

第2章　PEG化TNFα

吉岡靖雄*1，角田慎一*2，堤　康央*3

1　はじめに

クローニング技術やオミクス技術の発展も相俟って，20世紀後半から現在にかけて，癌や自己免疫疾患等に有用なサイトカインなど，数多くの生理活性蛋白質が同定され，その臨床応用が試みられてきた。しかしながら，これら生理活性蛋白質の多くは，切れ味鋭い作用を有するものの，生体内安定性に極めて乏しく，臨床応用する際には，目的治療作用を得るために，大量頻回投与を余儀なくされ，往々にして，重篤な副作用を招いてしまう。特に，サイトカインは一般に，複数種のレセプターを介し，多様な*in vivo*生理活性を発揮するために，目的とする治療作用以外の作用をも同時に発現してしまい，副作用発現に繋がってしまう。そのため，顆粒球コロニー刺激因子やエリスロポエチンといった副作用が比較的軽度なものを除き，多くのサイトカインは未だ臨床応用には至っていない。従って，有効かつ安全な蛋白質療法，サイトカイン療法を確立していくためには，これら蛋白質固有の問題点を克服し得る創薬テクノロジー，即ち蛋白質療法の最適化を目指した薬物送達システム（Drug Delivery System；DDS）の確立が必須である。

本観点から我々は，①蛋白質の生体内安定性を向上させ，かつ目的治療作用の選択的発現を可能とする高分子バイオコンジュゲーション法[1~7]，②生物活性・体内安定性・レセプター特異性の向上など医薬的価値に優れた機能性人工蛋白質の迅速創製技術[4, 5, 8~10]，③標的指向能・薬物徐放化能を有した機能化高分子キャリア[11~16]，といった蛋白質療法の最適化に資するDDS（バイオコンジュゲーション）関連技術の確立を図ってきた。本稿では，抗癌サイトカインとして期待されている腫瘍壊死因子（TNFα）に上記テクノロジーを適用した我々の取り組みを紹介させて頂く。

2　腫瘍壊死因子（TNFα）

TNFαは，Meth-A線維芽肉腫の出血壊死を惹起する生理活性蛋白質として見出された[17]。

---

*1　Yasuo Yoshioka　大阪大学　臨床医工学融合研究教育センター　特任准教授（常勤）
*2　Shin-ichi Tsunoda　㈱医薬基盤研究所　バイオ創薬プロジェクト　グループリーダー
*3　Yasuo Tsutsumi　大阪大学　大学院薬学研究科　毒性学分野　教授；
㈱医薬基盤研究所　バイオ創薬プロジェクト　チーフリーダー

TNFαは157アミノ酸，17kDaからなる蛋白質であり，ホモ三量体形成することで初めて活性型となる。当初*in vitro*における検討から，TNFαは正常組織に対しては傷害性を示さず，腫瘍組織に対してのみ細胞傷害性を示すと考えられていた。このTNFαの抗腫瘍作用は，①直接的な腫瘍細胞傷害，②血中の抗腫瘍免疫エフェクター細胞の活性化，③腫瘍血管の特異的崩壊，により発現する。中でも③の血管に対する傷害作用は，正常血管のみならず炎症部位新生血管でさえ全く生じず，TNFαの特筆すべき効能であると考えられていた。そのため，TNFαを「夢の抗癌剤」として，臨床応用しようとする試みが世界的に進められた。しかしながら，他の生理活性蛋白質と同様に，TNFαは体内安定性が極めて乏しく（血中半減期；数分から数十分程度），臨床応用の際には，抗癌活性を得るために大量頻回投与を余儀なくされ，その結果，発熱，悪心，嘔吐，血圧低下，消化管障害，エンドトキシン様ショックなど，非常に重篤な副作用を招く結果となった[18, 19]。これら副作用のため，全身性の抗腫瘍薬としてTNFαを用いる場合，その投与量は抗腫瘍作用発現に必要な量の僅か1/5～1/25に制限せざるを得ないと結論付けられた。上記問題はTNFαだけでなく，インターフェロン-γ，インターロイキン-2などのサイトカイン，さらには他の多くの生理活性蛋白質にも当てはまることである。一方で，前述の①から③に示したTNFαの抗腫瘍作用メカニズムを考慮に入れた場合，TNFαの体内安定性を高め，血中滞留性を向上させることができれば，TNFαの抗腫瘍作用メカニズムの全てを活性化することに繋がるものと考えられる。また逆に，TNFαの血中滞留性を高めることは，肝臓，脾臓，小腸など副作用発現組織への移行を低減し，副作用軽減に直結することになる。

3　高分子バイオコンジュゲーション

水溶性高分子で蛋白質を修飾する高分子バイオコンジュゲーションは，蛋白質の生体内安定性を高め得る最適のDDSと世界的に認識されており，中でもポリエチレングリコール（PEG）を用いたバイオコンジュゲーション（PEGylation）は数多くの蛋白質へ適用されようとしている（図1）[20]。この蛋白質のバイオコンジュゲーションは，分子量増大による腎排泄速度の減少をもたらすだけでなく，バイオコンジュゲーションに用いた修飾高分子により蛋白質の分子表面が覆われるために，プロテアーゼからの攻撃が立体障害的にブロックされ，結果として蛋白質の生体内半減期が延長される（図1）。同様の立体障害効果によって，免疫応答においても抗原性および免疫原性が低下し，体内クリアランスの減少に直結する（図1）。以上に述べた総合的な体内安定化効果により，最終的に蛋白質の生体への投与量・回数を削減することが可能となる。このバイオコンジュゲーションは，数あるDDSの中でも蛋白質の医薬品化に向けた最適DDSと位置づけられてきたが，その適用は一部の酵素などに制限されてきた。その最大の原因は，サイトカインなど活性発現に高分子レセプターとの結合を要する蛋白質をバイオコンジュゲーションした場合，活性発現部位への高分子導入による比活性低下のみならず，修飾高分子が形成する立体障害に起因したリガンド－レセプター複合体の形成阻害による比活性低下をも，同時に考慮しな

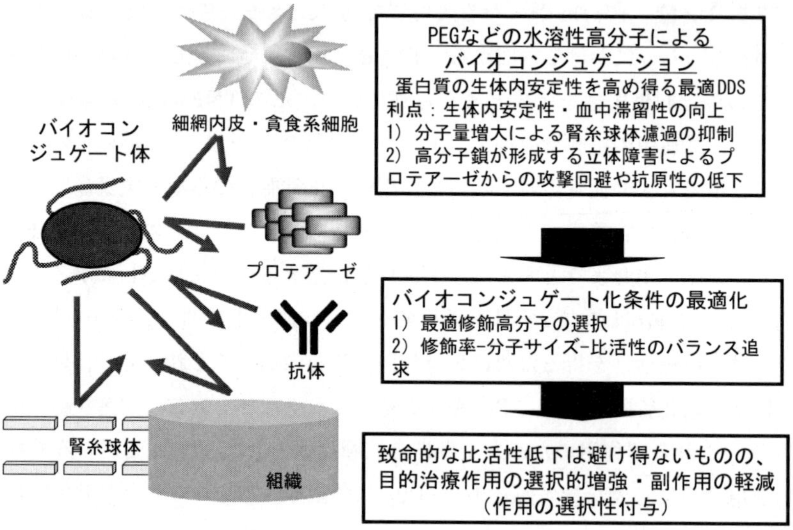

図1　水溶性高分子バイオコンジュゲーション

ければならないことに起因する。さらにバイオコンジュゲーションによる分子量増大は，腎排泄速度の減少に伴う血中滞留性の向上を果たすが，これは逆に血中から組織への移行を極度に制限してしまうことになる。このように活性発現に高分子レセプターとの結合を要する生理活性蛋白質のバイオコンジュゲーションは両刃の剣となる。

これらバイオコンジュゲーションの問題点を踏まえたうえで，我々はこれまでに，蛋白質療法の最適化に叶うDDSの確立を目指し，バイオコンジュゲーションの最適化を図ってきた[1~3, 20]。その結果，(1) 蛋白質の作用メカニズムを考慮し，最適の修飾高分子を選択したうえで，(2) 比活性-修飾率（水溶性高分子導入率）-分子サイズなどの相関を詳細に検討し，最適条件を見出すことにより，*in vitro* における比活性低下は避け得ないものの *in vivo* においては，①蛋白質の生体内安定性や血中滞留性を飛躍的に向上させ得ること，②その生体内挙動（組織移行性）を制御し得ること，③多様な *in vivo* 作用の中から，目的とする治療作用と副作用の原因となる作用とを選択分離し，目的作用のみを数百倍にも高め得ることを明らかにした。この③の生理活性蛋白質への作用の選択性付与は，体内安定性の向上に伴う投与量の削減や副作用発現組織への移行性低下に因ることを見出しており，例えばPEG化TNFαの場合，副作用を増幅することなく目的とする抗腫瘍効果が100倍にも選択増強されることを認めている。

4　部位特異的バイオコンジュゲーション

しかし，上述した，活性発現部位への水溶性高分子導入による致命的な比活性低下と，バイオコンジュゲート化蛋白質の分子的・機能的不均一性，といったバイオコンジュゲーションの致命的な問題点から，依然としてバイオコンジュゲーションの成功例は極めて少ないのが現状である。これまで汎用されてきたバイオコンジュゲーション法は，アミノ基（リジン残基の有するεアミノ基及びN末端のαアミノ基）をターゲットとし，水溶性高分子を結合させようとしたものである（図2）。この方法は，反応条件が緩和なうえ，高収率でバイオコンジュゲート体が得られる。しかし，修飾高分子のアミノ基への結合はランダムであり，殆どの蛋白質においてリジン残基は活性発現に必須の役割を担っているため，これらリジン残基への高分子導入により，必然的に著しい比活性低下を招いてしまっている（図2）。またランダムに修飾高分子が導入されるため，得られたバイオコンジュゲート体は，蛋白質の様々な部位に種々異なった個数の修飾高分子が結合した，分子的に不均一な混合物となる。事実，肝炎に対する特効薬として市販されているPEG化インターフェロンα（PEGASYS）ですら，その活性は未修飾体の10％以下にまで低下しており，不均一な分子集団であることが知られている。従って，部位特異的に効率よく高分子導入でき，高い比活性を有するバイオコンジュゲート体を創製できる方法の確立が待望されている。

この点我々は，ファージ表面提示法を独自に改良することにより，蛋白質中の多数のアミノ酸を各々20種類のアミノ酸へ一挙に置換することで，10^8種類以上もの多様性を有した構造変異蛋白質を創製し，この中からレセプター親和性・特異性などの高い「医薬価値に優れた機能性人工蛋白質」を迅速かつ効率良く同定できる「コンビナトリアル【バイオ】ケミストリー」とも言うべき新しい基盤テクノロジーを確立してきた[4, 5, 8~10)]。本手法を駆使することで，これまで活性発現に必須と考えられてきたリジン残基を含むTNFα中の全6個のリジン残基が一挙に他のアミノ酸へ置換され，野生型TNFα（wTNFα）と同等から10倍以上もの生物活性を有する機能性リジン欠損TNFαであるmTNF-K90Rの創製に世界に先駆け成功した[5)]。TNFαはN末端が活性発現に重要でないことが過去の報告から明らかとなっており，このmTNF-K90R

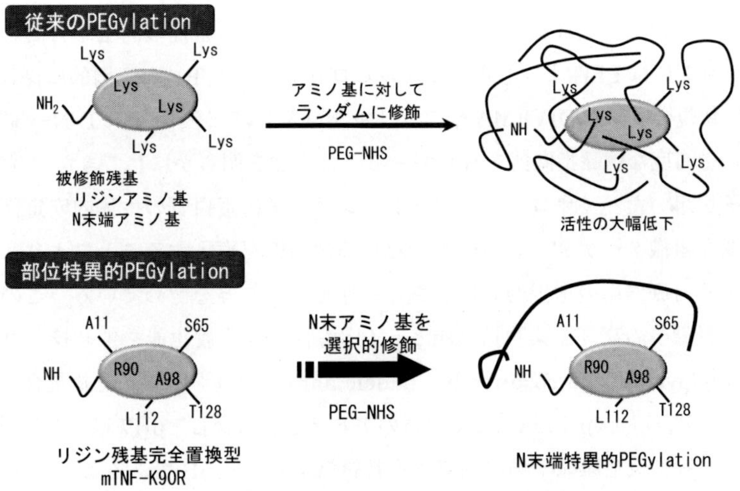

図2　リジン欠損TNFαを用いたN末端部位特異的PEG化

に対するN末端アミノ基のみを標的とした部位特異的バイオコンジュゲーションは，比活性の低下や分子的不均一性といった従来までのランダム・バイオコンジュゲーションの問題点を一挙に解決可能であると考えられた（図2）。事実，mTNF-K90Rに対してPEG化した場合，分子的均一性に優れたバイオコンジュゲート体を最大100％の収率で得ることができた。またwTNFαの場合，従来までのランダムなバイオコンジュゲーションでは僅か1分子の高分子導入により，活性発現や立体構造維持に必須の役割を担っていると考えられているLys11，Lys65，Lys90への高分子導入による比活性低下は避けることができず，10％以下まで活性低下してしまうが，mTNF-K90Rに対する部位特異的バイオコンジュゲーションは殆ど比活性低下を招かないなど，圧倒的な利点を有していた。この分子的均一性や比活性に優れた部位特異的PEG化mTNF-K90Rは，血中滞留性や抗腫瘍作用の選択的発現能にも優れているうえ，従来法で作製したランダムPEG化TNFαよりも著しく強い *in vivo* 抗腫瘍効果を有していた[5]。以上の革新的な部位特異的バイオコンジュゲーション法は，我々が確立した「機能性人工蛋白質の分子進化戦略」との融合により機能性リジン欠損体を創製することによって初めて可能となるものである。現在までに，リンフォトキシン（LT）やライト（LIGHT）といったTNFスーパーファミリー，抗自己免疫蛋白質，インターフェロンα（IFNα）などにも同様のアプローチを試みており，既に良好な結果を得つつある[7]。またより優れたPEG化TNFαの創出に向け，TNFレセプターとの複合体の構造解析にもチャレンジしている[21]。

5　DDS機能を有した機能化高分子キャリアの設計

従来より，バイオコンジュゲート化蛋白質の生体内挙動や *in vivo* 薬効発現強度が，蛋白質表面を覆う修飾高分子の諸性質によって運命付けられることに着目し，バイオコンジュゲーション法のさらなるグレードアップを目的に，薬物徐放化能や標的指向能といったDDS機能を有する高分子キャリアの分子設計を図ってきた。例えば，血中滞留性の向上を目的としたバイオコンジュゲーションにはPEGよりもポリビニルピロリドン（PVP）が圧倒的に優れた修飾高分子であること，新規合成したDIVEMAやラウリル酸導入PVPがそれぞれIFN-γ誘導能（抗腫瘍免疫誘導能）や高度な脾臓指向能を有していることなどを明らかにしてきた[11, 13~16]。これら新規修飾高分子を用いたバイオコンジュゲーションは，単に蛋白質の生体内安定性を高めるだけでなく，高度な組織ターゲティング能や新たな薬理活性を導入することにより，生理活性蛋白質の目的とする治療作用の選択的発現をさらに保証することを認めている。この様な一連の研究を通じて，腎臓への高度な薬物送達能とpH応答性薬物徐放化能を併せ持った高分子キャリア［Poly（vinylpyrrolidone-co-dimethyl maleic anhydride）；PVD］を新規合成することに成功した[14]。このPVDは，pH8以上で蛋白質のアミノ基と結合し，pH7以下で結合蛋白質を徐々に解離する。一般に炎症組織や癌組織では正常組織よりも低pHであることから，PVDを薬物キャリアとして適用した場合，病態組織でのみ効果的に蛋白質がpH応答的に徐放されることを意味している。このPVDをマウスに尾静脈内投与したところ，数時間後に投与量の約80%が腎臓へ選択的に集積し，4日後には40%に減少していた。このPVDは腎尿細管上皮細胞へのみ選択的に取り込まれるが，細胞毒性を全く示さないうえ，大量投与しても腎臓を含め他の組織に何ら傷害を及ぼさない。さらにPVDでバイオコンジュゲーションした抗炎症蛋白質（SOD）は生体内安定性に優れ，かつ静脈内投与後，選択的に腎臓へ高集積し，著しい腎炎治療作用を発揮することを見出した。高齢化社会を迎え，腎不全をはじめとする腎疾患が世界的に深刻な社会問題となっている。しかし慢性腎疾患に対する治療は，腎移植と透析に頼らざるを得ないのが現状であり，患者のQOL（Quality of Life）の観点からも，安全かつ有効な薬物療法の確立が待望されている。本観点から現在，上述した「医薬価値に優れた機能性人工蛋白質を迅速創製できる蛋白質分子進化戦略」による機能性人工蛋白質の創製や部位特異的バイオコンジュゲーションシステムとの融合により，新たな腎疾患治療戦略の確立をさらに推進している。一方で，昨今のナノテクノロジーの進展には目を見張るものがあり，新たなナノDDSの確率に向けた基礎研究もスタートさせたところである[22]。

6　おわりに

現在，上市されている医薬品の10%以上を蛋白質製剤が占めており，今後その割合は加速度的に増加すると考えられている。しかし前述したように，サイトカインをはじめとする生理活性蛋白質の臨床応用は未だ著しく制限されており，その多くは医薬品化されていない。従って，種々の蛋白質を有効な医薬品として適用した21世紀型蛋白質療法を実現するためには，蛋白質固有の種々問題点を克服できる戦略を早急に構築せねばならない。本稿で紹介した，高分子バイオコンジュゲーションの最適化や，部位特異的バイオコンジュゲーションは，今後の蛋白製剤開発における基盤技術になるものと大いに期待され，今後，蛋白質のみならず，核酸等をも含めたバイオ医薬への展開に興味が持たれる。勿論，これら創薬基盤技術は，有効性の確保に加え，今最もニーズの高い，安全性の確保にも大きく貢献するものであり，最先端医療に対する安全科学の発展や安心の確保にも寄与するものと考えられる。

文　　献

1）　Y. Tsutsumi *et al.*, *J. Pharmacol. Exp. Ther.*, **278**, 1006-1011（1996）
2）　Y. Tsutsumi *et al.*, *Br. J. Cancer.*, **74**, 1090-1095（1996）
3）　Y. Tsutsumi *et al.*, *Thromb. Haemost.*, **77**, 168-173（1997）
4）　Y. Yamamoto *et al.*, *Nat. Biotechnol.*, **21**, 546-552（2003）

5) H. Shibata *et al.*, *Clin. Cancer. Res.*, **10**, 8293-8300 (2004)
6) Y. Yoshioka *et al.*, *Biochem. Biophys. Res. Commun.*, **315**, 808-814 (2004)
7) H. Shibata *et al.*, *Biomaterials.*, **30**, 6638-6647 (2009)
8) H. Shibata *et al.*, *J. Biol. Chem.*, **283**, 998-1007 (2008)
9) T. Morishige *et al.*, *Biomaterials.*, **31**, 3357-3363 (2010)
10) Y. Yoshioka *et al.*, *Biomaterials.*, **31**, 1935-1943 (2010)
11) Y. Kaneda *et al.*, *Cancer. Res.*, **58**, 290-295 (1998)
12) S. Tsunoda *et al.*, *J. Pharmacol. Exp. Ther.*, **290**, 368-372 (1999)
13) H. Kamada *et al.*, *Cancer. Res.*, **60**, 6416-6420 (2000)
14) H. Kamada *et al.*, *Nat. Biotechnol.*, **21**, 399-404 (2003)
15) H. Kamada *et al.*, *Clin. Cancer. Res.*, **10**, 2545-2550 (2004)
16) Y. Yoshioka *et al.*, *J. Biomed. Mater. Res. A.*, **70**, 219-223 (2004)
17) E. A. Carswell *et al.*, *Proc. Natl. Acad. Sci. USA.*, **72**, 3666-3670 (1975)
18) M. G. Pfreundschuh *et al.*, *Eur. J. Cancer. Clin. Oncol.*, **25**, 379-388 (1989)
19) G. P. van. der. Schelling *et al.*, *Eur. J. Cancer.*, **28A**, 1073-1078 (1992)
20) Y. Yoshioka *et al.*, *Curr. Vasc. Pharmacol.*, **2**, 259-270 (2004)
21) Y. Mukai *et al.*, *Sci. Signal.*, **3**, ra83 (2010)
22) K. Yamashita *et al.*, *Nat. Nanotechnol.*, **6**, 321-328 (2011)

第3章　生理活性ペプチドの経鼻製剤の研究開発

金井　靖*

1　はじめに

生理活性ペプチドは単一物質でも多様な作用を有するため，生体全体を正常な状態へと収斂させて，複合的に病状を改善する。また，生理活性ペプチドは内因性物質であり，受容体に対する特異性が高いため，用法・用量の工夫により重篤な副作用が発現する可能性は低い。一方，生理活性ペプチドは膜透過性が低いため，経口投与は不可であり，細胞内へはほとんど移行しない。また，生体内で容易に代謝されるため，半減期が短いなどの課題がある。このため，生理活性ペプチドを医薬品として開発するためには，薬効の発現や副作用の低減のためにドラッグデリバリーシステム（DDS）の開発が必要となる。

本稿では，まず医薬品開発の視点から創薬ターゲットとしての生理活性ペプチドの魅力を記述する。次に，生理活性ペプチドのDDS製剤開発の事例として，ヒトGlucagon-like peptide-1 (7-36) amide（以下，GLP-1と略す）及びヒト副甲状腺ホルモン（1-34）（以下，PTHと略す）の経鼻製剤の研究開発を紹介する。

2　創薬ターゲットとしての生理活性ペプチドの魅力

ホルモンは化学構造からペプチド，ステロイド及びアミン・アミノ酸に分類される。ペプチドホルモンに限定すると，これまでにアミノ酸配列が異なるファミリーを含め約200種のペプチドが発見されている。ホルモンの標的部位は心血管系，下垂体，視床下部，中枢，消化管，膵臓及び骨などの全身に分布し，それぞれの部位において多様な生理活性を有する。生体状況が外部刺激により変化した場合，ホルモンは生体全体を正常な状態へと収斂させて生体の恒常性維持に関与している。例えば，インスリンの場合，主な標的臓器は筋肉・脂肪・肝臓であり，グルコース・アミノ酸・脂肪酸などの細胞内利用・貯蔵に関わる輸送及び酵素を活性化する。また，インスリンは糖新生を抑制し，ブドウ糖，アミノ酸及び蛋白分解を含めた異化過程を抑制する。このような多様な作用により，高血糖という病状を正常な状態に是正する[1)]。

医薬品開発の視点からは，生理活性ペプチドは創薬ターゲットとして大変魅力的である。利点としては，①生理活性が明確であるため薬効は確実に発現する，②内因性物質のため安全性が高い，③生理活性が多様なため適応症の拡大が可能である，④化合物の合成展開がなく開発期間が

---

* Yasushi Kanai　アスビオファーマ㈱　代謝・安全性ファカルティ　主幹研究員

H-Ser-Leu-Arg-Arg-Ser-Ser-Cys-Phe-Gly-Gly-Arg-Met-Asp-Arg-
S——S
Ile-Gly-Ala-Gln-Ser-Gly-Leu-Gly-Cys-Asn-Ser-Phe-Arg-Tyr-OH

Atrial natriuretic peptide (1-28)

H-His-Ala-Glu-Gly-Thr-Phe-Thr-Ser-Asp-Val-Ser-Ser-Tyr-Leu-Glu-Gly-Gln-Ala-Ala-Lys-Glu-Phe-Ile-Ala-Trp-Leu-Val-Lys-Gly-Arg-NH_2

Glucagon-like peptide-1 (7-36) amide

H-Ser-Val-Ser-Glu-Ile-Gln-Leu-Met-His-Asn-Leu-Gly-Lys-His-Leu-Asn-Ser-Met-Glu-Arg-Val-Glu-Trp-Leu-Arg-Lys-Lys-Leu-Gln-Asp-Val-His-Asn-Phe-OH

Parathyroid hormone (1-34)

図1　心房性ナトリウム利尿ペプチド（1-28），Glucagon-like peptide-1（7-36）amide 及び副甲状腺ホルモン（1-34）のアミノ酸配列

短い，⑤アカデミアにおいて研究のネットワークが構築され研究が速やかに進展する，などがある。例えば，心房性ナトリウム利尿ペプチド（以下，ANP と略す）（図 1）を事例[2]に，生理活性ペプチドの薬理作用の魅力を紹介する。ANP は強力な Na 利尿作用・血管拡張作用を有することから，発見当初より高血圧症，浮腫性疾患，腎不全及び心不全など種々の疾患への臨床応用が期待された。種々の臨床試験において，ANP は血管拡張作用及び利尿作用により，急性心不全時に亢進した前負荷・後負荷を軽減させ，自他覚症状を改善するのみならず，過剰に分泌された血管収縮性の神経体液性因子に対して拮抗作用や分泌抑制作用を有することが示された。その他にも，ANP は循環ホルモンとしてだけでなく，心臓局所因子として心肥大や線維化を抑制し，血管内皮細胞に働いて血管内水分量の調節や血管新生に働く。さらに，ANP は白血球に作用して炎症性サイトカインの産生を抑制し，脂肪細胞に作用して脂肪分解作用やアディポサイトカインの産生調節作用を有する。その他，最近の臨床研究においては ANP の臓器保護作用に着目し，急性腎不全，末梢動脈閉塞症及び心筋梗塞（再灌障害）に対する有用性が示されている[3, 4]。

一方，生理活性ペプチドを医薬品開発する際の課題としては，生体内で容易に代謝されるため半減期は短く，膜透過性が低いため経口投与は不可である。このような特性は生理活性ペプチドの役割からは合目的であり，高濃度での長時間暴露による受容体の脱感作及び副作用の発現が抑えられている。一方，このような巧妙な生理活性ペプチドの分泌動態を模倣する DDS 製剤を開発すれば，生理活性ペプチドの作用を最大限引き出すことが可能となる。以下，GLP-1 及び PTH の生理活性及びその経鼻製剤の研究開発を事例として紹介する（図 1）。

3　GLP-1 経鼻製剤の研究開発

GLP-1 は 30 個のアミノ酸からなるペプチドであり，腸管の L 細胞から分泌される。GLP-1

は細胞内cAMPを上昇させることによりインスリン分泌を増強するが，これには細胞内Caの濃度の上昇が必要であるため，血糖値が低い場合にはインスリン分泌は促進されず，血糖値が高い場合のみインスリン分泌が促進される。このような血糖依存的な血糖低下作用はGLP-Iの最大の特長であり，他の糖尿病治療薬では過剰に作用した際に重篤な副作用である低血糖が発現する。その他にもGLP-1は膵β細胞の分化促進及びアポトーシスの抑制により，膵β細胞を賦活化する[5]。また，GLP-1は膵α細胞からのグルカゴン分泌を抑制する[6]。消化管においては胃内容排出速度を抑制し，食欲抑制作用と合わせ満腹感を引き起こす[7]。肝臓においてはグルコース産生を阻害し，筋肉においてはグルコースの取り込みを促進する[8]。このようにGLP-1は複数の作用から糖尿病の病態を全般的に改善する。また，GLP-1はGタンパク質共役受容体であるGLP-1受容体を介して特異的に作用し，内因性物質であることからも安全性は高いと考えられる。

このようにGLP-1は糖尿病治療薬として理想的な特性を有するが，血中に分泌されたGLP-1は代謝酵素dipeptidyl peptidase Ⅳ（DPP Ⅳ）によりN末端が切断されて失活し，ヒト体内での半減期は約2分と極めて短い。また，粘膜透過性は低く経口投与は不可である。このような課題の解決策として，生体のGLP-1分泌パターン（血漿中濃度推移）を模倣する製剤が開発できれば，理想的な糖尿病治療薬になると考えられた。すなわち，健常人が食事を摂取すると，内因性の血漿中GLP-1濃度は速やかに上昇し，約1～2時間後に最高濃度に到達し，約4時間後には内因性レベルに低下する[9]。また，糖尿病患者ではGLP-1分泌能が低下[10]しているため，GLP-1を補充療法的に投与すればGLP-1の有効性がさらに期待された。

このような食事摂取後のGLP-1の分泌パターンを模倣する製剤として，経鼻製剤を開発した。GLP-1の経鼻製剤の目標性能として，鼻粘膜刺激性が無く，血漿中濃度のばらつきを最小にするために高いBAを達成する製剤とした。特殊な吸収促進剤の使用により高いBAは得られるが，鼻粘膜刺激性が懸念されるため使用を断念した。ペプチドが鼻粘膜から吸収される機構は明確ではないが，一般的に鼻粘膜は上皮細胞間の結合が弱く，粘膜下に血管が発達しているため，鼻粘膜からのペプチドの吸収は良好であり，しかも吸収は速やかである。そこで，高いBAには鼻粘膜においてペプチドが高濃度で長時間滞留することが有効と考え，不溶性の芯粒子表面にペプチドと付着剤がコーティングされた粉末経鼻製剤を設計した（図2）。粉末製剤を鼻腔内に投与した際，粉末製剤は鼻粘膜上で吸水し，付着剤の効果により鼻粘膜に滞留すると考えられる。その間に粉末製剤からペプチドが溶出して局所的に高濃度になり，鼻粘膜を通過すると推定される。本経鼻製剤を噴霧する際には，粉末をカプセルに充填し，専用のデバイスを用いて鼻腔内に噴霧する。なお，これまでに経鼻製剤として国内または海外で上市されたペプチド性医薬品は，サケカルシトニン（分子量：3431.85），ナファレリン（1400.54），ブセレリン（1299.49），デスモプレシン（1183.31），オキシトシン（1007.19）である。これら生理活性ペプチドの先行開発例や経鼻投与用のデバイスも多数開発されているため，これらの先行技術及び情報をGLP-1の製剤開発にも活用できると考えた。

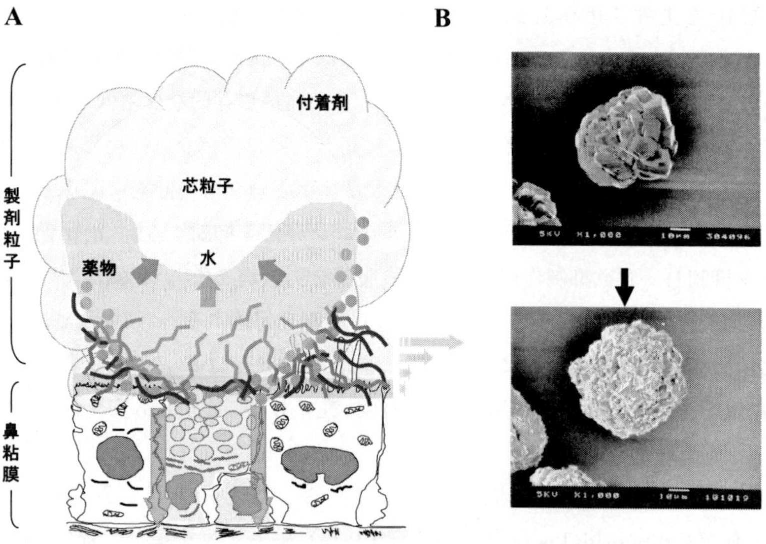

図２　A：鼻粘膜上でのGLP-1経鼻製剤の滞留・溶出・吸収モデル
B：芯粒子の原料（上）及び製剤粒子（下）

カニクイザルを用いて経鼻製剤のPK試験を実施した。GLP-1を静脈内投与したときの半減期は5分と極めて短かった。一方，経鼻製剤を経鼻投与したときの半減期は85.6～133分であり，経鼻投与により半減期が延長した。このときの静脈内投与に対するBAは7.4～9.9%であり，皮下投与の11.1%とほぼ同程度であった（図3）。さらに，カニクイザルを用いたPD試験（静脈糖負荷試験）として，サルにGLP-1経鼻製剤を投与し，その直後に糖を静脈内投与したときの血糖値及びインスリン濃度を測定した。その結果，GLP-1経鼻製剤投与後の血糖値は対照群に比較して有意に低下し，インスリン濃度は有意に増加した。このように，サルにおける経鼻製剤のPK-PDプロファイルは良好であった。

さらに，サルに経鼻製剤を13週間反復投与しても，鼻粘膜に対する刺激性は認められず，安

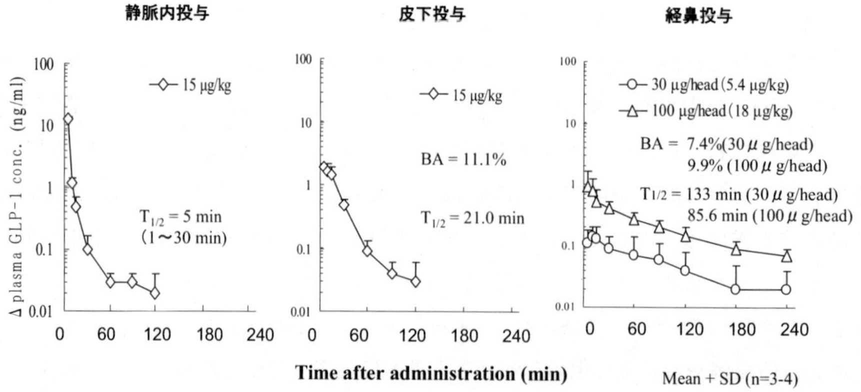

図３　カニクイザルにGLP-1を静脈内投与，皮下投与及び経鼻投与したときの血漿中GLP-1濃度

全性の高い製剤であることを確認した。

このように，GLP-1はペプチドという化学的特性のために，これまで侵襲的に投与せざるをえないと考えられてきた。これに対し，GLP-1経鼻製剤は非侵襲的に投与可能であり，糖尿病の治療が可能な血漿中濃度を達成できる製剤が開発され，GLP-1による理想的な糖尿病治療が可能になると期待された。

4　PTH経鼻製剤の研究開発

PTHは副甲状腺より産生されるヒト副甲状腺ホルモン（1-84）のN末端からの34個のアミノ酸からなるペプチドである。PTHは骨芽細胞で新しい骨を形成（骨形成）し，破骨細胞で古い骨を破壊（骨吸収）するという両方の作用を有する。骨芽細胞に対しては，cAMPにより成熟骨芽細胞のアポトーシスが抑制されて骨芽細胞の寿命が延長し，さらに，IGF-1が分泌されて前駆骨芽細胞から成熟骨芽細胞への分化が誘導される。PTHを間欠投与すると，劇的に骨量が増加して骨折率が低下するため，PTHは骨粗鬆症の理想的な治療薬と認識されており，すでにPTHは米国でテリパラチドの名称で骨粗鬆症治療薬として承認されている。テリパラチドの臨床試験において，20及び40 μgのPTHを骨粗鬆症患者に連日2年間皮下投与したとき，腰椎及び大腿骨頚部の骨密度は有意に増加し，椎体圧迫骨折及び非椎体骨折は有意に低下した[11]。このようにPTHは他の治療薬には無い骨形成作用を有し，骨密度を高めて骨折のリスクを低減することから，骨粗鬆症治療に重要な役割を担うと期待されている。しかしながら，骨粗鬆症の患者には高齢者が多く，連日何年も自己皮下注射するのは患者にとって大きな負担である。

上記のPTHの間欠投与による骨密度の増加は製剤開発当初から知られていたため，皮下投与に類似したパルサタイルな血漿中PTH濃度を達成できるDDS製剤を目指した。製剤に求められるその他の性能としては，製剤安定性の確保及び高いBAの達成であった。これらの要件を満たす製剤として経鼻製剤を開発した。製剤安定性の確保には，用時溶解後のPTHの安定性及び不溶化を回避するために，PTHの溶解濃度及び溶解液のpHを最適化した。高いBAの達成には鼻粘膜刺激性の点から吸収促進剤は使用せず，薬液のpH調整によりPTHの吸収性を改善した。本製剤（図4）はPTH及び添加物を含む凍結乾燥品（ガラス容器），添付溶解液及び鼻用定量噴霧器をセットにしたもので，使用時には凍結乾燥品に添付溶解液を加えて溶解し，付属の鼻用定量噴霧器を装着した後，鼻腔内に薬液を噴霧する。

ラットを用いて本経鼻製剤のPK試験を実施した。132-143 μg/kgのPTHを経鼻投与したとき，血漿中PTH濃度推移は皮下投与と類似しており，皮下投与に対するBAは17.0%であった（図5）。また，正常及び卵巣摘出ラットを用いた薬理試験において，200または400 μg/kgのPTHを1日1回26週間経鼻投与すると，大腿骨骨幹部，遠位部及び腰椎骨密度が増加することを確認した。さらに，サルに経鼻製剤を9カ月反復投与しても，鼻粘膜に対する刺激性は認められなかった。このように，経鼻製剤のPK-PDプロファイルは良好であり，鼻粘膜に対して

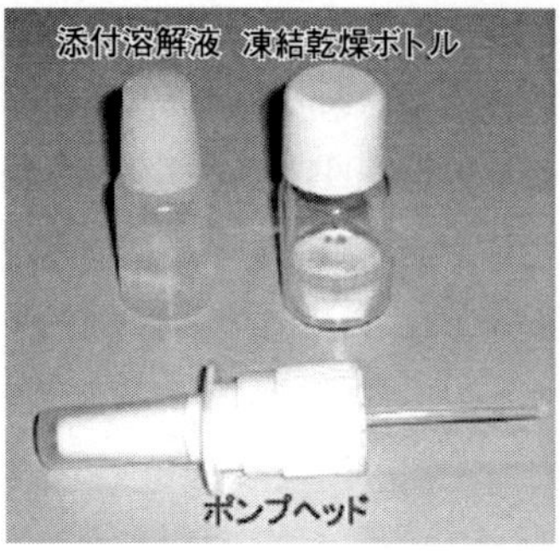

図4　PTHの経鼻製剤

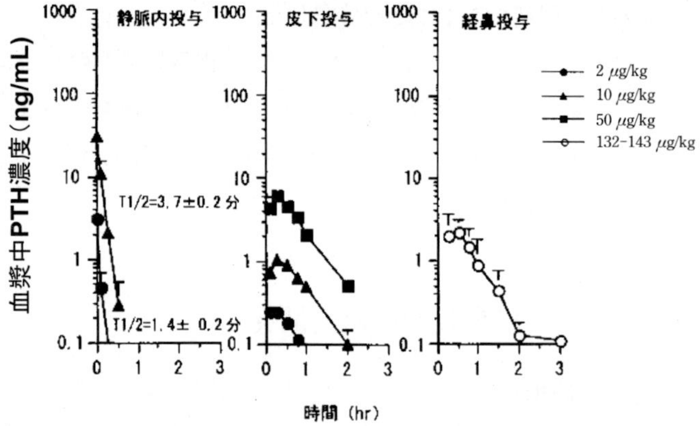

図5　ラットにPTHを静脈内，皮下投与及び経鼻投与したときの血漿中PTH濃度（平均値± SD，N =3-5）

も安全性の高い製剤であることが示された。

本経鼻製剤を用いた臨床試験において，骨粗鬆症患者を対象とした臨床試験で有効性と安全性が確認された。骨粗鬆症患者にPTHの0.25 mg，0.5 mg及び1 mgを1日1回，3ヵ月間反復経鼻投与した。その結果，腰椎骨密度の増加は用量依存的であり，1 mgの投与量において骨密度が2.4%増加した[12]。

以上のように，PTHの経鼻製剤により骨粗鬆症患者において骨密度が増加し，骨折のリスクを低減する骨粗鬆症の治療薬となることが期待された。

5　おわりに

以上，GLP-1及びPTHを事例に，生理活性ペプチドの特性を把握し，その作用を最大限引き出す製剤の開発により生理活性ペプチドを医薬品として仕立てる事例を紹介した。最後に医薬品開発における製剤検討の有用性を述べたい（図6）。開発化合物に課題がある場合，これまでは化合物自体の合成展開により有効性の向上及び副作用の低減を目指した。今後，このような合成展開では課題を解決できない場合には，製剤検討による課題解決が有用であると考えられる。例えば，低い経口BAの改善には製剤的な吸収改善に加え，経口以外の投与経路の選択が可能である。短い半減期の改善には持続性製剤，副作用低減のためにターゲッテング製剤などが考えられる。一方で，これらの製剤的な課題解決法を選択するためには，これまで以上に性能が高く，服用性・利便性の高い製剤が必須である。さらに，これらの製剤技術の向上に加え，開発化合物を選択する早期の段階において開発製剤を含めた化合物の順位付けが必要であると考える。

今後，新規な生理活性ペプチドを含め魅力的な化合物に対して，DDSを活用した創薬研究が推進することを期待したい。

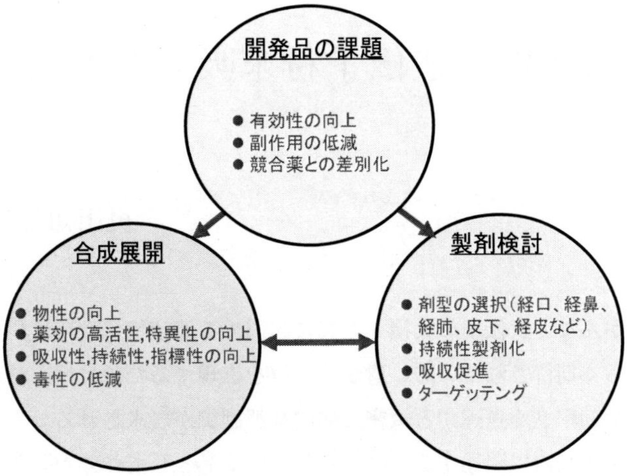

図６　製剤検討による開発品の課題解決

文　　献

1) 清野裕ほか編，ホルモンの辞典，朝倉書店，p.566（2004）
2) Kanai Y. *et al.*, Informa healthcare, p.384（2010）
3) Kitakaze M. *et al.*, *Lancet*, **370**, 1483-93（2007）
4) Kasama S. *et al.*, *Eur. Heart. J.*, **29**, 1485-94（2008）
5) Farilla L. *et al.*, *Endocrinology*, **144**, 5149-5158（2003）
6) Gutniak M. *et al.*, *N. Engl. J. Med.*, **326**, 1316-1322（1992）
7) Arakawa M. *et al.*, *Biochem. Biophys. Res. Commun.*, **390**, 809-814（2009）
8) Zheng D. *et al.*, *Diabetes*, **58**, 352-359（2009）
9) Orskov C. *et al.*, *Scan. J. Gastroenterol.*, **31**, 665-670（1996）
10) Toft-Nielsen MB. *et al.*, *J. Clin. Endocrinol. Metab.*, **86**, 3717-23（2001）
11) Neer RM. *et al.*, *N. Engl. J. Med.*, **344**, 1434-1441（2001）
12) Matsumoto T. *et al.*, *Osteoporos Int.*, **17**, 1532-1538（2006）

第４章　遺伝子粉末吸入剤の開発

奥田知将[*1]，岡本浩一[*2]

1　はじめに

遺伝子治療は，がんなど遺伝子の欠損・変異に起因する難治性・致死性疾患に対する革新的な治療戦略として長らく期待されている。遺伝子治療を実現するためには，治療遺伝子を目的の組織・細胞・核内まで効率良く送達する緻密な体内動態制御が要求される。一方，遺伝子の基本構造である核酸は本来細胞内に限局するものであり，医薬品として体外から投与した場合には，核酸分解酵素により速やかに分解される，あるいは免疫応答が起きるといった異物としての認識を受ける。このような異物認識作用を回避し必要量のみの治療遺伝子を対象組織だけに選択的に送達可能な局所投与型製剤の開発が進められ，臨床試験においても全身投与型製剤より先行している[1)]。

肺は咽頭・気道を含む呼吸器系を通じて非侵襲的に治療遺伝子を直接送達できることから，遺伝子治療の有望な対象臓器として注目されている。これまでに小動物を用いた試験において，鼻腔内および切開した気道内からの投与による遺伝子の肺内送達によって，優れた遺伝子導入効果が認められた報告も数多い[2)]。しかしヒトへの臨床応用に向けては，吸入により非侵襲的な肺内送達を達成するエアゾール製剤設計が必須である。吸入剤として臨床応用されているものには，ネブライザーで投与する液剤，加圧式定量噴霧吸入剤（pressured metered dose inhaler；pMDI），粉末吸入剤（dry powder inhaler；DPI）の３種類が挙げられる[3)]。ネブライザー用製剤および pMDI は溶液製剤，DPI は固形製剤である。現在の遺伝子治療臨床試験においては，溶液吸入剤による検討が先行しているが，保存安定性の問題が指摘されている。一方，粉末吸入剤は携帯性，取り扱いの簡便性，環境問題に関わる噴霧剤の不要，保存安定性など利点が多く，遺伝子粉末吸入剤の実用化に期待が高まっている。

本稿では遺伝子粉末吸入剤の実用化に向けた展望を中心に解説するとともに，筆者らが得た知見を紹介したい。

2　肺の組織学的特徴

肺は本来，呼吸を通じて酸素と二酸化炭素の受け渡しを担う生命活動に必須の臓器であるが，

＊1　Tomoyuki Okuda　名城大学　薬学部　薬物動態制御学研究室　助教
＊2　Hirokazu Okamoto　名城大学　薬学部　薬物動態制御学研究室　教授

薬物投与部位として①吸入により非侵襲的に薬物を送達することができる，②表面積が小腸に匹敵する（100～200 m^2），③細胞層が薄い（0.5～1 μm），④吸収後，初回通過効果を回避できる，⑤酵素活性が低い，⑥血流速度が大きい（約5,700 mL/min），⑦比較的，高分子の透過性が良い，などの魅力的な点を備えている[4)]。このため局所作用ならびに全身作用を期待したバイオ医薬品の有効な投与経路として注目されている。

吸入による遺伝子治療は肺局所作用を目的としたものであり，気道および肺胞上皮細胞が遺伝子導入のターゲットとなる。上皮表面での核酸分解酵素の活性は低く，また相互作用により遺伝子導入を妨げる物質も少ないため，血液を介した全身投与よりも吸入の方が優れた肺疾患遺伝子治療を実現できると考えられる。一方，気道上皮細胞表面は粘液，肺胞上皮細胞表面は肺表面活性物質でそれぞれ覆われており，遺伝子導入のバリアとなる。また肺胞マクロファージの貪食作用による排除機構も十分に考慮しなければならない。

3　遺伝子治療の対象となる肺疾患

遺伝子治療の実現が望まれる肺疾患としては嚢胞性繊維症，α-1-アンチトリプシン欠損症，肺がんなどが挙げられる[5, 6)]。嚢胞性繊維症は，上皮細胞膜中に存在する塩素イオンチャネル（cystic fibrosis transmembrane conductance regulator；CFTR）の遺伝子変異により水分代謝異常をきたし，高粘度の粘液産生が認められる遺伝子疾患である。白色人種に極高頻度で認められることから，欧米では遺伝子治療の最重要対象疾患のひとつに位置づけられている。気道上皮細胞の6～10％程度に正常CFTR遺伝子を導入し過剰発現させることで，粘液中の塩素イオン濃度を正常化でき，治療効果が得られると見込まれている[7)]。α-1-アンチトリプシン欠損症は，肺の主要な抗蛋白分解酵素であるα-1-antitrypsin（AAT）の先天的欠損で，成人において蛋白分解酵素による組織破壊と気腫増大を生じる遺伝子疾患である。AATは本来，肝細胞や単核細胞で産生され血行を介して全身分布する分泌性蛋白であるが，肺胞周辺細胞に正常AAT遺伝子を高発現させることで治療効果を得る試みが行われている[8)]。がん治療においてはp53などのがん抑制遺伝子の他に，interleukin（IL）-12やinterferon（IFN）-γなどのサイトカイン遺伝子が治療遺伝子候補に挙げられる[6)]。治療効果を得る上で，がん抑制遺伝子では，すべてのがん細胞に遺伝子導入が達成されることが理想的である。一方，サイトカイン遺伝子では，がん細胞あるいは周辺の正常細胞に遺伝子導入が達成されれば，発現により分泌したサイトカインががんに作用するので，遺伝子導入細胞の対象・数の面からより有望であると考えられる。これらの疾患がいずれも従来の医薬品では治療が困難であることに加えて，肺は生命活動に必須の最重要臓器のひとつであることからも，遺伝子治療実現の意義は極めて大きい。しかし現在のところ，臨床試験において顕著な治療効果が認められた例は少なく，遺伝子導入効率の向上など今後更なる改善が必要である。

4　遺伝子粉末吸入剤開発に関わる重要項目

既に溶液吸入剤については遺伝子治療臨床試験が進められているのに対し，粉末吸入剤に関する検討・報告は極少数である。今後の遺伝子粉末吸入剤開発の新展開・実用化に向けて克服すべき重要項目を以下に述べる。

4.1　調製法の確立

遺伝子粉末吸入剤を開発する上で最も重要なのは，粉末微粒子の調製過程で遺伝子導入効果を損なわないことである。治療遺伝子を含有した粉末微粒子の調製法として，噴霧乾燥法，凍結乾燥法など種々検討されているが，噴霧・温度・pH など調製過程での物理的・化学的ストレスによって治療遺伝子の構造に不可逆的なダメージがないか注意する必要がある（表 1）[9]。これら物理的・化学的ストレスへの対策として，①糖に代表される保護剤を賦形剤として利用する[10]，②カチオン性化合物を添加して静電的相互作用により複合体を形成する[11] などが検討され，その有用性が示されてきた。カチオン性化合物として利用されるのは，カチオン性リポソームやカチオン性高分子などベクターとして機能するものがほとんどである。複合体形成により遺伝子の構造が保持される一方で，微粒子の再溶解後に形成する複合体の物性（粒子径や表面電荷など）が調製前から大きく変動する場合も多い[12, 13]。複合体の物性は遺伝子の細胞内取り込みや細胞内動態に関わる最重要因子のひとつであり，粉末微粒子化によって複合体の物性が激変した結果，遺伝子導入効果が著しく損なわれることもある。

また各研究施設で遺伝子粉末吸入剤の開発を進めていくには，遺伝子のコストが高いため小スケールの調製で回収率が高いことも重要なポイントになる。他方，産業化に向けてはスケールアップへの対応，調製に要する時間の短縮，調製工程のオートメーション化なども考慮しなければならない。

4.2　分散性・肺内沈着性の獲得

粉末吸入剤の肺内沈着性は粉末微粒子の物性と吸入装置の性能に大きく依存する。粒子径および粒子密度は，吸入後の微粒子の肺内沈着性を決定する最重要因子である[14, 15]。空気中に分

表１　各粉末微粒子調製法のバイオ医薬品への適応性（文献9を引用翻訳）

	噴霧ストレス	凍結ストレス	熱ストレス	工程時間	結晶化の恐れ	粒子設計	汎用性	費用	産業実績
凍結乾燥法	＋	－	＋	－	＋	－	±	－	＋
噴霧急速凍結乾燥法	－	＋	＋	±	＋	＋	±	－	－
噴霧乾燥法	－	＋	－	＋	－	＋	＋	＋	＋
真空乾燥法	＋	＋	±	－	－	－	±	＋	＋
超臨界流体晶析法	－	＋	±	＋	±	＋	＋	－	－

＋：良，－：不良

散した微粒子の沈着に関わる力としては慣性力，重力，静電気力，ブラウン運動などがあり，吸入による肺内沈着においては特に慣性力の影響が大きい。電子顕微鏡観察などで求められる幾何学的粒子径（geometric diameter；d_g）が同じ粒子でも，粒子密度（ρ）が小さいほど慣性力は小さくなる。このような微粒子の空気中挙動を判断する指標として，空気力学的粒子径（aerodynamic diameter；d_a）が用いられ，$d_a = d_g \times \rho^{1/2}$ の式が成立する。吸入後の肺内沈着性に最適な d_a は 1～5 μm であるといわれている[15]。d_a が大きい場合（$> 10\ \mu$m）には慣性力が大きく，肺に到達する前に咽頭・気道に沈着する。一方，d_a が小さい場合（$< 0.5\ \mu$m）には慣性力が小さく，肺に到達しても沈着せず呼気とともに体外に排出される。

粉末吸入剤開発においては肺内沈着に最適な d_a を達成することに加えて，吸入時に高い分散性を獲得することが重要である。d_g が数 μm の微粒子では粒子間の付着・凝集性が高く，分散性に乏しいことが問題となる。この問題を解決する粒子設計としてキャリアー型製剤および造粒型製剤が実用化されている。これらの製剤は吸入器内でキャリアー結合体あるいは造粒体として d_g が大きい状態で存在しており，吸入後に高い分散性を示すとともに，気流中で解砕されて肺内沈着に最適な d_a の微粒子となる。同様の原理で，凍結乾燥ケーキを応用したものも報告されている[16]。また近年，ρ が小さいことで肺内沈着に最適な d_a を維持しつつ d_g を大きくすることが可能な低密度微粒子の開発に注目が集まっている。低密度微粒子には中空微粒子や多孔性微粒子，針状微粒子などが挙げられる[15, 17]。

遺伝子単独では粉末微粒子が得られないため，賦形剤中に組み込むことで遺伝子粉末微粒子を調製する。主薬の含量が賦形剤と比べて極少量の場合には，粉末微粒子の物性は賦形剤の性質に依るところが大きい。一方，遺伝子は高分子であるため，含量が比較的多くなる傾向にあり，粉末微粒子の物性に及ぼす影響も大きいと考えられる。また遺伝子が含まれることで調製前の試料溶液の粘度が高まることも粉末微粒子の物性に影響を及ぼしかねない。これらの影響を考慮して，分散性・肺内沈着性の双方に優れた処方・調製条件を見出す必要がある。一方，粉末吸入剤を使用する患者の吸入パターンは，年齢・性別・体格・健康状態など多様な因子によって変化し，粉末微粒子の分散性・肺内沈着性に影響が及ぶことが懸念される[18, 19]。この様な吸入パターンの変化に依らず高い分散性・肺内沈着性を得るための粒子設計・吸入装置開発が望まれる。

4.3　ベクターの選択

遺伝子粉末吸入剤は吸入により粉末微粒子が沈着して，上皮細胞表面に存在するわずかな水分に溶解した後，治療遺伝子が上皮細胞内に取り込まれることで治療効果を発揮する。しかし遺伝子の基本構造である核酸は水溶性が高くリン酸基に由来する負電荷を帯びた高分子であるため，細胞膜の表面負電荷と静電的に反発するとともに，受動拡散による効率的な細胞内取り込みは見込めない。このため遺伝子粉末吸入剤開発においても優れた遺伝子導入効果を達成するためには，ベクターの利用が重要であると考えられる。

ベクターはアデノウイルスやレトロウイルスに代表されるウイルス性ベクターとカチオン性リ

ポソームやカチオン性高分子に代表される非ウイルス性ベクターに大別されるが，遺伝子粉末吸入剤開発においては前述した調製過程における保護効果の利点から，非ウイルス性ベクターを用いた検討がほとんどである。これまでに肺内送達による遺伝子治療実現に向けて様々な非ウイルス性ベクターが開発・応用されてきた。カチオン性脂質 Genzyme lipid 67（GL-67）を含むカチオン性リポソームは，溶液吸入剤として嚢胞性繊維症に対する遺伝子治療臨床試験にまで進み，一部の患者に正常 CFTR 遺伝子の発現が認められたものの，発熱などの副作用が報告されている[20]。カチオン性高分子である polyethyleneimine（PEI）も肺内投与により優れた遺伝子導入効果を発揮することが数多く報告されているものの，生体内非分解性であるため蓄積性・組織障害性が懸念されている[21]。わが国においても最近，ポリアミノ酸をベースとした生分解性カチオン性高分子（PEG-PAsp(DET)）が開発され，マウスへの肺内投与で PEI よりも優れた遺伝子導入効果ならびに安全性が達成されており，今後の進展が待たれる[22]。

非ウイルス性ベクターを用いて遺伝子粉末吸入剤開発を進める上で重要なのは，ベクター自身が高い遺伝子導入効果と安全性を有していることに加えて，前述したように粉末微粒子化後もその効果が保持されることである。その保持に関わる要因としては粉末微粒子調製過程の因子だけでなく，遺伝子との結合性，N/P 比（遺伝子中のリン酸基に対するベクター中のアミン基のモル比），溶解性などベクターの因子が関わると考えられる。またベクター自身も遺伝子と同様に高分子である場合が多く，粒子組成含量ならびに試料溶液の粘性増加に伴った粉末微粒子の物性への影響について注意を払うべきであろう。

5　遺伝子粉末吸入剤開発の動向

これまでに報告された遺伝子粉末吸入剤開発について，著者らが得た知見を中心に紹介する。

5.1　噴霧乾燥法による製剤開発

Birchall らは乳糖を賦形剤として噴霧乾燥法によりプラスミド DNA（pDNA）を含有した遺伝子粉末微粒子の調製を行っている[23~25]。カチオン性脂質 1,2-dioleoyl-3-trimethylammoniumpropane（DOTAP）とカチオン性蛋白 protamine sulfate の混合ベクターを粒子組成中に組み込むことで，調製過程における噴霧・熱による物理的ストレスから pDNA の構造を保護している。得られた粉末微粒子は 5 μm 以下の球状構造を有しており，①分散促進剤としてロイシンなどアミノ酸を粒子組成中に組み込む，あるいは②キャリアーとしてカチオン性多糖であるキトサンを用い，物理混合する方法により分散性・肺内沈着性の改善に成功している。

5.2　超臨界流体晶析法による製剤開発

著者らは超臨界流体として二酸化炭素を選択し，それを貧溶媒として利用することで試料溶液中の成分を晶析させる supercritical fluid antisolvent（SAS）法により pDNA を含有した遺伝子粉末微粒子を調製している[26~29]。二酸化炭素は臨界温度が 31.1℃，臨界圧力が 7.38 MPa と比較的緩和な条件で超臨界流体を得ることが可能で，常温常圧にすることで速やかに気体へと戻るため容易に晶析した粉末微粒子を回収することができる。これにより調製過程での物理的・化学的ストレスが比較的軽微で済み，遺伝子や蛋白などバイオ医薬品を安定に粉末微粒子化可能な技術として注目されている。マンニトールを賦形剤として調製したところ，長方形の粉末微粒子が得られ，レーザー回折法による平均粒子径測定で 12～13 μm の値を示した（図 1（a））[26]。晶析過程で水と二酸化炭素が接触することにより pH が低下し，pDNA を不安定化する化学的ストレスがある[30] ものの，ベクターとして粒子組成中に組み込んだキトサンの緩衝能および pDNA との複合体形成により，pDNA の構造を保護することができた。調製した遺伝子粉末微粒子をマウスに肺内投与したところ，9 時間をピークとして遺伝子発現効果が認められた。またその効果は同組成の溶液を投与した場合よりも優れていた（図 2）。これは粉末微粒子が肺内の水分に溶解した後，局所的に高濃度の pDNA／キトサン複合体を形成することによるものと推察される。また溶液よりも高い保存安定性が示された[27]。さらに肺がん治療への応用として，IFN-β をコードした pDNA を用いて同様に遺伝子粉末微粒子を調製した[28]。肺転移がんモデルマウスに肺内投与したところ，優れた治療効果が得られた。さらに乳糖を賦形剤として①圧力，②温度，③エタノール（補助溶媒）と二酸化炭素の流量比，④試料溶液濃度の各条件をそれぞれ最適化することで，直径約 20 μm でウニ状構造を有する低密度遺伝子粉末微粒子の調製にも成

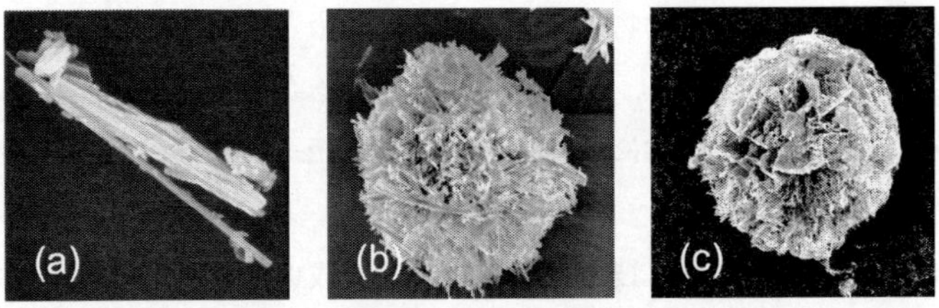

図 1　調製した遺伝子粉末微粒子
（a）長方形微粒子（超臨界流体晶析法，賦形剤；マンニトール），（b）ウニ状微粒子（超臨界流体晶析法，賦形剤；乳糖），（c）多孔性微粒子（噴霧急速凍結乾燥法，賦形剤；マンニトール）

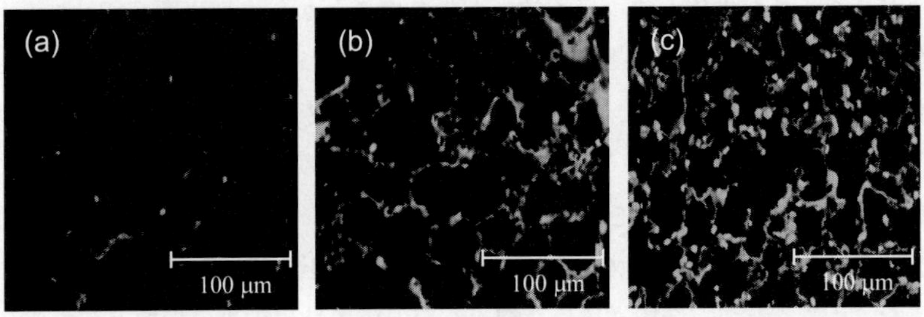

図 2　緑色蛍光蛋白をコードした pDNA のマウス肺組織への遺伝子導入
（a）遺伝子溶液（静脈内投与），（b）遺伝子溶液（肺内投与），（c）遺伝子粉末微粒子（肺内投与）

功している（図１（b））[29]。

5.3　噴霧急速凍結乾燥法による製剤開発

著者らは噴霧急速凍結乾燥法においても，有用な遺伝子粉末微粒子の調製に成功している[31]。噴霧急速凍結乾燥法では試料溶液を液体窒素中に噴霧することで，液滴を瞬時に凍結し，その後凍結乾燥により液滴中の水分を昇華することで低密度な多孔性微粒子を調製することができる。賦形剤としてマンニトール，ベクターとしてキトサンを用いて遺伝子粉末微粒子を調製したところ，直径約 20～40 μm の多孔性微粒子が得られた（図１（c））。また pDNA の構造が粉末微粒子化後も保持されるとともに，水中で形成される pDNA／キトサン複合体の粒子径・ゼータ電位が粉末微粒子化前後で変化しないことを明らかにした。さらに超臨界流体晶析法で調製した遺伝子粉末微粒子と同様に，マウス肺内投与 9～12 時間後をピークとして遺伝子導入効果が認められた。

Kuo らも PEI をベクターとして噴霧急速凍結乾燥法により遺伝子粉末微粒子を調製することに成功しており，培養細胞を用いた遺伝子導入評価において粉末微粒子化前後で pDNA/PEI 複合体による遺伝子導入効果に変化がないことを明らかにしている[32]。

5.4　肺内送達量と遺伝子発現効果の同一個体内解析

従来の粉末吸入剤の研究・開発では分散性など調製した粉末微粒子の物性について評価することが主流であり，生体内投与後の薬理効果・毒性について評価がなされた報告は少ない。この大きな要因として，粉末微粒子を小動物に投与する際に呼吸との同調が困難なため，肺内送達量にばらつきが生じ易いことが挙げられ，結果が不明瞭となるケースも多い。遺伝子粉末吸入剤の開発においても，小動物を用いた検討により体内動態，遺伝子導入効果，毒性などを明らかにし，処方を最適化していく必要がある。

当研究室ではこの問題を解決する技術として，粒子組成中に近赤外蛍光指示薬であるインドシアニングリーン（ICG）を組み込むことで粉末微粒子をラベル化し，個々の小動物における肺内送達量を *in vivo* イメージング機器を用いて評価することを行っている[29, 31]。近赤外蛍光指示薬の励起・検出に関わる長波長側（650～900 nm）の光は，赤血球や水による吸収が少ないため組織透過性が高く，また生体が放つ自家蛍光が少ないことから，高感度 CCD カメラによりその体内分布を非侵襲的に評価することが可能である。ルシフェラーゼをコードした pDNA を含有するとともに ICG でラベル化した遺伝子粉末微粒子を調製し，肺内投与した個々のマウスについて，ICG 由来の蛍光を検出することで肺内送達量を，またルシフェラーゼ活性に基づく発光を検出することで遺伝子発現効果を評価した。評価をもとに蛍光（肺内送達量）を横軸に，また発光（遺伝子発現効果）を縦軸にプロットすると，有意な正の相関が認められた。この回帰直線の傾きの値を求めることで，肺内送達量を補正した遺伝子発現効果の指標として取り扱うことができる。この評価法を用いて，噴霧急速凍結乾燥法で調製した遺伝子粉末微粒子の pDNA とキ

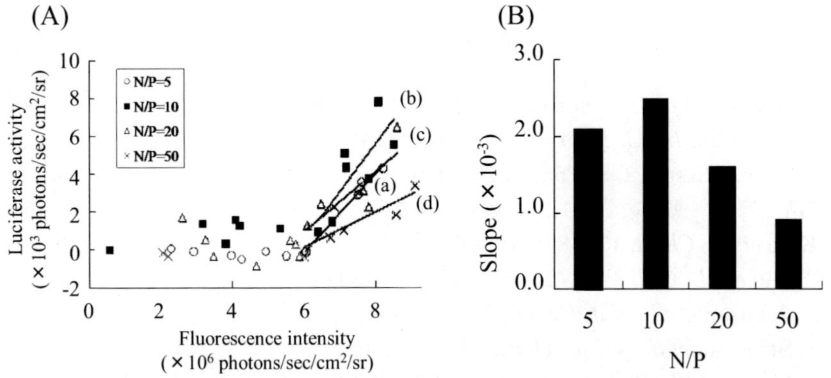

図 3　(A) 遺伝子粉末微粒子による肺内送達量（蛍光）と遺伝子発現効果（発光）の相関図：(a) N/P ＝5, (b) N/P ＝10, (c) N/P ＝20, (d) N/P ＝50, (B) 回帰直線の傾き

トサンの N/P 比を最適化することに成功している（図 3)[31]。この様な肺内送達量評価法は優れた遺伝子粉末吸入剤を開発する上で，有用な評価技術になると考えられる。

6　おわりに

遺伝子粉末吸入剤の開発は未だ発展途上であり，実用化に向けては克服すべき課題も多い。遺伝子導入効果・安全性に優れたベクターの開発とともに，その機能を最大限発揮させる粒子設計技術・吸入装置の開発が必須であり，今後の進展が望まれる。

本稿では紙面の都合上詳細については割愛するが，近年，セントラルドグマとは独立した核酸の新たな機能が続々と明らかにされ，新たなバイオ医薬品候補として注目されている。中でも RNA 干渉と呼ばれる機構に基づき，特定の配列を有する遺伝子の発現を選択的に抑制可能な small interfering RNA（siRNA）を応用した遺伝子治療の実現に期待が高まっている[33]。siRNA は配列が決まれば人工的に化学合成することが可能であり，医薬品としての大量供給も達成される。また作用点が細胞質であるため，核内送達を考える必要が無く，さらに染色体への遺伝子挿入で問題となるがん化を回避できることから，従来の医薬品に比較的近い手順で臨床試験を進められる点は非常に魅力的である。しかし siRNA についても従来の遺伝子治療と同様に体内動態制御の課題が残っており，臨床試験については局所投与が先行している。肺疾患治療への siRNA の応用としては，Alnylam Phamaceuticals 社が呼吸器多核体ウイルス感染治療に向けた siRNA の開発を行っており，現在，溶液吸入剤としてフェーズ 2 まで臨床試験が進行中である。筆者らも siRNA を含有した遺伝子粉末吸入剤の開発に取り組んでおり，今後の進展に期待している。

文　献

1) S. Kawakami *et al.*, *J. Pharm. Sci.*, **97**, 726 (2008)
2) J. Geiger *et al.*, *Int. J. Pharm.*, **390**, 84 (2010)
3) B. K. Rubin, *Respir. Care*, **55**, 911 (2010)
4) 岡本浩一ほか，薬学雑誌，**127**，643 (2007)
5) M. Kolb *et al.*, *Chest*, **130**, 879 (2006)
6) D. R. Gill *et al.*, *Cell. Mol. Life Sci.*, **61**, 355 (2004)
7) L. G. Johnson *et al.*, *Nat. Genet.*, **2**, 21 (1992)
8) A. A. Stecenko *et al.*, *Gene. Ther.*, **10**, 95 (2003)
9) J. P. Amorij *et al.*, *Pharm. Res.*, **25**, 1256 (2008)
10) S. G. Quaak *et al.*, *AAPS PharmSciTech.*, **11**, 344 (2010)
11) P. C. Seville *et al.*, *J. Gene Med.*, **4**, 428 (2002)
12) M. C. Molina *et al.*, *J. Pharm. Sci.*, **90**, 1445 (2001)
13) W. L. Hinrichs *et al.*, *Int. J. Pharm.*, **311**, 237 (2006)
14) A. H. Chow *et al.*, *Pharm. Res.*, **24**, 411 (2007)
15) M. J. Telko *et al.*, *Respir. Care*, **50**, 1209 (2005)
16) 山下親正，*Drug Delivery System*，**24**，468 (2009)
17) R. Vehring, *Pharm. Res.*, **25**, 999 (2007)
18) G. C. Smaldone, *J. Aerosol Med.*, **19**, 36 (2006)
19) R. F. Phalen *et al.*, *Inhal. Toxicol.*, **22**, 6 (2010)
20) F. E. Ruiz *et al.*, *Hum. Gene Ther.*, **12**, 751 (2001)
21) S. Di Gioia *et al.*, *Drug Des. Devel. Ther.*, **2**, 163 (2008)
22) M. Harada-Shiba *et al.*, *Mol. Ther.*, **17**, 1180 (2009)
23) J. C. Birchall *et al.*, *J. Drug Target.*, **11**, 425 (2003)
24) J. C. Birchall *et al.*, *J. Gene Med.*, **7**, 343 (2005)
25) J. C. Birchall *et al.*, *Pharm. Res.*, **23**, 941 (2006)
26) H. Okamoto *et al.*, *J. Pharm. Sci.*, **92**, 371 (2003)
27) H. Okamoto *et al.*, *Int. J. Pharm.*, **290**, 73 (2005)
28) H. Okamoto *et al.*, *J. Control. Release*, **150**, 187 (2011)
29) T. Mizuno *et al.*, *J. Control. Release*, **134**, 149 (2009)
30) M. Tservistas *et al.*, *Biotechnol. Bioeng.*, **72**, 12 (2001)
31) K. Mohri *et al.*, *J. Control. Release*, **144**, 221 (2010)
32) J. H. Kuo *et al.*, *J. Pharm. Pharmacol.*, **56**, 27 (2004)
33) D. Castanotto *et al.*, *Nature*, **457**, 426 (2009)

第5章　バイオ医薬品の経口および経鼻送達システムの開発

森下真莉子[*1]，亀井敬泰[*2]

1　はじめに

分子生物学や遺伝子工学技術の進展に伴い，現在では疾病の原因となりうるタンパク質やペプチドなどの生理活性物質を様々な疾病の治療に利用することが可能となっている。しかし，これらタンパク質・ペプチド性の薬物（バイオ薬物）の投与は，消化管内での不安定性や生体膜の低透過性が原因となり，現状では静脈内注射や皮下注射などの非経口経路に制限されている[1, 2]。疾病に直接かかわるタンパク質・ペプチドに基づいた薬物治療は極めて有効ではあるが，頻繁な注射は患者にとって大きな負担となる。このような治療を受ける患者の負担を回避しQOLを向上するためには，バイオ薬物の非注射剤化，特に経口製剤化が有効な手段であるが，これを可能にするには十分な薬物吸収改善作用を発揮するだけでなく，細胞膜の機能や細胞間隙タンパク質，さらには消化管内分解酵素といった生体が本来有する異物侵入障壁機構を破綻させないような技術を確立しなければならない。過去にも様々な手法が考案されてきたが，現状では有効性および安全性の両面を満たす技術は確立されていない。例えば過去20年間の間でも180以上の経口インスリン製剤に関する研究論文が報告されているが，残念ながら，未だに注射剤に替わる優れた方法は提唱されていない。これが意味しているのは，単に“生体内での安定性の向上を目的とした試み”だけでは臨床で有効性および安全性が保証できるほどに充分なbioavailability（BA）を得ることは難しいという明らかな事実である。つまり，バイオ薬物の非注射剤化を可能にするためには生体膜透過性を強力に改善できる新たな機能素子の開発が何としても必要不可欠である。

本稿では，近年筆者らが取り組んでいる細胞膜透過ペプチドcell-penetrating peptides（CPPs）を利用した，安全かつ極めて効率の高いタンパク質・ペプチド生体膜透過促進法を概説する。

2　細胞膜透過ペプチド（CPPs）の概要

細胞膜透過ペプチドは，比較的小さくアミノ酸5-40残基程度のカチオン性ペプチドである。CPPsの細胞内在化能力が初めて報告されてから僅か20年余りである。歴史的には1988年

＊1　Mariko Morishita　星薬科大学　薬剤学教室　准教授
＊2　Noriyasu Kamei　日本赤十字社　血漿分画センター　技術開発部

表1　細胞膜透過ペプチドに共通する特徴

・配列中のアルギニンをリシンに置換すると 内在化効果が著しく低下する ・細胞膜表面のプロテオグリカンと相互作用する ・細胞への内在化に立体選択性は無い ・内在化機構はCPPによって異なる

に，HIV tat trans-activator protein の shuttling property（輸送能力）が初めて報告され，次いで1991年に，ショウジョウバエ（drosophila）のホメオプロテインであるアンテナペディア（antennapedia）の細胞内在化能力が示され，1994年に，内在化因子本体として penetratin が報告された。その後の研究の進展は目覚ましく現在では数百の CPPs が知られている。CPPs により物理化学的性質は若干異なるが，表1に示すように共通の性質がある。

CPPs は細胞内への優れた内在化能力をもっており，近年ではナノ粒子，タンパク質や核酸などの細胞内送達ベクターの実現化を目的とした研究においても汎用されているツールとなっている[3~7]。筆者らは，粘膜吸収性の著しく低いバイオ薬物を CPPs の性質を利用して粘膜上皮細胞内に積極的に取り込ませ，結果的に血中側への透過を上昇させることを試みた。CPPs によるタンパク質や核酸などの細胞内送達アプローチにおいては，一般的には薬物もしくは脂質キャリアと CPPs は化学的に架橋して検討されている。我々も当初は同じ手法を取り，リュープロライドと CPPs との結合体を合成し，その効果を検討した。CPPs としては，オリゴアルギニンや，その後の検討で効果の強いことが明らかとなった penetratin を用いたが，しかしながら，いずれの CPPs の場合も，リュープロライドの消化管吸収を改善するに至らなかった[8]。この理由としては，結合体にすることによって分子量がさらに増えたこと，親水性の CPP を結合させたことにより分子がより親水性となり膜透過には不利になったことなどが考えられる。また，リュープロライドに対して吸収促進を引き起こすだけの CPP の量が1：1結合では不足していたとも考えられる[9]。

従って，我々は特別な工程を施さず，薬物と CPPs の physical mixture を調製し投与液として用いることにした[10]。Physical mixture は薬物の薬理活性や物理化学的特性をそのまま保持することが可能であり，さらに，調製が極めて簡便であることから，利点が多い方法であると考えられる。

3　CPPs によるインスリンの消化管粘膜吸収性の改善

本節ではまず，上述の CPPs の機能を利用することにより代表的なペプチド薬物であるインスリンの経口製剤化の可能性を検討した結果を紹介する。インスリンの経口製剤化は QOL を改善するだけでなく，消化管から吸収されたインスリンは内分泌されたインスリンと同じように門脈から肝臓を経由するため，末梢での高インスリン血症を回避できるという利点も有する。インスリンの経口投与製剤を開発するためには，いかに胃内や小腸内での消化分解を回避し，さらに小腸粘膜における透過性を向上させるかが重要な課題となる。ここでは，小腸粘膜におけるインスリンの低透過性を改善することを目的としてCPPsを用い，それによりどの程度消化管からのインスリンの吸収が改善し，そのBAを向上できるかを検討した。

種々のCPPsをインスリンとのphysical mixtureとしてラットの回腸ループ内に投与し，インスリンの吸収に改善が認められたものについて，その結果を図1A-Dに示す。本実験では，

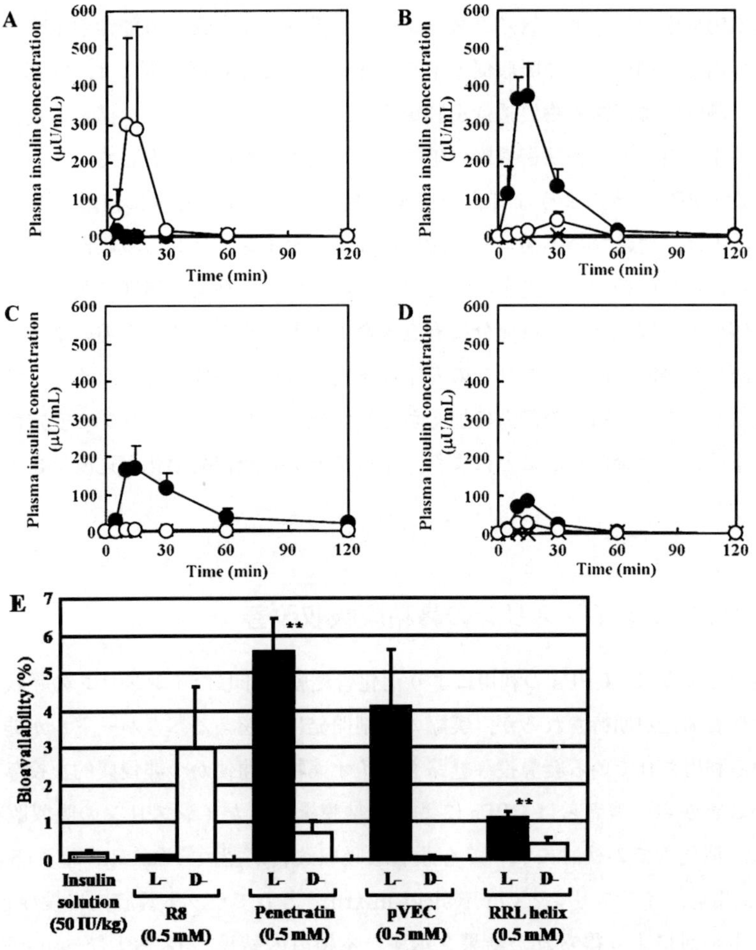

図1　CPPsによるインスリン消化管吸収促進作用

A：R8併用，B：penetratin併用，C：pVEC併用，D：RRL helix併用後の血漿中インスリン濃度の時間推移（×：インスリン単独，●：L-体CPP併用，○：D-体CPP併用，インスリン：50 IU/kg，CPP：0.5 mM），E：各CPPs併用後のインスリンの皮下投与に対する相対的bioavailability。

Each data represents the mean ± S.E.M. of n = 3-6, $^{**}p < 0.01$ vs. insulin solution.

それぞれのCPPsについてL-体のアミノ酸のみ，もしくはD-体のみから構成されたペプチドを用いて検討しており，その中でも特にD-R8（オリゴアルギニンの一種）およびL-penetratinにより最も顕著なインスリン吸収促進作用が認められた[11]。このように，CPPsの種類のみならず，各CPPを構成するアミノ酸の立体異性もその作用の強さに影響を及ぼしていることは興味深い。これには，CPPs自身の消化管での安定性や分解を受けた各CPPの細胞内在化能の違いが関与していると推察される。図1Eは，血漿中インスリン濃度のグラフから算出された，インスリン皮下投与に対する相対的BAを示しており，本検討で用いた0.5 mMのL-penetratinにより5.5%まで改善が認められている。さらに，本稿では示していないがL-penetratinの投与濃度を2.0 mMまで上昇させることによりBAは約35%まで上昇できることを明らかとしており，これらCPPsが有用な消化管インスリン吸収促進ツールとなる可能性が示唆された[11]。

一般に，界面活性剤のような吸収促進剤を消化管内に投与した場合には，粘膜上皮細胞膜への刺激作用や，細胞間隙経路の物質透過を制御するタイトジャンクション構造の変化を誘発するなど，消化管の本来有する異物防御機構の破綻を引き起こす可能性を有している。それに対し，本研究で用いたCPPsはそのような有害作用を惹起することなく安全に使用できることも確認された[11]。本結果は，閉鎖した小腸ループ内に投与されたインスリンの吸収性を評価したものであり，実際の経口投与時のBAを完全には反映していないが，粘膜透過性の改善作用のみによって得られたCPPsの吸収促進効果は充分に有意義なものと考えられる。上述のように，経口投与においては胃内や小腸内でのインスリンの安定性を向上させる必要があるためさらなる製剤的工夫が必要であるが，このCPPsの能力に加えさらに消化管内でのインスリンの安定性を高める適切な手法を効果的に組み合わせることにより，インスリンの経口製剤化が達成できるものと期待される。

4　CPPsによるインスリンの鼻粘膜吸収改善

前節で述べたように，CPPsの利用により消化管粘膜を介したインスリンの吸収は顕著に改善され経口投与製剤化が期待されるが，実際の製剤開発には超えるべきハードルが非常に高い。一方，従来から利用されている経鼻投与経路もバイオ薬物の簡便かつ非侵襲的な投与手段として有用性が高いことから，著者らはCPPsによる鼻粘膜を介したインスリンの吸収改善を試みた。本検討では，消化管での検討においても顕著な吸収改善が認められたR8およびpenetratinをCPPsとして用い，インスリンとのphysical mixtureとしてラット鼻腔内に投与した。図2aおよびbに，本検討により得られた結果を示す。本検討の結果，R8およびpenetratinのいずれのCPPsにおいても鼻粘膜からのインスリン吸収の改善が認められ（図2a），さらに血糖降下作用の増強が認められた（図2b）[12]。また，消化管における検討と同様に，CPPsの立体異性構造もその作用効率に影響し，特にL-penetratinにより最も強力な鼻粘膜インスリン吸収促進作用が認められた。図2cに示すようにL-penetratinは2 mMの投与濃度で併用した場合，鼻腔投

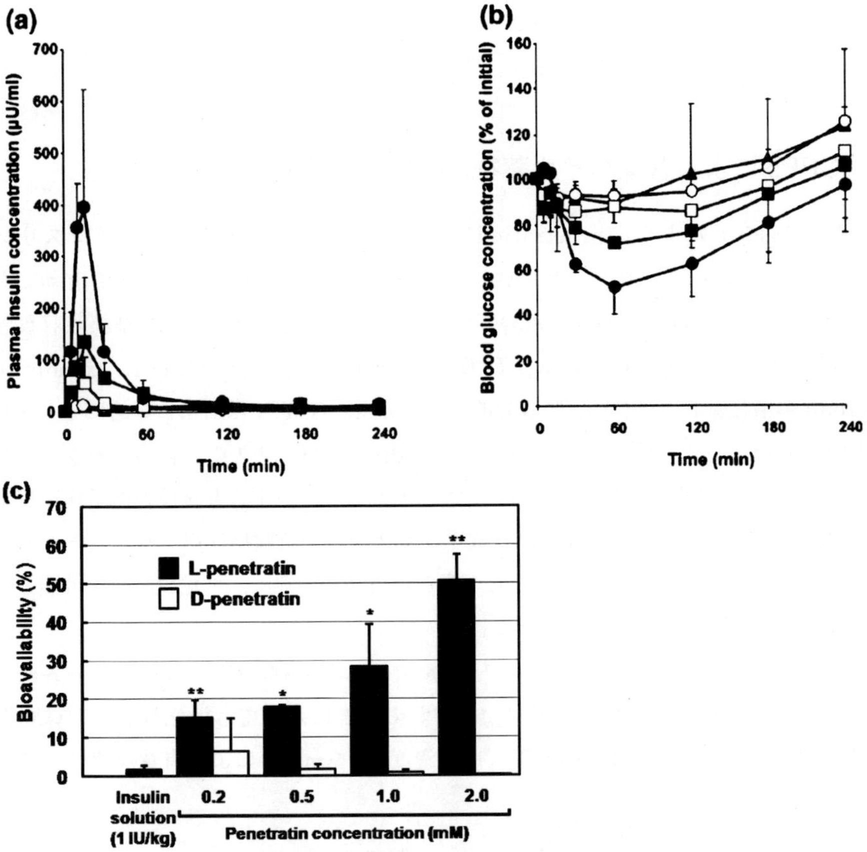

図2　CPPsによるインスリン鼻粘膜吸収促進作用

R8およびpenetratin併用後の（a）血漿中インスリン濃度および（b）血糖値の時間推移（▲：インスリン単独（10 IU/kg），○：＋L-R8，□：＋D-R8，●：L-penetratin，■：D-penetratin（0.5 mM）．Each data represents the mean ± S.E.M of n = 3），（c）penetratin併用量の増大に伴うインスリンの相対的BAの変化（インスリン：1 IU/kg，L- and D-penetratin：0.5 mM）。Each data represents the mean ± S.E.M. of n = 3-4.　$^{*}p < 0.05$,　$^{**}p < 0.01$ vs. insulin solution.

与におけるインスリンのBAを50.7%まで改善できることが明らかとなった[12]。また，本検討で用いたpenetratinが鼻粘膜への有害事象を惹起せず，消化管適用時と同様に安全に利用できることも明らかにされている[12]。このように，経鼻ルートを利用し，CPPsと組み合わせてインスリンを投与することにより，効率的なインスリンの吸収が可能である。また，鼻粘膜を介して得られたCPPsの効果は，消化管適用時と比較してより強力であることも明らかである。一般的に，消化管内の方が鼻腔内と比較して酵素分解の影響が大きいことが知られており，このような消化管内および鼻腔内でのインスリン分解の程度の差異がそれぞれの投与部位での吸収効率に影響していると推察される。また，鼻粘膜上皮における透過性が消化管粘膜上皮と比較して大きいことも鼻粘膜からの効率的なインスリンの吸収に寄与していると考えられる。従って経鼻投与は，投与部位でのインスリンの酵素分解という要因を極力除外し，CPPsの能力を最大限に活用する手法として最も有効な投与経路として期待できる。

5　CPPsによる各種バイオ薬物の粘膜吸収改善

前節までに紹介したようにpenetratinは最も強力な消化管および鼻粘膜インスリン吸収促進作用を示すことから，他のペプチドやタンパク薬物の経粘膜吸収においても有効であると期待される。ここでは，penetratinを用いて幾つかの薬物の消化管および鼻粘膜吸収改善を試みた例を紹介したい。本検討ではL-およびD-penetratinを用いて，GLP-1，exendin-4およびinterferonβの消化管および鼻粘膜吸収の改善を試みた。GLP-1は血糖依存的にインスリンの分泌を促す作用を有するペプチド薬物であり，exendin-4はGLP-1の生体内での安定化を目的としてそのアミノ酸配列を組み換えたGLP-1誘導体である。いずれも新規の糖尿病治療薬として期待されている。また，interferonβは，抗ウイルス作用や抗腫瘍作用を有するタンパク質である。これらはインスリンと同様に粘膜からの吸収性は極めて悪く，経粘膜吸収を可能とするためには製剤的工夫が必要な薬物である。

図3には，ラットを用いた小腸ループ内投与実験および鼻腔内投与実験により各薬物の吸収性を評価し，BAを算出した結果を示す。いずれの薬物においても消化管および鼻腔投与時のBAがL-もしくはD-penetratinの使用（投与濃度：0.5 mM）により有意な値にまで改善され

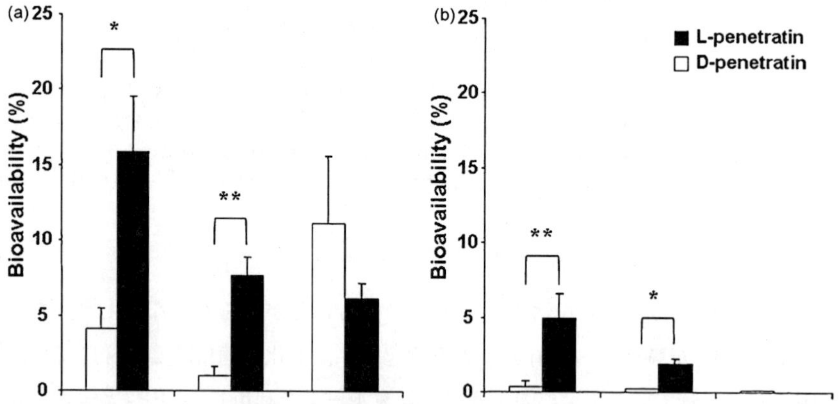

図3　L-およびD-penetratinによるバイオ薬物の鼻粘膜（a）および消化管粘膜（b）吸収におけるbioavailabilityの改善作用

経鼻投与：GLP-1（0.1 mg/kg），exendin-4（0.25 mg/kg），interferonβ（0.18×10^6 IU/kg），L- and D-penetratin（0.5 mM）。

消化管投与：GLP-1（2.5 mg/kg），exendin-4（1.25 mg/kg），interferonβ（2.25×10^6 IU/kg），L- and D-penetratin（0.5 mM）。

Each data represents the mean ± S.E.M of n = 3-7. $^*p < 0.05$, $^{**}p < 0.01$, significant difference.

ることが明らかとなった[13]。インスリン投与時と同様に，特に鼻粘膜投与時において各薬物共に8-15%程度のBAが得られており，penetratinの適用濃度を増やすことによりさらなる吸収性の改善が可能であると期待できる。また，GLP-1およびexendin-4については，インスリンの場合と同様にL-penetratinがより強力な吸収改善作用を示しているのに対し，interferonβの場合においてはD-penetratinの方がその作用は顕著であり，吸収改善効率に及ぼすpenetratinの立体異性の影響が薬物によって異なることが明らかとなった。著者らは，カチオン性を有するオリゴアルギニンと負電荷をもつ薬物間に生じる静電的相互作用がCPPの吸収促進作用において重要な支配因子となっていることを明らかにしてきたが，同様に塩基性アミノ酸を多く含むpenetratinについても静電的な相互作用がGLP-1（等電点：5.5）およびexendin-4（等電点：4.5）の経粘膜吸収改善に寄与していると推察される。一方，正電荷を有するinterferonβ（等電点：9.6）に対してもpenetratinは顕著な吸収改善作用を示している。これは，オリゴアルギニンの場合と異なり，penetratinのもつ疎水性アミノ酸を介してinterferonβとの間に疎水性相互作用が生じたためと推察される。このように，インスリンのみならず様々なバイオ薬物の経粘膜吸収製剤を開発する上でpenetratinが有用なツールとなる可能性が示唆された。

6　Penetratinのアミノ酸配列を基盤とした新規CPPsの探索研究

これまで述べたように，CPPsの中でも特にpenetratinがバイオ薬物のBA改善効果に優れていることが明らかにされたが，penetratinのもつアミノ酸配列中の構造とその吸収促進作用との関連性については明確にはなっていない。高い細胞膜透過性能には，3次元構造形成のためのアミノ酸の配列順序が重要なのか，あるいは個々のアミノ酸自身がより重要であり，配置を変え最適なアミノ酸配列にすることによりさらなる吸収促進効率の向上が見込めるのか，などについても不明である。つまり，penetratin構造中の何が重要な因子であるかを理解することは，より強力な吸収促進作用を有するCPPsを探索する上でも重要であると考えられる。そこで我々は，penetratinのアミノ酸配列を改変した誘導体を用い，各ペプチド構造とインスリンに対する吸収促進効率の関係について比較検討した[14]。これまでにpenetratinの有するカチオン性アミノ酸（アルギニンやリジン）や疎水性アミノ酸（主にトリプトファン）が細胞内取り込み能に関与していることが示唆されていることから[15~17]，本検討ではpenetratinのアミノ酸配列中の塩基性および疎水性アミノ酸を別のアミノ酸に置換したペプチド，さらにpenetratin配列を基に断片化，末端へのtetraarginine（R4）の付加，もしくはpenetratin全体のアミノ酸配列をシャッフルしたペプチドを用いた。図4には，これらpenetratin誘導体をインスリンとともに鼻腔内投与した際の，インスリンのBA上昇効率を示している。予想されたように，カチオン性残基（アルギニン，リジン）の置換により吸収促進効率は著しく低下しており，さらにはアルギニンをリジンに置換した場合にも低下が認められていることから，カチオン性アミノ酸，その中でも特にグアニジウム基を側鎖にもつアルギニンが吸収促進作用効率において重要であることが

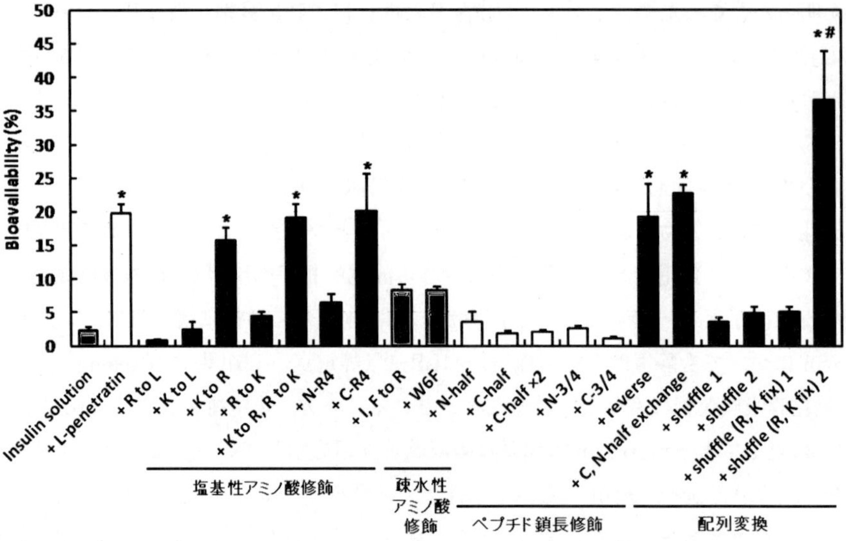

図4　Penetratin 誘導体による経鼻インスリン吸収促進効率の比較
インスリン：1 IU/kg，penetratin 誘導体：0.5 mM。
Each data represents the mean ± S.E.M. of n = 3-6.
* $p < 0.01$，significant increase compared with "insulin solution".
\# $p < 0.01$，significant increase compared with "+ L-penetratin".

示唆されている。また，penetratin の N もしくは C 末端への R4 の付加による吸収促進効率の増大は認められなかったことから，カチオン性の上昇による細胞表面結合の増大が必ずしも細胞内への到達を促すわけではなく，penetratin の有する両親媒特性を最適に保持する必要があると考えられる。同様に，イソロイシンとフェニルアラニンをアルギニンに置換した誘導体（I,F to R）および 6 番目のトリプトファン残基をフェニルアラニンに置換した誘導体（W6F）の吸収促進効率が低下していることからも，penetratin の吸収促進作用において疎水性アミノ酸（特に 6 番目のトリプトファン）の存在，さらには最適な両親媒特性の形成が脂質二重膜との相互作用において重要因子となっていることが強調される。

一方で，penetratin を N 末端もしくは C 末端から半分もしくは 4 分の 3 に断片化し鎖長を変化させた誘導体や penetratin 全体の配列をシャッフルした誘導体においてはそれらのインスリン吸収促進作用はほぼ消失しているが，penetratin のアミノ酸配列の順序を逆向きにした誘導体（reverse）や N 末端および C 末端の半分を入れ替えた誘導体（C,N-half exchange）では元の penetratin と同程度の吸収促進効率が保たれている。さらに，アルギニンおよびリジンの位置を固定し，それ以外のアミノ酸配列をシャッフルした 2 種類の誘導体を用いた場合には，一方では吸収促進作用は消失し，もう一方では penetratin よりもさらに強力な吸収促進作用が認められるという興味深い結果が得られた。種々の penetratin 誘導体をインスリンとともに鼻腔内投与することにより得られたこれらの結果は，消化管ループ内に投与した場合においても再現された。これまで CPPs は，塩基性アミノ酸や疎水性アミノ酸を多く含むことを共通の特徴として見出されてきたが，本結果でも示されたように同程度の正電荷や両親媒特性を有するものが必ずしも細胞膜透過能を有しているというわけではなく，付加的な要因についてさらに考慮しなければならない。消化管や鼻粘膜の上皮細胞に効率的に取り込まれるためには，親水層である粘膜外界表面への相互作用と脂質層である上皮細胞膜への移行能を保持するような構造をとることが必要であると推察される。そのためには，ペプチドが自由度の高いコンフォメーションを保持できるようにアルギニンやリジン，さらにはトリプトファン残基を適切に配置することが重要である。インスリンやその他のバイオ薬物に対する最適な吸収促進作用を有するアミノ酸配列を見出すには，今後さらに詳細な議論を展開する必要がある。

7　おわりに

本稿で紹介したように，CPPs は粘膜に傷害をもたらすことなく，高分子薬物の経粘膜 BA を著明に改善できる素晴らしいツールである。バイオ薬物の DDS 研究に長年携わっている著者らにとっても，その効果の強さには時として驚かされる。現在当教室では，上述した penetratin 誘導体のアミノ酸配列をさらに改良し，最も効果的な経粘膜インスリン吸収改善作用を有する CPPs を見出すことに挑戦している。また，本稿では割愛したが，CPPs のバイオ薬物吸収促進作用機構についても詳細な検討を行っている。今後は，生体への局所的・全身的安全性に対して充分な評価を加え，一日も速い実用化に向けた検討を進めていきたいと考えている。

文　献

1) M. Morishita, NA. Peppas, *Drug Discov. Today*, **11**, 905-910 (2006)
2) El-S. Khafagy, M. Morishita, Y. Onuki, K. Takayama, *Adv. Drug Delliv. Rev.*, **59**, 1521-1546 (2007)
3) SR. Schwarze, A. Ho, A. Vocero-Akbani, SF. Dowdy, *Science*, **285**, 1569-1572 (1999)
4) A. Astriab-Fisher, D. Sergueev, M. Fisher, BR. Shaw, RL. Juliano, *Pharm Res.*, **19**, 744-754 (2002)
5) VP. Torchilin, TS. Levchenko, *Curr. Protein Pept. Sci.*, **4**, 133-140 (2003)
6) C. Marty, C. Meylan, H. Schott, K. Ballmer-Hofer, RA. Schwendener, *Cell Mol. Life Sci.*, **61**, 1785-1794 (2004)
7) B. Gupta, TS. Levchenko, VP. Torchilin, *Adv. Drug Deliv. Rev.*, **57**, 637-651 (2005)
8) N. Kamei, M. Morishita, J. Ehara, K. Takayama, *J. Control Release*, **131**, 94-99 (2008)
9) N. Kamei, M. Morishita, K. Takayama, *J. Control Release*, **136**, 179-186 (2009)
10) M. Morishita, N. Kamei, J. Ehara, K. Isowa, K. Takayama, *Journal of Controlled Release*, **118**, 177-184 (2007)

11) N. Kamei, M. Morishita, Y. Eda, N. Ida, R. Nishio *et al.*, *J. Control Release*, **132**, 21-25 (2008)
12) El-S. Khafagy, M. Morishita, K. Isowa, J. Imai, K. Takayama, *J. Control Release*, **133**, 103-108 (2009)
13) El-S. Khafagy, M. Morishita, N. Kamei, Y. Eda, Y. Ikeno *et al.*, *Int. J. Pharm.*, **381**, 49-55 (2009)
14) El-S. Khafagy, M. Morishita, N. Ida, R. Nishio, K. Isowa *et al.*, *J. Control Release*, **143**, 302-310 (2010)
15) B. Christiaens, J. Grooten, M. Reusens, A. Joliot, M. Goethals *et al.*, *Eur. J. Biochem.*, **271**, 1187-1197 (2004)
16) E. Bellet-Amalric, D. Blaudez, B. Desbat, F. Graner, F. Gauthier *et al.*, *Biochim. Biophys. Acta*, **1467**, 131-143 (2000)
17) HL. Åmand, K. Fant, B. Nordén, EK. Esbjörner, *Biochem. Biophys. Res. Commun.*, **371**, 621-625 (2008)

第6章　ペプチド・タンパク性医薬品を含む難吸収性薬物の消化管ならびに経粘膜吸収性の改善

山本　昌*

1　はじめに

一般に，経口投与された薬物が生体内の作用部位に到達し，薬理効果を発現するためには，まず最初に消化管から吸収されることが必要である。しかしながら，薬物の中には消化管での安定性や溶解性が不十分であったり，消化管粘膜透過性が低いなどの理由により，経口投与時に十分な吸収率が得られないものも少なくない。したがって，こうした薬物の吸収を改善する方法を新たに確立し，臨床に応用することがこれら薬物の経口投与製剤を開発する上で重要な課題の一つであると考えられる。

こうした消化管からの吸収性が悪い薬物の一つとして，ペプチド，タンパク性医薬品が知られている。すなわち，ペプチド及びタンパク性医薬品は，経口投与後，消化管内の消化酵素やタンパク分解酵素により速やかに分解を受け，また高い水溶性を有し高分子であるため消化管粘膜を透過しにくいことが知られている。このため，これら医薬品の経口投与後の吸収率は十分でなく，これら医薬品の投与法は，臨床上ほとんど全てが筋肉投与や皮下投与などの注射に限られているのが現状である。しかしながら，一般に注射による投与は，患者に苦痛を伴い，また重篤な副作用を発現するという欠点を有する。そこで最近では経口ならびに経粘膜投与後のこれら医薬品の吸収率を改善するため，種々の方法が試みられているが，それらを大別すると，①吸収促進剤などの製剤添加物の利用，②薬物の分子構造修飾，③薬物の剤形修飾に分類できる。また，消化管からきわめて吸収されにくいペプチド及びタンパク性医薬品に対しては，④薬物の新規投与経路の開発を試みる方法も有力な方法の一つである。そこで本稿では，これらペプチド及びタンパク性医薬品の経口・経粘膜吸収改善に関するこれら4つの方法について紹介する。

2　製剤添加物（吸収促進剤）の利用

ペプチド及びタンパク性医薬品をはじめとする難吸収性薬物の消化管ならびに経粘膜吸収性を改善する一つの方法として，消化管やその他の吸収部位におけるこれら薬物の粘膜透過性を一過性に上昇させる添加物を利用する場合が多い。こうした作用を有する添加物を総称して吸収促進剤（absorption enhancers, absorption promoters）と呼ぶ。現在までに多くの物質が吸収促進剤として利用されているが，代表的なものには界面活性剤，胆汁酸，キレート剤，脂肪酸などが

＊　Akira Yamamoto　京都薬科大学　薬剤学分野　教授

あげられる。これらの吸収促進剤は，従来，消化管吸収経路に対して用いられていたが，最近では，経鼻，経肺，口腔，直腸，経皮などの各種粘膜吸収経路についても利用されている。

表１に難吸収性薬物の消化管吸収改善に利用される各種吸収促進剤の例を示しているが，ポリオキシエチレンラウリルエーテル類，ラウリル硫酸ナトリウムなどに代表される界面活性剤，グリココール酸，タウロコール酸，デオキシコール酸などの胆汁酸塩類，EDTA，サリチル酸などのキレート剤，カプリン酸，ラウリン酸，オレイン酸などの脂肪酸類が典型的な吸収促進剤として用いられている[1, 2]。また，最近では，一酸化窒素（NO）供与体，ポリアミン類，キトサンオリゴマー，膜透過ペプチド及びクローディンモジュレーターなどの新しいタイプの吸収促進剤もいくつか開発されている[3~9]。

このように，吸収促進剤の利用は，難吸収性薬物の消化管吸収を改善する有用な方法の一つであると考えられるが，これまでに吸収促進剤が実際に臨床応用された例としては，アンピシリン及びセフチゾキシムの小児用坐剤に添加されたカプリン酸ナトリウムのみである。このように基礎研究では優れた吸収促進効果を有しながら臨床応用されている吸収促進剤が少ない要因として，促進効果が強い吸収促進剤は同時に粘膜障害性や刺激性がみられるものが多く，有効かつ安全性の高い吸収促進剤の開発がきわめて難しいことがあげられる。したがって，今後，吸収促進剤が臨床応用されるためには，促進効果が強くなおかつ粘膜障害性の少ない理想的な吸収促進剤の開発が期待される。

このような有効かつ粘膜障害性の低い吸収促進剤の候補物質として，近年，生体内に本来存在するポリアミンが難吸収性薬物の消化管吸収性を改善する一方で，消化管粘膜障害性がきわめて軽微であることが明らかとなっている[5]。図１は難吸収性薬物のモデルであり水溶性高分子である平均分子量約 4,000 の fluorescein isothiocyanate-labeled dextran（FD4）の消化管吸収性に及ぼす３種のポリアミンの影響について検討したものである。図に示すように，空腸

表１　消化管で用いられる各種吸収促進剤の分類

(1) 界面活性剤 ポリオキシエチレンエーテル類，ラウリル硫酸ナトリウム，サポニン，アルキルサッカライドなど
(2) 胆汁酸塩類 グリココール酸，タウロコール酸，デオキシコール酸など
(3) キレート剤 EDTA，サリチル酸ナトリウムなど
(4) 脂肪酸類 カプリン酸ナトリウム（C10），ラウリン酸ナトリウム（C12），オレイン酸，リノール酸，混合ミセルなど
(5) その他 キトサン類，シクロデキストリン類，エナミン誘導体，N-アシルアミノ酸，一酸化窒素（NO）供与体，ポリアミン類，ポリカチオン類（ポリアルギニン，ポリエチレンイミン），オリゴアルギニン，デンドリマー，クローディンモジュレーターなど

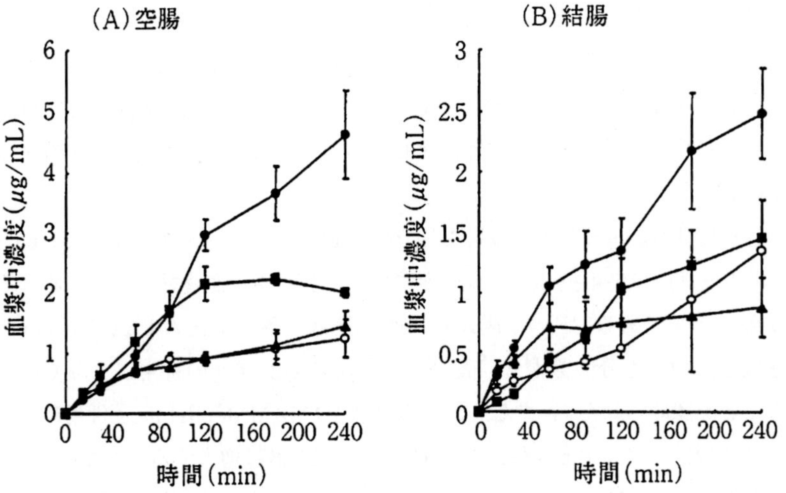

図1　各種ポリアミン存在下における空腸（A）および結腸（B）からのFD4の吸収性
各値は少なくとも4例以上の平均値±標準誤差を示す。（○）コントロール，（●）10mM Spermine，（■）10mM Spermidine，（▲）10mM Putrescine

及び結腸のいずれの部位においてもFD4の吸収性は，ポリアミンの一種であるspermineを併用することにより顕著に増大することが認められたが，他のポリアミンであるputrescineではほとんど吸収促進効果が見られないことが明らかとなった[5]。またもう一つのポリアミンであるspermidineは空腸においてFD4の吸収性を増大させたが，結腸ではほとんど効果が認められなかった[5]。一方，腸管からの乳酸脱水素酵素（lactate dehydrogenase，LDH）の遊離を指標として，吸収促進効果が認められたspermineの消化管粘膜障害性を検討したところ，spermineを併用してもLDHの遊離はほとんど観察されないことが明らかとなった[5]。一方，positive controlとして用いたTriton X-100を用いた場合にはLDHの遊離が顕著に増大したことから，spermineの消化管粘膜障害性はほとんど観察されずきわめて軽微であることが認められた[5]。したがって，spermineは，有効かつ安全性に優れた吸収促進剤になる可能性があると思われる。最近ではこうしたポリアミン類と胆汁酸を同時に併用するとさらに顕著な促進効果が観察されることも明らかになっている[10]。

また，吸収促進剤による促進効果は，吸収促進剤を適用する消化管の部位によって大きく左右されることが知られている。すなわち，消化管に吸収促進剤を適用した場合，大腸における吸収促進効果が小腸に比べ顕著に発現することが一般的に報告されている[11]。特に，脂肪酸の一種であるカプリン酸ナトリウムや非イオン性界面活性剤であるラウリルマルトシドなどの吸収促進剤の大腸における促進効果は，小腸に比べきわめて強いことが知られている[11]。しかしながら，薬物の消化管吸収性を効率よく改善するためには，消化管の中で広い表面積を有する小腸において強い促進効果を示す吸収促進剤が望ましく，こうしたタイプの促進剤の開発が期待されている。最近，我々は検討した新規吸収促進剤のうち，polyamidoamine（PAMAM）dendrimersが小腸特異的に薬物の吸収性を顕著に改善することを見出している[7]。すなわち，dendrimersは中心から規則的に分岐した構造を持つ樹状高分子であり，最近，細胞内に遺伝子を導入するキャリアーとしての応用が注目されているが，これらdendrimersのうち，PAMAM dendrimersが小腸において難吸収性薬物の消化管吸収性に対しきわめて優れた吸収促進効果を有することが明らかとなっている[7]。

図2は，各種世代（generation）の異なるPAMAM dendrimers及び5(6)-carboxyfluorescein（CF）を小腸ループ内に併用投与した後の血漿中CF濃度時間推移を示している。その結果，難吸収性薬物のモデルであるCFの小腸からの吸収性は，各種世代のPAMAM dendrimersの併用により増大し，中でも分岐数が2回及び3回であるG2，G3の併用によりCFの吸収が顕著に増大することが認められた[7]。また，これら各種PAMAM dendrimers併用時におけるCFのAUCは有意に増大し，特に0.5% G2の併用により約11倍に増大することが明らかとなった[7]。以上のことから，PAMAM dendrimersは，従来あまり顕著な促進効果を発現しない小腸部位においてきわめて強い促進効果を有することから，小腸できわめて有効な新規吸収促進剤としての利用が期待できると思われる。

さらに最近，大阪大学のグループの研究により，タイトジャンクションの構成タンパクをターゲットにした新しいタイプの吸収促進剤（タイトジャンクションの透過性促進物質）が検討されている。すなわち，近藤らは，タイトジャンクションの細胞間の結合部分に関与しているタンパク質の一種であるクローディンのmodulator（C-CPE4）を見出し，従来の吸収促進剤よりもき

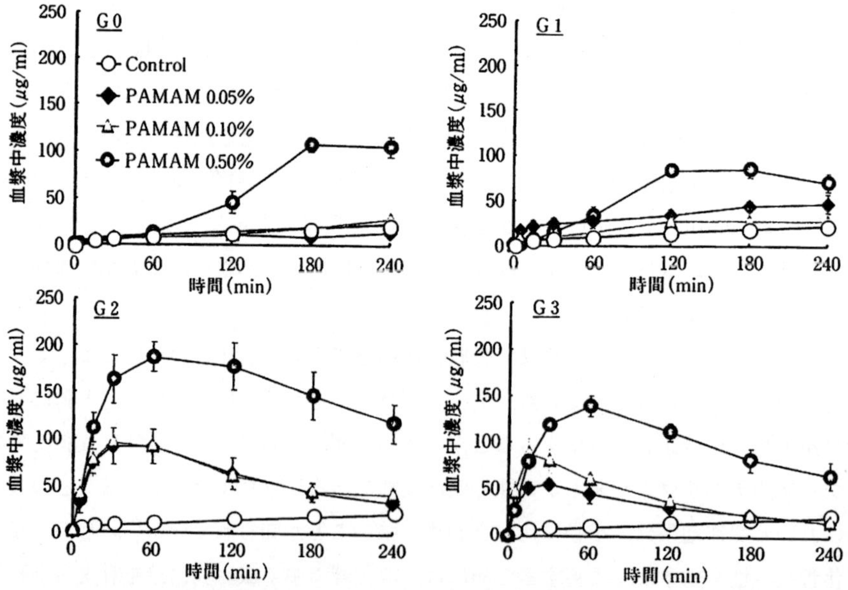

図2　ラット小腸における5(6)-Carboxyfluorescein（CF）の吸収性に及ぼす各種PAMAMデンドリマーの影響（*in situ* 腸管ループ法）
各値は3～5例の平均値±標準誤差を示す。

わめて低濃度の本物質の併用により水溶性高分子薬物の小腸粘膜透過性が顕著に増大することを報告している[9)]。また，C-CPE4の吸収促進効果は小腸においてのみ観察されることから消化管部位特異的であり，従来の促進剤に比較して促進効果がきわめてゆっくりと発現することが一つの特徴となっている[9)]。さらに，このクローディン modulator の消化管粘膜障害性はほとんど観察されないことから，将来的にはこうしたタイトジャンクションの構成タンパクをターゲットにした吸収促進剤の開発が期待される。

一方，最近の研究では難吸収性薬物として知られている薬物のうち，一部の薬物は消化管から吸収された後，再びP糖タンパク質などの排出輸送系により消化管管腔内に排出されて見掛け上吸収が悪いと考えられている薬物も少なくない。したがって，こうしたタイプの薬物は，P糖タンパクなどの排出輸送系を抑制すれば，経口投与後の消化管吸収性を改善することができると考えられる。実際にCremophor EL，Tween 80，Polyethylene glycol，Labrasolなどの各種製剤添加物がP糖タンパクの機能を抑制できるモデュレーターとして利用できることが報告されている[12～14)]。

3　薬物の分子構造修飾

吸収促進剤などの添加物を利用する方法は，基本的にはいずれのタイプの難吸収性薬物にも適用しやすく，難吸収性薬物の吸収改善にきわめて有用なアプローチであるが，上述のようにこれら添加物がしばしば粘膜に対して障害性や刺激性を有することが多い。また対象薬物以外のバクテリアや毒素などの有害物質の吸収が吸収促進剤により増大する可能性もあり，薬物の選択的な吸収改善という点では十分とは言えない。そこで最近，薬物の分子構造自体を何らかの修飾基によって化学修飾し，プロドラッグやアナログを合成することにより，これら薬物の消化管吸収を改善する試みがなされている。本方法は，既に実用化された例が多く，アンピシリンのプロドラッグであるピバンピシリンやタランピシリンなどが経口吸収の良好な薬物として利用されている。

表2　化学修飾による難吸収性薬物の消化管吸収改善方法

(1) 薬物の脂肪酸修飾
Ex) インスリン，カルシトニン，エンケファリン，テトラガストリン，TRH，Phe-Glyなど
(2) 薬物の糖修飾（グルコーストランスポーターの利用）
Ex) エンケファリンなど
(3) 薬物の胆汁酸修飾（胆汁酸トランスポーターの利用）
(4) 薬物のジペプチド化（PEPT1の利用）
Ex) L-dopaにアミノ酸を結合させる
(5) 薬物のトランスフェリンによる修飾
(6) 薬物の塩基性アミノ酸による修飾
Tat peptide，penetratin，oligoarginine

表2に，化学修飾を利用した難吸収性薬物の消化管吸収性の改善方法についてまとめた。これら方法のうち，(1) に示す薬物の脂肪酸修飾を用いた方法は，我々が従来から研究してきた手法であり，本来水溶性が高いペプチド性医薬品の分子構造に各種鎖長の異なる脂肪酸を導入し，これら医薬品の脂溶性を高め，消化管吸収改善を試みた方法である。本方法を用いたところ，インスリン，カルシトニン，エンケファリン，テトラガストリン，thyrotropin releasing hormone (TRH) などの各種生理活性ペプチドの消化管吸収性が顕著に改善されることが既に明らかになっている[15~24]。

こうした脂肪酸修飾されたペプチド性医薬品の吸収促進機構を解析したところ，テトラガストリンの場合，脂肪酸修飾による薬物の脂溶性の増大と共に各種タンパク分解酵素に対する安定性が増大することが明らかとなった[22]。一方，担体輸送により輸送される TRH[20]，phenylalanyl-glycine (Phe-Gly)[21] の透過性も脂肪酸修飾により増大し，刷子縁膜小胞 (brush border membrane vesicle, BBMV) を用いた取り込み実験から，脂肪酸修飾 Phe-Gly は，元の化合物と同様，小腸に存在するオリゴペプチドトランスポーターを介して一部輸送されている可能性が示唆された。したがって，脂肪酸修飾によるアプローチは，受動輸送で輸送されるペプチドの消化管吸収改善のみならず，担体輸送で輸送されるペプチドに対しても有効な方法であると思われる。

また，最近，分子生物学の発展に伴い，消化管に各種のトランスポーターが存在することが明らかになっているが，表2の (2)，(3)，(4) に示すように，グルコース，胆汁酸及びペプチドトランスポーターの基質となるように薬物の分子構造を変化させ，消化管吸収性を改善する試みがなされている。玉井らは，消化管吸収の低い L-dopa にフェニルアラニンなどのアミノ酸を結合させ，消化管に存在する PEPT1 を利用して L-dopa の透過性を改善できることを報告している[25]。また，生体内に存在するレセプターを利用して薬物の消化管吸収改善を試みる方法も報告されており，vitamin B12 のレセプター，トランスフェリンレセプターなどを利用した薬物の消化管吸収改善が試みられている。

一方，最近，HIV-1 Tat タンパク由来のペプチド Tat-(48-60) やオリゴアルギニンなどの塩基性ペプチドをある種のタンパクに導入すると，これらタンパクの各種細胞内への取り込みが増大することが報告されている[26]。このような塩基性ペプチドは，一般に "膜透過性ペプチド (cell penetrating peptide, CPP)" ともよばれ，細胞内に導入したいタンパク分子や遺伝子の細胞内への透過性改善に用いられている。このように，タンパク分子及び遺伝子などの細胞内導入法や細胞内デリバリー法として，膜透過性を有する塩基性ペプチドを利用した例は既に数多く報告されているが，最近では難吸収性薬物の分子構造にこれら細胞膜透過性を有する塩基性ペプチドを修飾して，これら医薬品の消化管からの吸収性を改善しようとする試みもなされている[27, 28]。

我々は水溶性の蛍光マーカー物質である fluorescein isothiocyanate (FITC) に GABA をスペーサーとしてアルギニンオリゴマーを化学結合させた FITC-GABA-$(D\text{-}Arg)_7$-NH_2，FITC-GABA-$(L\text{-}Arg)_7$-NH_2 を合成し，これら化合物の Caco-2 細胞膜透過性を検討した。その結果，

FITC-GABA-(L-Arg)$_7$-NH$_2$の透過性は，未修飾のFITCに比較して増大することが認められ，アルギニンオリゴマーによる化学修飾が薬物の消化管吸収改善に有用である可能性が示唆されている。またさらに最近ではアルギニンオリゴマーによる化学修飾による吸収促進作用をより明確にするため，自己分解型のスペーサーを介したアルギニンオリゴマー化学修飾によるFITCの誘導体化についても検討しており，一部の化合物ではこうした誘導体化によりFITCの透過性がより明確に増大する結果を得ている[27]。

また我々は，本手法を生理活性ペプチドにも適用しており，生理活性ペプチドのモデルとしてカルシトニンを選択し，カルシトニンにオリゴアルギニンを結合させたオリゴアルギニン修飾カルシトニンを合成し，その消化管吸収性を *in situ* 腸管吸収実験系により評価した。なお本研究では，血漿中カルシウム低下効果を指標としてカルシトニンの吸収性を評価した。その結果，図3に示すように，小腸においてはオリゴアルギニン修飾体投与後の血漿中カルシウム濃度は，未修飾体に比較して顕著に低下することが認められた。しかしながら，大腸においてはオリゴアルギニン修飾体と未修飾カルシトニンとの間には血漿中カルシウム濃度推移に大きな差は認められなかった。以上のことから，オリゴアルギニン修飾がカルシトニンの消化管吸収改善に有用な方法である可能性が示唆されたが，その促進効果は薬物の投与部位などに左右されることが明らかとなった。

同様に，Liangらは塩基性ペプチドの一種であるTatタンパクとインスリンを共有結合させ，Tat修飾インスリンを合成しその細胞膜透過性をCaco-2細胞を用いて評価したところ，元のインスリンに比べ5倍程度の増加が見られることを報告している[28]。また森下らはインスリンにオリゴアルギニンpenetratinなどの膜透過性ペプチドを単に物理的に混合しただけで，インスリンの消化管吸収が顕著に増加することを明らかにしており，インスリンと膜透過性ペプチドが必ずしも共有結合しなくてもインスリンの消化管吸収性が増大することを報告している[8]。

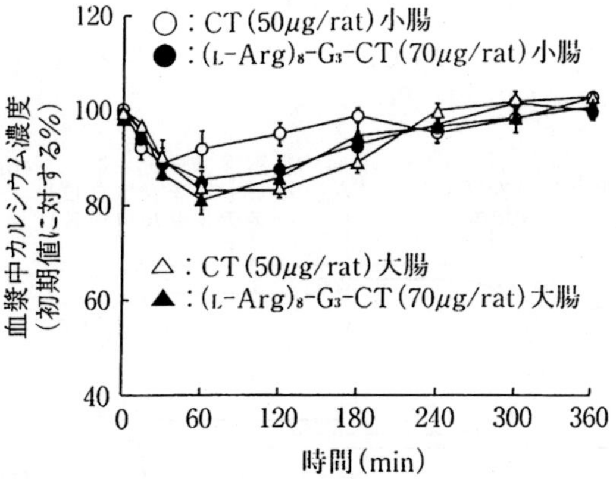

図3　未修飾カルシトニン（CT）またはオリゴアルギニン修飾カルシトニン（(L-Arg)$_8$-G$_3$-CT）を小腸および大腸投与後の血漿中カルシウム濃度－時間曲線
各値は少なくとも3例以上の平均値±標準誤差を示す。

このように塩基性ペプチドである膜透過ペプチドの利用は，ペプチド性医薬品の消化管吸収を改善できる新たな方法になりうる可能性があると考えられるが，今後，難吸収性薬物の消化管吸収に対するこれら膜透過ペプチドの吸収促進機構の解明が期待される。

4　薬物の剤形修飾

薬物が消化管やその他の粘膜吸収部位において分解されやすい場合，投与部位に存在する分解酵素との接触を防止する剤形修飾が一つの有力な方法となる。こうした剤形修飾を試みる場合，通常，薬物を脂質分散系であるリポソームやエマルションに包含させることが多い。こうした剤形にインスリンなどの薬物を封入し，経口投与すると水溶液では消化管内で分解されやすい薬物が安定化され，吸収される。特に，最近，こうした生理活性ペプチドを消化酵素などのタンパク分解酵素が少なく分解されにくい大腸に特異的に送達し，大腸から薬物を吸収させる試みがなされている[29~31]。こうした方法には pH 依存型の放出制御製剤や時間依存型の放出制御製剤や大腸で親薬物に変換するプロドラッグが用いられている場合が多い。また，大腸に豊富に存在する腸内細菌の酵素により分解するアゾポリマーでコーティングしたペレットを用いてインスリンの大腸特異的送達を試みる例も報告されている[30]。

一方，最近では大腸に存在する腸内細菌により特異的に崩壊するキトサンを素材としたカプセルを用い，インスリンの大腸からの吸収性が改善できることが報告されている[29]。すなわち，キトサンは，エビやカニの甲羅から取れる天然の多糖類であり，現在手術の縫合糸などの材料にも用いられているきわめて安全性の高い物質であるが，この物質は大腸に豊富に存在する腸内細菌により特異的に崩壊することが知られている[29]。したがって，このキトサンを用いてカプセルを調製すれば，このカプセルは腸内細菌の少ない胃や小腸では崩壊せず，大腸部位で特異的に崩壊し，内容薬物を放出することが期待できる。

その一例として，ウナギカルシトニン及び各種製剤添加物を含有するキトサンカプセルを調製し（図4），このカプセルを経口投与し，ウナギカルシトニンの消化管吸収改善を試みた場合

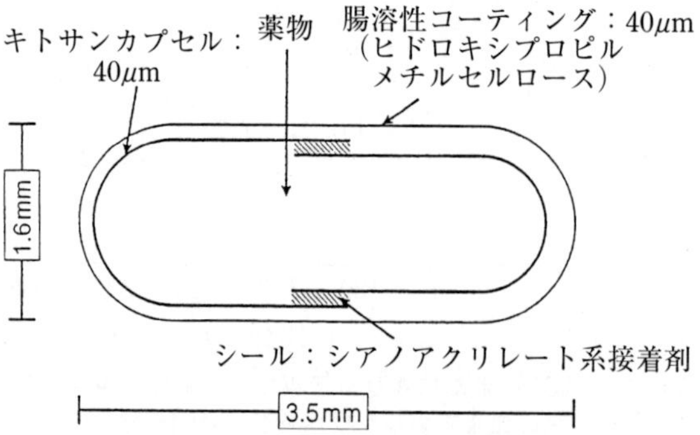

図4　キトサンカプセルの断面図

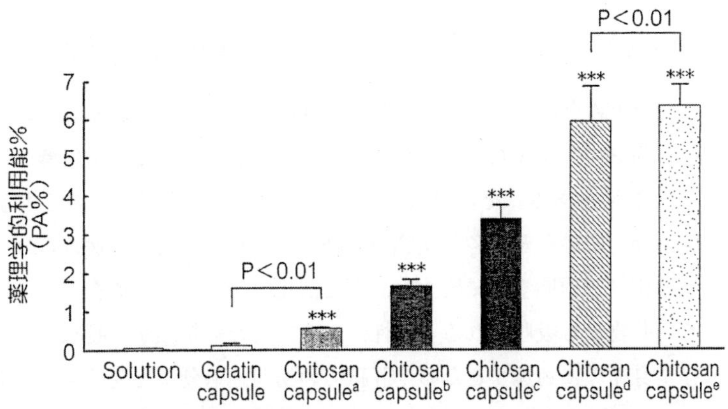

図5　ウナギカルシトニンおよび各種添加物含有キトサンカプセル経口投与後のウナギカルシトニンの薬理学的利用能（%）

Gelatin capsule および Chitosan capsule[a] には 20IU ウナギカルシトニン/kg を含む。Chitosan capsule[b] は 20IU のウナギカルシトニンと 1.1 mg SNAP を，Chitosan capsule[c] は 20IU のウナギカルシトニンと 1.1 mg SNAP と 2.5 mg NaGC を，Chitosan capsule[d] は 20IU のウナギカルシトニンと 1.1 mg SNAP と 2.5 mg NaGC と 3.5 mg bacitracin を，Chitosan capsule[e] は，20IU のウナギカルシトニンと 1.1 mg の SNAP と 2.5 mg の NaGC と 3.5 mg bacitracin と 1 mg の aprotinin を含む。

結果は，4例の平均値±標準誤差で示す。有意差は水溶液に比べ，（***）$p < 0.001$ であることを示す。

を紹介する。図5は，キトサンカプセル内に生理活性ペプチドのモデルとしてウナギカルシトニンを封入し，ウナギカルシトニンの大腸からの吸収性をみたものである。この場合，ウナギカルシトニンの吸収性は，キトサンカプセル経口投与後の薬理学的利用能（pharmacological availability %，PA%）により評価した。ウナギカルシトニンを封入したゼラチンカプセルを経口投与した場合のPA%は，きわめて低くコントロール群とほとんど変わらなかった[31]。しかしながら，ウナギカルシトニンを封入したキトサンカプセルを経口投与した場合，PA% の有意な増大が観察された[31]。一方，ウナギカルシトニン及び吸収促進剤であるNO供与体のS-nitroso-N-acetyl-DL-penicillamine（SNAP），グリココール酸ナトリウムやタンパク分解酵素阻害剤であるバシトラシン，アプロチニンをキトサンカプセルに同時に封入した場合についてもウナギカルシトニンの吸収改善が達成できることが認められたが，その効果は添加物の併用により増大し，これら4つの添加物を同時に併用した場合にウナギカルシトニンの PA% は最大値を示した[31]。したがって，こうしたキトサンカプセルを用いた大腸特異的送達法を用いれば，ペプチド性医薬品の経口投与製剤の開発につながる可能性があると思われる。

この他に，こうした生理活性ペプチドを不飽和脂肪酸で調製したエマルション，表面修飾リポソーム，ナノパーティクル，ナノスフェアーなどの剤形を利用して吸収改善した例も報告され，こうした方法も有力な方法になりうると思われる。

5 薬物の新規投与経路の開発（経肺吸収ならびに経皮吸収）

従来，経口投与でほとんど吸収されない薬物は，注射により投与されることが一般的であったが，注射は患者に苦痛を伴い，また頻回投与の際のアレルギー反応や局所組織への障害性などの副作用が発現する可能性がある。そこで現在，こうした経口や注射に代わる投与経路として，鼻，口腔，眼，肺，膣，直腸などの各種粘膜吸収経路を利用する研究が進められている。こうした粘膜吸収部位は消化管と形態学的に異なり，また消化酵素による分解を受けないため，経口投与で吸収されにくい薬物でも吸収される可能性がある。また経粘膜から吸収された薬物は肝臓を経ることなく直接全身循環に到達するため，肝臓での初回通過効果を受けやすい薬物にとっても好都合である。

これら投与経路のうち，薬物の経肺吸収は，比較的高分子薬物に対しても透過性が良好であることから生理活性ペプチドの全身作用を期待した投与経路として注目されている[32~38]。薬物の経肺吸収性が良好な原因は，肺の上皮細胞が非常に薄い構造を有しており，肺胞腔内と毛細血管との間の距離はきわめて短いことと肺胞の数は非常に多く，その総表面積はきわめて広いことによると考えられている。その一例として，各種投与経路から分子量の異なる薬物を投与した際の吸収率を比較した例を紹介する。図 6 は，phenol red，trypan blue，FD4（fluorescein isothiocyanate-labeled dextrans の平均分子量約 4,000 の化合物）及び FD10（fluorescein isothiocyanate-labeled dextrans の平均分子量約 10,000 の化合物）の各種投与経路からの bioavailability %を計算し，各薬物の分子量との相関性をプロットしたものである。図から明らかなように，各々分子量の異なる薬物の肺からの吸収性は，他のいずれの投与部位からの吸収よりも優れており，薬物の経肺投与がきわめて高い吸収率を示すことがわかる[36]。

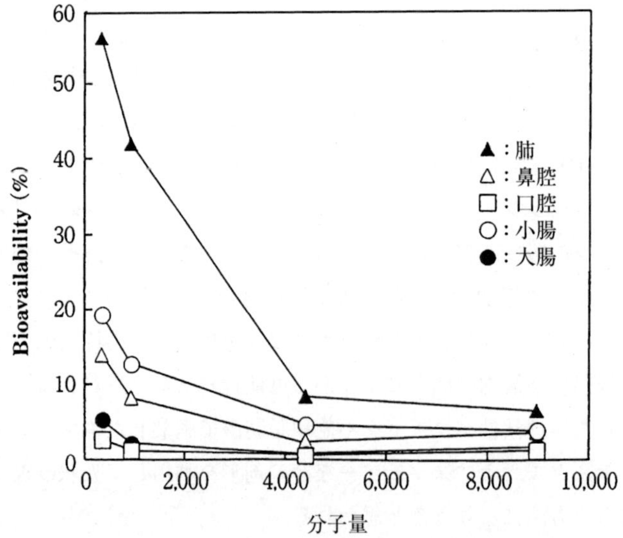

図6 各種投与経路からの薬物の吸収性と分子量との相関

このように，薬物の経肺吸収は，薬物特に高分子薬物の吸収にきわめて有利な経路であるが，静脈内投与に比べるとその吸収率は十分でなく，吸収促進剤などの製剤添加物を利用するなどしてさらなる吸収改善を達成する必要があると考えられる。図 7 は，C 型肝炎治療薬であるインターフェロン α の経肺吸収に及ぼすキトサンオリゴマーの影響を示したものである。その結果，インターフェロン α の経肺吸収は，これらキトサンオリゴマーの併用により増大することが明らかとなり，中でもキトサンヘキサマーを添加した場合，最も高い血中インターフェロン α 濃度の上昇が認められた[37]。こうした結果は，従来消化管からほとんど吸収されない生理活性ペプチドをはじめとする高分子薬物や難吸収性薬物の臨床適用に際し，新しい投与方法の可能性を示唆するものと考えられる。

一方，薬物の経皮投与は，従来から低分子でなおかつ脂溶性の高い薬物の投与経路として利用されてきたが，最近では様々な経皮吸収促進方法が開発され，従来はほとんど吸収されなかった高分子薬物の新たな投与経路としても注目されている。特に，新しい経皮吸収促進方法として，皮膚の最大の透過バリアーである角質層に穴を開けるアレイ状の微細針であるマイクロニードルが注目されている。本方法は，既に 1970 年頃から用いられてきたが，従来のマイクロニードルの素材は金属やシリコンであり，皮膚に適用した際に残留した場合の安全性に問題があった。そこで最近，我々はマイクロニードルの素材として，生体内分解性であり生体適合性に優れたヒアルロン酸に着目し，本物質を素材としたアレイ状マイクロニードルを作製し，マイクロニードル内にインスリンを封入した。本マイクロニードルは，皮膚に適用後，主にヒアルロン酸で構成される微細針が体液により速やかに膨潤，溶解される自己溶解型のマイクロニードルであることが特徴である。これまでの研究で微細針に含有されたインスリンの安定性は保持されており，高温

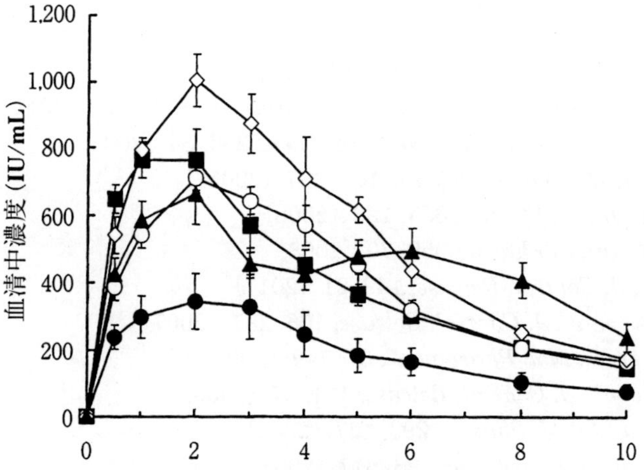

図 7　インターフェロン α の経肺吸収性に及ぼす各種キトサンオリゴマーの影響
結果は 4 例の平均値 ± 標準誤差を示す。
(●) Control, (■) chitosan dimer, (○) chitosan tetramer,
(◇) chitosan hexamer, (▲) water soluble chitosan

条件下の安定性試験においても品質に問題は生じないことが明らかになっている。また，ラットを用いた体内動態試験では，インスリン含有マイクロニードルの適用により，皮下注射と比較して持続的なインスリン血中濃度が確認されている。したがって，今後，こうしたマイクロニードルを用いたペプチド・タンパク性医薬品の経皮吸収改善ならびに治療効果の増強が期待できると考えられる。

6　おわりに

以上，本稿では，ペプチド及びタンパク性医薬品の消化管ならびに経粘膜吸収改善について紹介した。現在，これら医薬品は主に筋肉注射や皮下注射などで臨床応用されているが，注射は患者に痛みを伴い，またアレルギー反応などの副作用を発現しやすいことが知られている。したがって，今回紹介したいくつかの注射に代わるペプチド・タンパク性医薬品の投与形態が開発されれば患者のQOLの改善にとっても有用であると思われる。

一方，今後，ポストゲノム時代を迎えて新規タンパク，遺伝子及び細胞などの次世代型の医薬品が益々多く登場することが予想されるが，これら新規医薬品の投与経路を考慮した最適な投与形態の開発が重要になると思われる。こうした観点においても，本稿で紹介したいくつかのこれら医薬品の消化管ならびに経粘膜吸収改善法は有用な方法になると考えられる。

文　献

1）V. H. L. Lee *et al.*, *Adv. Drug Delivery Rev.*, **4**, 171（1990）
2）V. H. L. Lee *et al.*, *Crit. Rev. Ther. Drug Carrier Syst.*, **8**, 91（1991）
3）A. Yamamoto *et al.*, *J. Pharmacol. Exp. Ther.*, **296**, 84（2001）
4）G. Fetih *et al.*, *J. Control. Release*, **106**, 287（2005）
5）Y. Gao *et al.*, *Int. J. Pharm.*, **354**, 126（2008）
6）Y. Gao *et al.*, *Int. J. Pharm.*, **359**, 70（2008）
7）Y. Lin *et al.*, *J. Control. Release*, **149**, 21（2011）
8）M. Morishita *et al.*, *J. Control. Release*, **106**, 287（2007）
9）M. Kondoh *et al.*, *Mol. Pharmacol.*, **67**, 749（2005）
10）M. Miyake *et al.*, *J. Control. Release*, **111**, 27（2006）
11）G. Fetih *et al.*, *Int. J. Pharm.*, **293**, 127（2005）
12）Y. Shono *et al.*, *J. Pharm. Sci.*, **93**, 877（2004）
13）Q. Shen *et al.*, *Int. J. Pharm.*, **313**, 49（2006）
14）Y. Lin *et al.*, *Biol. Pharm. Bull.*, **30**, 1301（2007）
15）T. Tenma *et al.*, *Pharm. Res.*, **10**, 1488（1993）
16）H. Asada *et al.*, *Pharm. Res.*, **11**, 1115（1994）

17) E. Yodoya *et al.*, *J. Pharmacol. Exp. Ther.*, **271**, 1509 (1994)
18) H. Asada, *J. Pharm. Sci.*, **84**, 682 (1995)
19) T. Fujita *et al.*, *Int. J. Pharm.*, **134**, 47 (1996)
20) K. Tanaka *et al.*, *Biochim. Biophys. Acta*, **1283**, 119 (1996)
21) T. Fujita *et al.*, *Life Sci.*, **61**, 2455 (1997)
22) T. Fujita *et al.*, *Pharm. Res.*, **15**, 1387 (1998)
23) T. Uchiyama *et al.*, *Pharm. Res.*, **17**, 1461 (2000)
24) A. Yamamoto *et al.*, *Drug Metab. Pharmacokinet.*, **18**, 23 (2003)
25) I. Tamai *et al.*, *J. Pharm. Sci.*, **87**, 1542 (1998)
26) S. Futaki, *Int. J. Pharm.*, **245**, 1 (2002)
27) Y. Hayashi *et al.*, *Bioorg. Med. Chem. Lett.*, **17**, 5129 (2007)
28) JF. Liang *et al.*, *Biochem. Biophys. Res. Commun.*, **335**, 734 (2005)
29) H. Tozaki *et al.*, *J. Pharm. Sci.*, **86**, 1016 (1997)
30) H. Tozaki *et al.*, *J. Pharm. Sci.*, **90**, 89 (2001)
31) G. Fetih *et al.*, *J. Drug Target.*, **14**, 165 (2006)
32) A. Yamamoto *et al.*, *J. Pharm. Pharmacol.*, **46**, 14 (1994)
33) T. Morita *et al.*, *Pharm. Res.*, **11**, 909 (1994)
34) A. Yamamoto *et al.*, *J. Control. Release*, **41**, 57 (1996)
35) A. Yamamoto *et al.*, *J. Pharm. Sci.*, **86**, 1144 (1997)
36) A. Yamamoto *et al.*, *J. Control. Release*, **76**, 363 (2001)
37) K. Yamada *et al.*, *J. Pharm. Sci.*, **94**, 2432 (2005)
38) L. He *et al.*, *J. Control. Release*, **122**, 94 (2007)

第7章　バイオ医薬品における新規アジュバントの開発

小檜山康司[*1]，石井　健[*2]

1　はじめに

現在使用されているほとんどのワクチンには，アジュバントと呼ばれる免疫賦活化剤が添加されている。これはワクチンの効果が精製された抗原のみでは不十分であり，アジュバントがその効果を十分に発揮する為には必須だからである。国内では，製剤としてのアジュバントはアルミニウム塩しか使用されてこなかった。近年，自然免疫研究の発展とともに，自然免疫活性化分子が強いアジュバント活性を有している事が示され，新規アジュバントとしての開発が進んできた。今回は，バイオ医薬品開発における新規アジュバントの開発に関して解説したい。

アジュバントの歴史は古く，1926年には既にアルミニウム塩が用いられており，国内でも長い間使用されている。アルミニウム塩のアジュバント効果は，抗原タンパクの徐放効果であると考えられており，結果として抗原の取り込みを増大させる。また体液性免疫（Th2型免疫応答）を強く誘導し，抗原特異的IgE産生を誘導する事が特徴である。しかしながら，その詳細なメカニズムに関しては明らかになっていなかった[1)]。最近，アルミニウム塩のアジュバント効果に脂質メディエーターであるプロスタグランジンE_2が関与していると報告された[2)]。実際に，プロスタグランジンE合成酵素のノックアウトマウスでは，アルミニウム塩によって誘導される抗原特異的IgE産生が低下していた。また，アルミニウム塩をマウスに投与する事で細胞死が誘導され，その結果放出されるDNAがアルミニウム塩のアジュバント効果に関与している事も明らかとなった（In press）。この放出されたDNAはIgEとIgG1産生に関与しており，その誘導機構が異なっている事が示唆された。これらの結果によって，これまで明らかとされていなかった，アルミニウム塩によるアジュバント効果の作用機序が明らかとなりつつある。現在もいくつかの感染症ワクチンでアルミニウム塩がアジュバントとして用いられている（表1）。しかしながら，一部の感染症ワクチン（特にウイルス）ではTh2型免疫応答では効果が不十分である事も報告されており，細胞性免疫（Th1型免疫応答）の誘導が必要となるケースも多い。

実際には，Th2型免疫応答はバクテリアの毒素の中和や，細胞外感染症に対して強い効果を示す。一方で，細胞内感染症ではTh1型免疫応答が病原体の排除に重要である。このTh1型

＊1　Kouji Kobiyama　㈱医薬基盤研究所　アジュバント開発プロジェクト　プロジェクト研究員

＊2　Ken Ishii　㈱医薬基盤研究所　アジュバント開発プロジェクト　プロジェクトリーダー；大阪大学　免疫学フロンティア研究センター　ワクチン学　招聘教授

表1　国内で使用されているワクチンとアジュバント

対象疾患	ワクチン名	ワクチンの種類（有効成分）	製剤としてのアジュバント
急性灰白髄炎	経口生ポリオワクチン（セービン）Ⅰ・Ⅱ・Ⅲ型混合	生ワクチン	無
結核	乾燥 BCG ワクチン	生菌ワクチン	無
麻疹	乾燥弱毒生麻しんワクチン	弱毒生ワクチン	無
風疹	乾燥弱毒生風しんワクチン	弱毒生ワクチン	無
麻疹風疹	乾燥弱毒生麻しん風しん混合ワクチン	弱毒生ワクチン	無
おたふくかぜ	乾燥弱毒生おたふくかぜワクチン	弱毒生ワクチン	無
黄熱	黄熱ワクチン	弱毒生ワクチン	無
水痘	乾燥弱毒生水痘ワクチン	弱毒生ワクチン	無
ジフテリア	成人用沈降ジフテリアトキソイド	不活化ワクチン（トキソイド液）	アルミニウム
破傷風	沈降破傷風トキソイド	不活化ワクチン（トキソイド液）	アルミニウム
DT	沈降ジフテリア破傷風混合トキソイド	不活化ワクチン（トキソイド液）	アルミニウム
DTP	沈降精製百日咳ジフテリア破傷風混合ワクチン	不活化ワクチン（百日咳菌の防御抗原＋トキソイド液）	アルミニウム
日本脳炎	エンセバック皮下注用	不活化全粒子ワクチン（不活化日本脳炎ウイルス）	無
	ジェービック V	不活化全粒子ワクチン（不活化日本脳炎ウイルス）	無
肺炎球菌感染症	プレベナー水性懸濁皮下注	不活化ワクチン（肺炎球菌莢膜ポリサッカライド-CRM_{197} 結合体）	アルミニウム
	ニューモバックス NP	不活化ワクチン（肺炎球菌莢膜ポリサッカライド）	無
A 型肝炎	エイムゲン	不活化全粒子ワクチン（不活化 A 型肝炎ウイルス抗原）	無
B 型肝炎	ビームゲン	不活化ワクチン（B 型肝炎ウイルス表面抗原）	アルミニウム
	ヘプタバックス-Ⅱ	不活化ワクチン（組換え HBs 抗原たん白質（酵母由来））	アルミニウム
インフルエンザ	インフルエンザ HA ワクチン	不活化ワクチン（HA 抗原）	無
	乳濁細胞培養 A 型インフルエンザ HA ワクチン（特例承認）	不活化ワクチン（HA 抗原＋ NA 抗原）	MF59
	アレパンリックス（特例承認）	不活化ワクチン（HA 抗原）	AS03
子宮頸癌	サーバリックス	不活化ワクチン（HPV16 型 L1 タンパク質ウイルス様粒子＋ HPV18 型 L1 タンパク質ウイルス様粒子）	AS04
インフルエンザ菌 b 型感染症	アクトヒブ	不活化ワクチン（破傷風トキソイド結合インフルエンザ b 型多糖）	無
狂犬病	乾燥組織培養不活化狂犬病ワクチン	不活化全粒子ワクチン（不活化狂犬病ウイルス）	無

DT：ジフテリア（Diphtheria），破傷風（Tetanus）．DTP：ジフテリア（Diphtheria），破傷風（Tetanus），百日咳（Pertussis）．BCG：Bacille Calmette-Guerin．HA：Haemagglutinin．CRM_{197}：無毒性変異ジフテリア毒素．HBs：B 型感染ウイルス表面抗原．NA：Neuraminidase．HPV：Human papillomavirus.

免疫応答とTh2型免疫応答は，それぞれ異なるサイトカインによってそのバランスが保たれている。Th1型サイトカインであるインターロイキン（IL）-12やインターフェロン（IFN）-γがTh1型免疫応答へと，そしてTh2型サイトカインであるIL-4やIL-10がTh2型免疫応答へとシフトさせている[3]。ワクチンの開発においては，それぞれの病原体に対して適正な免疫応答を誘導する事が，その効果を発揮する為には重要であると考えられている。それゆえ，ワクチン開発のみならず，異なる作用を持つワクチンアジュバントの開発が必要となっている。実際に，現在世界中でTh1型免疫応答を誘導するアジュバントや，Th1型，Th2型免疫応答の両者を強く誘導するアジュバントなど，多くの候補物質が臨床応用へ向けて開発研究が行われている（表2)。その中で国外では既にいくつかのアジュバントが認可されている。

国内では長い期間新たなワクチンアジュバントは認可されて来なかったが，2009年に子宮頸癌の原因ウイルスである，ヒトパピローマウイルス（HPV）に対するワクチンのサーバリックスにAS04（モノホスホリルリピッドA（MPL）と水酸化アルミニウム）がアジュバントとして添加されており，認可され使用されている[4]。このAS04はアルミニウムによる徐放効果に加え，MPLによって自然免疫応答を活性化する事により，Th1型免疫応答を誘導する事が可能となっている。またAS03（スクアレン＋Tween80＋ビタミンE)[5]やMF59（スクアレン＋Tween80＋Span85)[6]といったアジュバントがインフルエンザワクチンのアジュバントとして特例承認された。

2　ワクチンとアジュバント

これまでに我々は，経験則的にアジュバントをワクチンに用いて来た。それは，不活化全粒子ワクチンや弱毒生ワクチンに含まれている病原体由来の自然免疫活性化成分である。自然免疫研究の急速な発展から，病原体由来の成分がToll様受容体（TLR）などの自然免疫受容体によって認識され，強く自然免疫応答を活性化する事が示されてきた[7]。そして，生体が獲得免疫を誘導するためには，抗原が抗原提示細胞に取り込まれるだけでは不十分であり，自然免疫シグナルの活性化が必須である事が示されている[8]。実際に，感染歴のないナイーブマウスを用いた実験では，①精製された抗原（コンポーネントワクチン）はアジュバントなしには抗原特異的抗体の産生は弱い，②不活化ワクチンや弱毒生ワクチンは，それ自身で強力なワクチンとなり，新たなアジュバントの添加なしに，強い免疫応答を誘導する，③感染歴や抗原に感作されている状態では抗原のみで免疫応答が誘導される事が示されている。これらの結果は，初期の免疫応答の誘導にはアジュバントが必須である事を示している[8]。

現在国内で使用されているインフルエンザワクチンは，不活化ワクチン（コンポーネントワクチン）であり，アジュバントは含まれていないと考えられている。このワクチンを接種する事で，感染歴のあるほとんどの成人においては一定の効果は得られるが，感染歴のない乳幼児や免疫力が低下している老人などでは効果が得られないか，その効果が十分ではない可能性が考えら

表2　現在開発中のワクチンアジュバント

分類	アジュバント	特徴
鉱酸塩	水酸化アルミニウム，リン酸アルミニウムなど	IgE 産生誘導が強い。タンパク抗原と沈降物を形成し，徐放性に抗原を放出する。1920 年代に見いだされた[1]。
毒素	CTB，大腸菌易熱性毒素	ワクチンと経鼻投与することにより IgA 産生を誘導。臨床試験で顔面神経麻痺が起き，臨床応用はされていない[22]。
O/W エマルジョン	MF59	粒子が小さく細胞に取り込まれやすく，体液性免疫を誘導。インフルエンザワクチンのアジュバントとして特例承認された[6, 23]。
	AS03	2008 年に欧州で認可された H5N1 ウイルスワクチンのアジュバント。国内では特例承認された[5]。
	Provax	CTL 誘導活性が強い。現在開発中[24]。
W/O エマルジョン	Montanide（ISA 51/ミネラルオイルと植物由来界面活性剤）	阪大，久留米大が開発中の癌ペプチドワクチンのアジュバント。樹状細胞を活性化。
Bio polymer	Advax/biopolymer	HBV ワクチン，インフルエンザワクチンのアジュバントとして開発中。
植物成分（サポニン）	QS21	成分は QuiA 由来サポニン。CTL を誘導することができる[25]。
	ISCOM/ 脂質＋サポニンのミセル	直径 40nm ほどの粒子。CTL を誘導することができる[26]。
Lipid A	AS04/MPL ＋アルミニウム塩	細胞性免疫を誘導。MPL とアルミニウム塩の混合剤。HBV，インフルエンザワクチンのアジュバントとして欧州で認可されている[5]。
	RC-529/ MPL アナログ	細胞性免疫を誘導。HBV ワクチンのアジュバントとしてアルゼンチンで認可されている。
	AS02/スクアレン＋ QS21 ＋ MPL（W/O）	MPL と QS21 との混合剤。マラリアワクチンのアジュバントとして開発中[5]。
	AS01/ リポソーム＋ QS2 ＋ MPL	マラリアワクチンのアジュバントとして開発中[5]。
鞭毛成分	フラジェリン	TLR5 のリガンド。細胞性免疫を誘導。
核酸	dsRNA	TLR3 のリガンド。インターフェロン誘導薬としては認可されている。アジュバントとして細胞性免疫を誘導する[11]。
	CpG ODN	細菌に特有な非メチル化 CpG オリゴデオキシヌクレオチド。細胞性免疫を誘導。CpG 2006（CpG7909）はヒト用として認可。抗癌薬としても特許がとられている。HBV，HCV，インフルエンザウイルス，マラリアワクチンのアジュバントとして開発中[12〜16]。
結晶	ヘモゾイン	ヘムの 2 量体のポリマー。炎症性サイトカイン産生を誘導し，アジュバントとして用いる事で体液性免疫を誘導。50-200nm の結晶が高いアジュバント活性を有している[27]。
	尿酸結晶	痛風の原因物質。IL-1β や IL-18 産生を誘導。アジュバントとして用いる事で体液性免疫を誘導[28〜30]。
β-グルカン	SPG	シゾフィランとして抗悪性腫瘍剤として応用されている多糖類。樹状細胞から炎症性サイトカイン産生を誘導。CpG と複合体形成することにより，新規 CpG アジュバントとして応用可能。また，DDS としても注目されている[9, 31]。
サイトカイン	IL-12，GM-CSF，Flt3L	IL-12 は細胞性免疫を誘導し，IgG2 や IgG3 産生を誘導する。GM-CSF は HBV のワクチンアジュバントとして開発中[18〜21]。
カチオン	DOTAP，DDA	DNA ワクチンの安定性や抗原の発現量を増大させる。細胞性免疫を誘導[32, 33]。
ポリペプチド	N'-CARD-PTD	PTD が付加していることにより，細胞内に取り込まれやすく，直接自然免疫を活性化。細胞性免疫を誘導[34, 35]。

れる。一方で，国外に目を向けると，インフルエンザワクチンとして不活化全粒子ワクチンや生ワクチンが用いられており，これらのワクチンにはインフルエンザウイルス由来のRNAがアジュバントとして含まれている為に，強い効果が期待できる[9]。不活化全粒子ワクチンに関してはウイルスの増殖の可能性がない事，経鼻での投与で効果が得られている事から，我が国でも臨床応用へ向けた動きがある。現在でも，いくつかの感染症のワクチン，特に小児での予防接種のためのワクチンで弱毒生ワクチンが用いられているが，副作用や病原体の増殖を引き起こす可能性が完全には否定できない点から，近年ではより安全とされる不活化ワクチン（コンポーネントワクチン）へと需要がシフトしている。このような点からも，やはり新たなアジュバントの開発，臨床への応用が必要となっている。

3　TLRリガンドとアジュバント

TLRのリガンドが自然免疫応答を活性化しワクチンのアジュバントとして働く事は既に述べたが，病原体由来の核酸も自然免疫応答を活性化する事が知られている。近年核酸医薬への注目が高まっており，TLR3のリガンドである二本鎖RNAやTLR9のリガンドであるCpG oligodeoxynucleotide（ODN）は臨床応用へ向けた開発が進んでいる。合成二本鎖RNAであるPoly（I：C）は古くからインターフェロン誘導薬として用いられてきた。Poly（I：C）はエンドソーム内でTLR3によって認識される事で，自然免疫応答を活性化し，炎症性サイトカイン産生を誘導する。近年，Poly（I：C）がTLR非依存的に，RIG-I-like receptorであるmelanoma-differentiation-associated gene 5（MDA5）によって認識され，自然免疫応答，I型IFN産生を誘導する事が示された。Poly（I：C）のアジュバント効果に関してはMDA5の寄与が大きい事が明らかとなっており，MDA5のアダプター分子であるIFN-β promoter stimulator-1（IPS-1）の欠損マウスでは，Poly（I：C）による抗原特異的抗体産生の増強や細胞性免疫の誘導が著しく低下していた。一方で，TLR3のアダプター分子であるTRIFの欠損マウスでは一部アジュバント効果の減弱が見られたにすぎなかった[10]。実際の臨床応用に関しては，合成二本鎖RNAであるAmpligen（Poly I：PolyC12U）が米国でインターフェロン誘導薬として第Ⅲ相臨床試験が終了しており，インフルエンザワクチンのアジュバントとしての開発も行われている[11]。インフルエンザワクチンとの経鼻投与によって，強くTh1型免疫応答を誘導，また粘膜における抗原特異的分泌型IgA抗体の産生を誘導することが明らかとなっている。

TLR9アゴニストであるCpG ODNはエンドサイトーシスによって細胞に取り込まれ，エンドソーム内でTLR9と結合すると考えられており，この結合が，免疫応答を惹起し炎症性サイトカイン産生を誘導する。CpG ODNは自身の有する自然免疫活性化能により，単独で癌やアレルギーなどを含めた様々な疾患への治療が期待されており，臨床応用へ向けて開発が進められている[12]。一方で，ワクチンのアジュバントとしてもCpG ODNは研究が進んでおり，CpG ODNをワクチン抗原と共に免疫することによって，強力にTh1型免疫応答を誘導する事が既にマウスやサルを用いた実験で明らかとなっている。このアジュバント効果はTLR9に依存的であり，TLR9欠損マウスではCpG ODNによるアジュバント効果が完全に消失していた。CpGは配列やサイトカイン産生能から，大きくD/AタイプとK/Bタイプに分ける事ができる。Class-B CpG ODNであるCpG ODN 2006（CpG7909）は既にヒト用として認可されており，CpG ODN 2006はColey Pharmaceutical Groupによって開発され，癌の治療や，アジュバントとして臨床試験が行われている。また，B型肝炎ウイルス（HBV）ワクチン[13]，C型肝炎ウイルスワクチン[14]，インフルエンザウイルスワクチン[15]，マラリアワクチン[16]のアジュバントとしても現在臨床試験が進んでいる。このCpG ODNは生体内でDNaseによる分解を抑えるためにすべての塩基がホスホロチオエート化されており，実際に生体内での半減期の上昇が確認されている。しかしながら，ホスホロチオエート化することによって肝毒性などの副作用の発症も懸念されており，投与量などは慎重に決めて行かなくてはならない。

これまでに，他にも様々なTLRリガンドもしくはその誘導体が臨床治験で検討されてきた。しかしながら，TLRを標的にした分子は，マウスでの結果から予想された効果はヒトの臨床治験で十分には得られていない[17]。このことは，ヒトとマウスでのTLR発現様式や機能の違いが重大な問題の一つであると考えられている。また，ヒトとマウスなどのCpG motifは必ずしも一致しないことも明らかとなっており，安全にかつ効果的に使用できるアジュバントを作製するにあたって，動物間での効果の違いを検討する事も重要である。現在臨床開発が進められているCpG ODNはヒト化されているために，一定の効果が期待されている。しかしながら，HBVワクチンとCpGの合剤であるHeplisavの第Ⅲ相臨床試験では，効果は得られたものの副作用として自己免疫疾患であるウェゲナー肉芽腫症が確認された。この事例に関して，アジュバントとの因果関係は明らかにはなっていないが，アジュバントを用いる事によって誘発される副作用の懸念もある。アジュバントによる免疫活性化の詳細なメカニズムを解明する事が，より安全なアジュバントの開発へとつながるだろう。

4　サイトカインとアジュバント

バイオ医薬品として核酸医薬がアジュバントとして有用である事は述べたが，サイトカイン自身もアジュバントとして働く事が可能である。既に様々なサイトカインが一定の評価を得ており，その中でもgranulocyte-macrophage colony-stimulating factor（GM-CSF）はHBVワクチンのアジュバントとして開発が進んでいる[18]。GM-CSFは樹状細胞を活性化する事が知られており，ワクチン投与と同時または前投与する事によって，強い免疫応答を誘導する事が可能となる。また，HIV（ヒト免疫不全ウイルス）に対するDNAワクチンにおいてもGM-CSFは開発研究が行われている[19]。同じく樹状細胞を活性化するFlt3L（FMS-related tyrosine kinase 3 ligand）もアジュバントとして開発研究が行われており，DNAワクチンに組み込み，経鼻投与する事でTh2型の免疫応答を強く誘導する事が示されている[20]。またTh1型サイトカインであるIL-12をアジュバントとして用いる事により，Th1型の免疫応答を誘導する事ができ，IgG2やIgG3などの産生を誘導することがマウスの実験により明らかとなっている[21]。このように，直接免疫系に作用できるサイトカインは，シンプルなアジュバントにはなり得るが，未だ実際の臨床応用には至っていない。これは，サイトカインが高価であることや，リコンビナントタンパクの安定性，投与量など様々な要因が考えられる。

5 おわりに

これまでに，様々な感染症ワクチンが開発され用いられてきた。その多くがアジュバントを含んでいるために一定の効果が得られてきたと言えよう。しかしながら，ポリオワクチンに関しては海外では不活化ワクチンが用いられているのに対し，国内では未だに生ワクチンが使用されている。一方で，インフルエンザワクチンに関しては，国内ではコンポーネントワクチンを使用しているが，海外ではコンポーネントワクチンに加え，不活化全粒子ワクチンや弱毒生ワクチンが使用されている。安全性の面から，全てのワクチンがコンポーネントワクチンへとかわる事が望ましいかもしれないが，効果が得られなければ意味をなさない。そこで，より安全なワクチン開発のためにアジュバントが必要であると考えられる。これまでに多くのアジュバント候補物質が検討され，既にいくつかは承認され使用されている。しかしながら，未だアジュバント効果に関しては不明な点が多く残されており，より安全に使用する為には，詳細なメカニズムの解明が必要である。また，製剤化に向けてワクチンとの合剤になった際の安全性の確立も必要であろう。現状では困難な事ではあるが，新たなアジュバントが開発される事で，より安全にそして効果的にワクチン接種が行われ，感染症の根絶へとつながる事を期待したい。

文　献

1) C. Exley *et al.*, *Trends in immunology*, **31** (3), 103-9 (2010)
2) E. Kuroda *et al.*, *Immunity*, **34** (4), 514-26 (2011)
3) C. King, *Nature reviews*, **9** (11), 757-66 (2009)
4) S. Esposito *et al.*, *The Pediatric infectious disease journal*, **30** (3), e49-55 (2011)
5) N. Garcon *et al.*, *Expert review of vaccines*, **6** (5), 723-39 (2007)
6) J. Overgaard *et al.*, *1996. Int. J. Hyperthermia*, **25** (5), 323-34 (2009)
7) O. Takeuchi *et al.*, *Cell*, **140** (6), 805-20 (2010)
8) VE. Schijns *et al.*, *Current opinion in immunology*, **12** (4), 456-63 (2000)
9) S. Koyama *et al.*, *Science translational medicine*, **2** (25), 25ra24 (2010)
10) H. Kumar *et al.*, *J. Immunol.*, **180** (2), 683-7 (2008)
11) T. Ichinohe *et al.*, *Vaccine*, **27** (45), 6276-9 (2009)

12) DM. Klinman *et al.*, *Immunological reviews*, **199**, 201-16 (2004)
13) CL. Cooper *et al.*, *Journal of clinical immunology*, **24** (6), 693-701 (2004)
14) Q. Qiu *et al.*, *Vaccine*, **26** (43), 5527-34 (2008)
15) CL. Cooper *et al.*, *Vaccine*, **22** (23-24), 3136-43 (2004)
16) RD. Ellis *et al.*, *PloS One*, **5** (1), e8787 (2010)
17) H. Kanzler *et al.*, *Nature medicine*, **13** (5), 552-9 (2007)
18) ME. Pichichero, *Human vaccines*, **4** (4), 262-70 (2008)
19) M. Mahdavi *et al.*, *Immunology letters*, **23** (2011)
20) K. Kataoka *et al.*, *Infection and immunity*, **79** (7), 2819-28 (2011)
21) D. Jankovic *et al.*, *J. Immunol.*, **159** (5), 2409-17 (1997)
22) A. Granell *et al.*, *Expert review of vaccines*, **9** (8), 843-58 (2010)
23) RL. Atmar *et al.*, *Current topics in microbiology and immunology*, **333**, 323-44 (2009)
24) NA. Sheikh *et al.*, *Vaccine*, **21** (25-26), 3775-88 (2003)
25) CR. Kensil *et al.*, *Expert opinion on investigational drugs*, **7** (9), 1475-82 (1998)
26) K. Heeg *et al.*, *European journal of immunology*, **21** (6), 1523-7 (1991)
27) C. Coban *et al.*, *Cell host & microbe*, **7** (1), 50-61 (2010)
28) T. Inokuchi *et al.*, *Cytokine*, **33** (1), 21-7 (2006)
29) F. Martinon *et al.*, *Nature*, **440** (7081), 237-41 (2006)
30) R. Liu-Bryan *et al.*, *Arthritis and rheumatism*, **52** (9), 2936-46 (2005)
31) N. Shimada *et al.*, *Bioconjugate chemistry*, **18** (4), 1280-6 (2007)
32) DT. O'Hagan *et al.*, *Vaccine*, **20** (27-28), 3389-98 (2002)
33) J. Hinkula *et al.*, *Vaccine*, **24** (21), 4494-7 (2006)
34) K. Kobiyama *et al.*, *J. Immunol.*, **182** (3), 1593-601 (2009)
35) K. Kobiyama *et al.*, *Crit. Rev. Immunol.*, **30** (5), 395-421 (2010)

第8章　経膣粘膜DNAワクチン

岡田弘晃[*1]，金沢貴憲[*2]

1　はじめに

UNAIDSのレポート[1]では，2009年のHIV感染者数は全世界で3,330万人，この年に生じた新しい感染者数は260万人で，AIDSによる死亡者数は年間180万人である。このところ感染者数および死亡者の増加はある程度落ち着いてきたが，相変わらず極めて多くの数であり難治性の感染症であることに変わりはない。さらに，サハラ砂漠以南のアフリカでは，感染者数は世界の2/3の2,250万人，死者は年間130万人と極めて深刻である。抗エイズ薬のカクテル療法によって死者数は少し減少しているが，高価な薬物を服用できずに治療が実施できていない現状において，少しでも安価な治療薬の供給と感染の予防・治療の可能なワクチンの開発が待望されている。これまでに多くの研究者がこのHIVに対するワクチンの開発を試みてきたが，HIVの感染後の遺伝子の変異の速さのためにこれまでに有効なワクチンは成功していない。BCGとワクシニアウイルスにHIVのコアタンパク遺伝子（*gag*）を導入して，細胞内でHIVのコアタンパク質を発現させ免疫活性を高める方法が試みられている。このように遺伝子を導入してHIVタンパク質を細胞内で産生できれば，細胞内でのタンパク質のプロセッシングによってTh1細胞の活性化による殺細胞性T細胞による細胞性免疫が活性化され，さらに強力なワクチン効果が得られることがDNAワクチンの優位点である。この原理を利用して，pDNAを用いたDNAワクチンを米国のベンチャー企業Inovio Pharm社[2]が開発している。c-GMPに準拠したpDNAを製造できる企業を傘下に持ち，エレクトロポレーションによってpDNAを細胞内に導入して細胞性免疫活性を高めるSynCon™ DNAワクチン技術を開発した。現在，子宮がん，白血病，C型肝炎ワクチンで臨床Phase-Ⅱ試験が，乳がん，肺がん，前立腺がんのワクチン（Merckと共同），HIV予防ワクチン・治療ワクチン，トリインフルエンザワクチンでPhase-Ⅰ試験が実施されている。HIVワクチンについては，gag，polにenvのタンパク質を抗原として組み込み，様々なHIVサブタイプ（A，B，C，D，E，AE）に感染した患者から同定した100種類のgagとpolタンパク質を抗原として，より普遍的（universal）なワクチン開発を試みている。このDNAワクチンは，従来のワクチンに比較して製造法が簡便で安価である点が優れており，感染症，がん，アレルギー疾患などの様々な疾患に対して安全な予防・治療法として期待されている。人ではまだ許可されていないが，ウマの西ナイル熱，サケのウイルス感染症，ペッ

＊1　Hiroaki Okada　東京薬科大学　名誉教授；㈱岡田DDS研究所　所長
＊2　Takanori Kanazawa　東京薬科大学　薬学部　製剤設計学教室　助教

ト犬の悪性黒色腫の DNA ワクチンがすでに米国で使用されている。

この，DNA ワクチン開発の課題としては，DNA は水溶性で分子量が大きいために粘膜や細胞の透過が低いこと，体内の酵素によって速やかに分解されること，抗原のワクチン活性をより高めるためにアジュバントが必要であることなどがある。我々は，ウイルスやバクテリアなどの進入経路である粘膜での局所的な免疫活性を高めるため，HIV などの感染経路である腟を標的部位として DNA ワクチンの開発を検討した。

2　遺伝子発現への性周期の影響

まず，マウスを用い毎朝定刻に腟垢を採取し顕微鏡観察することによってマウスの性周期を判定し，腟内投与した pDNA の遺伝子発現量を測定した[3]。その結果，図 1a）に示すように，発情後期 metestrus および発情間期 diestrus において有意に高い遺伝子発現が得られた。この実験においては，pDNA の吸収を促進させるため，5％クエン酸水溶液で 2 時間前処理した後，マーカー遺伝子としての pCMV-Luc を投与し，その後に粘膜に障害を与えない程度の電流によるエレクトロポレーションを施した。pDNA は極性が高く分子量が大きいために細胞内への導入や粘膜からの吸収促進に工夫が必要であるが，高い遺伝子発現を得ることができた。これは，図 1b）に示すように，発情前期 proestrus および発情期 estrus では性ホルモンの作用で，粘膜上皮は肥厚しているが，発情後期および発情間期では上皮が薄くなり，多くのマクロファージ，白血球，ランゲルハンス細胞，樹状細胞などの炎症性細胞が，粘膜を通過して腟腔に浸潤してくるほど粘膜上皮が剥離し多孔性になっていることが知られている。著者らは，すでにインスリン

a) 各性周期におけるマウス腟投与後の遺伝子発現効率　　b) 各性周期におけるマウス腟粘膜の形態変化

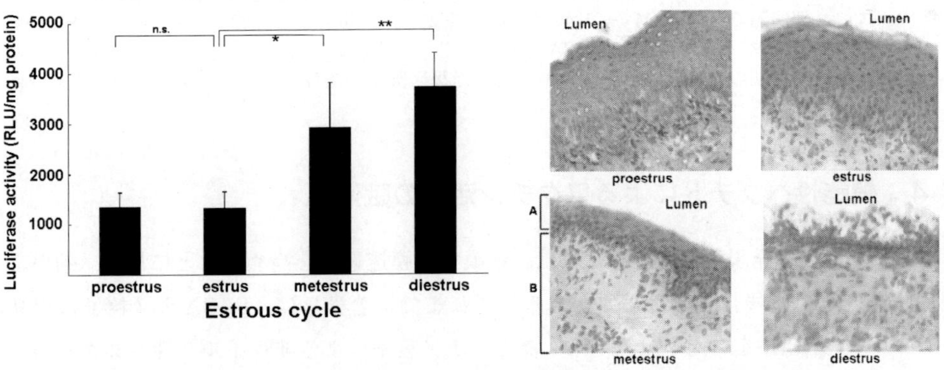

図1　マウス腟への pCMV-Luc 投与後の遺伝子発現における性周期の影響

a）各性周期のマウス腟に，5％クエン酸水溶液 2 時間前処理後，pCMV-Luc（20 μg）を投与し，エレクトロポレーション（250 V/cm，5 ms，15 pulses）処理して 24 時間後の腟粘膜におけるルシフェラーゼ発現活性を測定（平均値 ± S.E., $n = 4$, ＊：$p < 0.05$, ＊＊：$p < 0.01$, n.s.：$p > 0.05$），

b）各性周期のマウス腟粘膜の顕微鏡写真（HE 染色，A：粘膜上皮，B：上皮下組織，性周期は腟垢観察により選定，発情後期 metestrus および発情間期 diestrus において腟上皮層が薄くなり粘膜透過性が向上している）。

や酢酸リュープロレリンなどのペプチドの吸収性がこれらの時期に著しく向上することを報告している[4]。また，今回のようなDNAワクチンにおいては樹状細胞などの炎症性細胞が標的細胞であり，細胞表面へ浸潤していることは極めて好都合であるといえる。げっ歯類のこれらの期間はヒトでは月経の前後に相当し，ヒトにおいても同様の膣粘膜の変化が起こっていることが知られており，ワクチン接種に当たっては，この性周期の影響を考慮する必要がある。

3　種々の投与経路におけるワクチン活性

マウスを用い，モデル抗原遺伝子のpCMV-OVAを皮内投与，経鼻投与，あるいは上記の吸収促進条件下での経膣投与後の，膣洗浄液中の分泌型局所抗体であるOVA特異的なIgAをILISA法で測定した。その結果，図2に示すように経鼻投与でも膣粘膜での高いIgA分泌が見られたが，やはり経膣投与の場合に最も高い投与部位のIgA産生活性が見られた[5]。すなわち，HIVなどの性交感染症の場合には，粘膜へのDNAワクチンが有効であり，特に感染経路である膣に対してワクチンを接種することが望ましいことが示唆された。

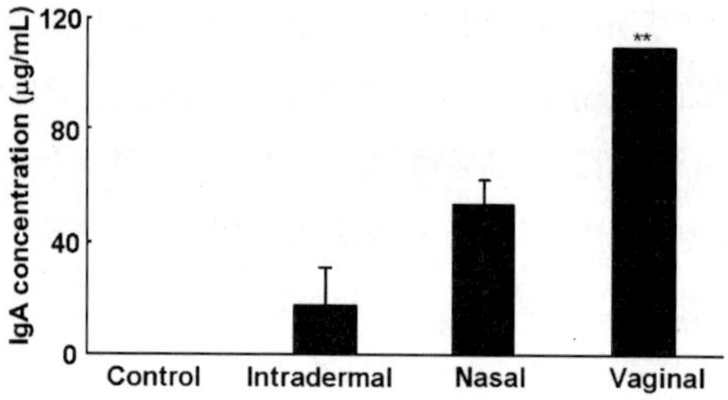

図2　種々経路から投与したpCMV-OVAによるマウス膣粘膜OVA特異的IgA分泌
マウスに2週間隔で3回pCMV-OVA（30 μg）を皮下，経鼻および経膣投与した後，1週後の膣洗浄液中のIgAタンパク質量をELISAで測定した（平均値 ± S.E.，n = 5，**：$P < 0.01$）。膣内投与は発情間期のマウス膣にクエン酸処理した後，図1の条件でのエレクトロポレーション法により投与した。

4　機能性ペプチドによるワクチン活性の賦活

さらに，遺伝子発現活性を高めるには，粘膜での膜透過性を高めることに加え，効率よく細胞内へ導入し核に移行させる必要がある。これまでに著書らは，PLGAナノ粒子にポリエチレンイミン（PEI）を含有させたもの[6]など，ナノ粒子による非ウイルス性ベクターの開発を行ってきた。この研究では細胞透過性ペプチド（CPP）のTatペプチドあるいは核移行シグナル（NLS）のNF-κBペプチドがp DNAと混合するだけで100-200 nmの粒子となることを見出し，その遺伝子発現活性を検討した。ここでは，ペプチドの生体内での安定化と種々のキャリアに結合させるために，C末端にCys-Gly-NH_2を結合させたペプチド（Tat = Gly-Arg-Lys-Lys-Arg-Arg-Gln-Arg-Arg-Arg-Cys-Gly-NH_2およびNF-κB = Gly-Gln-Arg-Lys-Arg-

Gln-Lys-Cys-Gly-NH_2）を合成して用いた。その結果，図3に示すようにTatペプチドのみでも有意に高い遺伝子の発現が得られたが，さらにNF-κBペプチドを添加（いずれも重量比で10倍）によって，さらに遺伝子発現効率を高めることができた[3]。

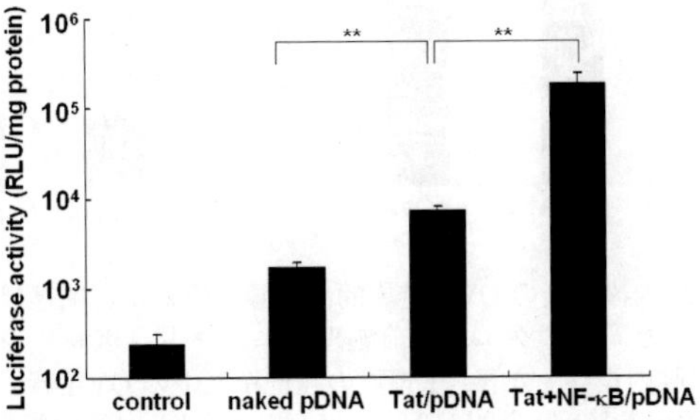

図3　CPPおよびNLS同時投与によるマウス膣粘膜でのpCMV-Luc遺伝子発現活性
発情間期のマウス膣に，細胞透過性ペプチド（CPP）であるTatペプチド誘導体（200 μg）および核移行性シグナル（NLS）であるNF-κBペプチド誘導体（200 μg）と共に，pCMV-Luc（20 μg）を図1の条件のクエン酸前処理とエレクトロポレーション法により投与した。（平均値 ± S.E., $n = 4$, **：$p < 0.01$）

我々は，さらにこのCysによるジスルフィド結合を利用した人工のCPPキャリア（STR-Cys-His-His-Arg-Arg-Arg-Arg-His-His-Cysなど）を合成し，より強固にpDNAをコンパクトに内包し細胞内への導入効率を高め，His鎖を導入することによって，細胞内でのエンドソームからの早期の脱出を可能にした効率の良い細胞質感受性ペプチドキャリアを開発している[7]。この細胞質感受性とは，細胞質あるいは核の中においてはグルタチオン濃度でそれぞれ4および20 mM相当の還元環境下にあることが知られている。血液や体液の中ではこのジスルフィド結合により強固なナノ粒子になり酵素からの攻撃を回避できるが，細胞内に入るとこの還元環境下で結合が切断し内部から核酸を放出して核内への移行を高めることができる。このキャリアが，同じ核酸薬であるsiRNAにも有効であることを我々は確認している。このように遺伝子の導入には，①粘膜の透過吸収，②高いエンドサイトーシス，③初期エンドソームからの脱出，④細胞質内での核への移行，⑤核内への取り込みなどの細胞内移行性を全て制御するキャリアを設計することが必要である。なお，核には2,000個以上の核孔があるが，その孔径は10 nm程度であり，50 kDa以上の分子は自由には透過できないため，今回のようなNLSを用いることで，インポーチン／核孔複合体の相互作用を利用した核内移行性をキャリアに付与する必要がある。

5　膣粘膜投与による支配リンパ節での細胞性免疫活性の賦活

モデル抗原pDNAとしてpCMV-OVA（pOVA）をマウス膣内に投与した後の，膣洗浄液中の局所OVA特異的IgA活性とウイルスの感染路である膣の支配リンパ節である鼠径リンパ節中の殺細胞性T細胞の活性化を検討した[5]。その結果，図4に示すように，エレクトロポレーショ

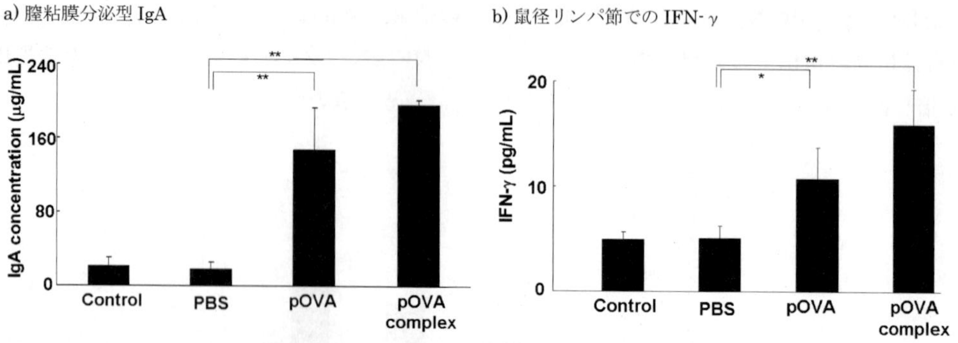

図4　pCMV-OVA 膣内投与後の OVA 特異的 IgA 膣分泌および鼠径リンパ節中 IFN-γ 分泌
発情間期のマウスに図1と同様のクエン酸前処理とエレクトロポレーション法によって pCMV-OVA を1週間隔で3回膣内投与した後，1週後の膣洗浄液中の OVA 特異的 IgA を ELISA 法で測定した。鼠径リンパ節中の OVA 特異的 IFN-γ 分泌能は，リンパ節中細胞（5×10^5 cells/mL）を OVA（2 mg/mL）と共に 72 時間培養後，その上清中の OVA 刺激で分泌された IFN-γ を ELISA 法で測定した。(平均値 ± S.E.，$n = 5$，*：$P < 0.05$，**：$P < 0.01$)

ン法による pDNA 投与群でも，有意に高い IgA の増加が見られたが，CPP および NLS の添加によってさらに高い IgA 活性が認められた。また，鼠径リンパ節での殺細胞性 T 細胞の前駆サイトカインである IFN-γ の OVA 特異的な分泌促進が pOVA の膣内投与によって得られた。この場合も CPP および NLS の添加によってそのワクチン活性は有意に促進された。

6　家兎における針なし注射器による免疫活性

針なし注射器による自己投与は神経線維の損傷に注意が必要であるが，通常，無痛で皮内注射から筋肉内注射までが可能であり，すでに商品化され，多くはインスリンやヒト成長ホルモンなどの毎日の連続投与が長期間必要な医薬品に使用されている。針が無いことから，注射の侵襲的感覚を回避することができ，小児においても指導によって容易に注射できること，さらに，エイズ患者における針刺し事故の回避が可能なことで医療従事者に歓迎されている。一方最近では，ペプチドワクチンや DNA ワクチンの接種においても広く臨床試験されている。これは，著者らの実験でも明らかにしたように，注射部位から広く放射線状に注射できることから遺伝子の発現効率が極めて高くなる[8)]。図5に，家兎の膣に外部から注射できるように，注射液の放出口を 45 度にした針なし注射器を考案し，pCMV-Luc での遺伝子導入効率の確認と，モデル抗原遺伝子としての pCMV-OVA を2週間隔で4回投与したときの3回目および4回目投与2週後の膣洗浄液中の IgA を ELISA で測定した。その結果，針なし注射で投与した場合に，pCMV-Luc の有意に高い遺伝子発現活性と膣局所での IgA 分泌の有意な亢進を確認することができた。また，血液中リンパ球内の IFN-γ mRNA の ELISA 測定において，通常の皮内注射より 500 倍高い mRNA の顕著な上昇を得ることができ，細胞性免疫も賦活できていることを確認することができた。

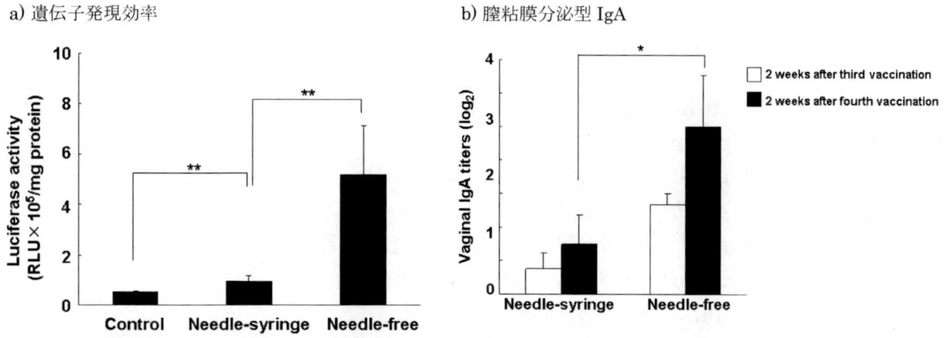

図５　家兎膣粘膜への針なし注射器による pLuc あるいは pCMV-OVA 投与後の Luc 遺伝子発現活性と OVA 特異的膣粘膜 IgA の分泌
家兎の膣粘膜に pCMV-Luc（a, 50 μg）あるいは pCMV-OVA（b, 100 μg, 2 週間隔で 4 回投与）を通常の注射針あるいは針なし注射器で投与した。膣洗浄液中の OVA 特異的な IgA は ELISA 法によって測定した。（平均値 ± S.E., n = 3-4, ＊：$P < 0.05$, ＊＊：$P < 0.01$）

7　おわりに

Invivo Pharm 社のように，DNA ワクチン開発においてエレクトロポレーション法を用いた理由として，皮内投与に加えアジュバント効果を合わせて得ることができるとしており，できるだけ非侵襲的な投与法で，よく制御された安全な装置の開発が必要である。今回示した針なし注射器においても，非侵襲的ではあるが神経繊維を避けて投与する必要があり，ここにおいても装置の開発者および医療従事者の慎重な配慮が要ることは免れない。しかし，現在，使い捨ての針なし注射器も開発されており，遺伝子発現効率の高さと装置の単純さにおいては優位点があるように思われる。いずれにしろ，ワクチンによる疾患の治療では，微生物の流行による多くの悲惨な感染症をこの地球上から排除してきた輝かしい歴史があり，変わり身が早い HIV においても近い将来必ずや退治できるのはやはりワクチンであると確信する。さらに，体内の異物であるがん細胞，特に限りなく正常細胞に近いがん幹細胞の早期での退治にはやはりこのワクチンに頼らざるを得ないと考えられる。この科学の進歩のなかで，異常な細胞には必ず変化がありそれを特定し，特定された標的分子と特異的に反応する免疫力の賦活によって，元来，老化による免疫力の低下が引き起こすこれらの疾患において，作用機序が明快で有効な治療法が確立されるものと確信している。また，今回の DNA ワクチンには，標的遺伝子やタンパク質にのみ作用するコンポーネントワクチンの特長を有しており，この明快な治療機序によって副作用が少ない確かな治療が期待できる。さらに，DNA ワクチンでは MHC-classⅡによる局所の体液性免疫活性の賦活のみではなく，MHC-classⅠ経路の殺細胞性 T 細胞の賦活による細胞性免疫活性をも高めることができ，感染症においても，がんのような生体内の異物に対しても強力な治療効果が期待できる点が優れている。我々の生命を脅かす未知の感染症や，現在，僅かな延命効果の治療薬しかないがんの根本的治療において，この DNA ワクチンは大いに期待されている。

文　　献

1) http://www.who.int/hiv/data/2010_globalreport_core_en.ppt
2) http://www.inovio.com/
3) T. Kanazawa *et al.*, *Int. J. Pharm.*, **360**, 164 (2008)
4) H. Okada, *et al.*, *J. Pharm Sci.*, **72**, 173 (1983)
5) T. Kanazawa *et al.*, *J. Pharm. Pharmacol.*, **61**, 1457 (2009)
6) T. Kanazawa *et al.*, *Int. J. Pharm.*, **379**, 187 (2009)
7) K. Tanaka *et al.*, *Int. J. Pharm.*, **398**, 219 (2010)
8) T. Kanazawa., *et al.*, *Int. J. Pharm.*, **396**, 11 (2010)

第9章　感染症予防対策に資する画期的経皮免疫製剤（貼るワクチン）の開発

松尾一彦*1，岡田直貴*2，中川晋作*3

1　はじめに

新興・再興感染症の世界的流行が危惧される昨今，薬物治療の陰に隠れていたワクチンの重要性が再認識されるようになってきた[1)]。周知のように，ワクチンは病原体の弱毒・無毒化株，あるいは病原体に含まれるコンポーネントの一部を生体内に投与することで体内に免疫を誘導し，感染症を未然に罹りにくくする唯一の根本的予防手段である。しかし現在実用化されているワクチンは，ポリオに対する経口免疫など一部を除けば，その大半が注射による免疫法である。注射は，①痛みを伴う，②接種に医療技術者を必要とする，③注射針を介した感染の危険性がある，④輸送や保管に一貫した冷蔵管理を必要とする，などの問題点を有しており，これらの点はワクチンを最も必要としている開発途上国などの地域に，技術的・経済的な理由からワクチンが浸透しにくい原因となっている。また注射投与型ワクチンでは感染症パンデミックなどが発生したときに迅速に大規模ワクチン接種を施行しにくいことも欠点としてあげられる。したがって，注射投与に代わる効果的かつ簡便，安価，低侵襲な新規ワクチン手法の開発は世界共通の研究課題であると言える[2, 3)]。本観点から筆者らは，注射に代わる新規剤形ワクチンとして経皮免疫製剤（貼るワクチン）の開発研究を推進し，開発途上国へのワクチン普及の促進に大きく貢献できる基盤技術の確立を図っており，本稿ではその取り組みについて紹介する。

2　免疫組織としての皮膚

貼るワクチンの標的組織である皮膚は解剖学的に観察すると，外側から角質層，生きた表皮，真皮の3層に分けられる（図1）。皮膚は常時外界からの異物侵入の危機にさらされているために，皮膚の最外に存在する角質層を中心とした「物理的バリア」を有している[4)]。また近年皮膚は生体を守る「免疫学的バリア」としても非常に重要な役割を果たしていることが知られるようになった。生きた表皮を構成する細胞の約95%を占めるケラチノサイトは，異物侵入を感知してサイトカイン・ケモカインを産生することで自然免疫の誘導に関わる[5)]。またケラチノサイトの細胞間隙には，ランゲルハンス細胞（Langerhans cell；LC）と呼ばれる強力な抗原提示細

＊1　Kazuhiko Matsuo　大阪大学　薬学研究科　薬剤学分野　特任研究員
＊2　Naoki Okada　大阪大学　薬学研究科　薬剤学分野　准教授
＊3　Shinsaku Nakagawa　大阪大学　薬学研究科　薬剤学分野　教授

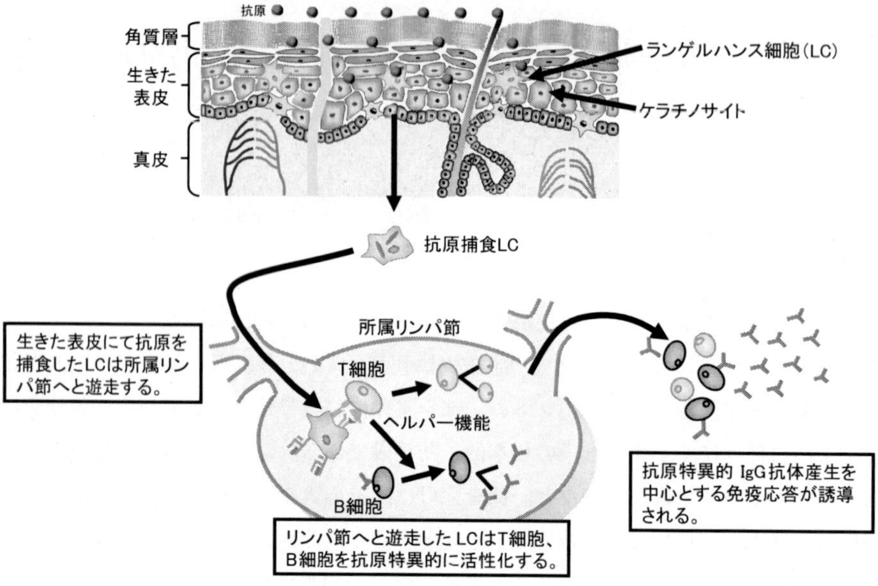

図1　経皮免疫誘導メカニズム

胞が存在しており，生きた表皮にて異物を認識・捕食したLCは所属リンパ節へと遊走し，T細胞，B細胞を抗原特異的に活性化する[6]。すなわち，ワクチン抗原を生きた表皮に存在するLCへと送達することができれば，それに続く一連の免疫応答により，抗原特異的なワクチン効果が期待できる（図1）。

3　経皮薬物デリバリー技術を応用した経皮ワクチンの開発

上述したように，皮膚の最外層を構成する角質層は物質透過における最大の障壁として機能しているために，ワクチン抗原のようなペプチドや蛋白質を単に皮膚に塗布するだけではLCの存在する生きた表皮へと送達することは困難である[4]。

そこで，経皮薬物デリバリー技術を用いてワクチン抗原をLCが常在する生きた表皮へと局所的に送達することでワクチン効果の誘導を期待する経皮投与型ワクチンが考案された。具体的には，エレクトロポレーション法[7]，イオントフォレシス法[8]，ソノフォレシス法[9]を利用した経皮ワクチンの開発が試みられてきた。しかしながら，これらの経皮ワクチンは確かに注射型ワクチンと同レベルの免疫応答を誘導することが報告されているが，いずれも大型な電源装置を必要とするために汎用性に欠けるなどの課題を残している。また現在では，より簡便で安全な経皮ワクチン手法の開発が行われており，まさに皮膚に貼るだけという簡便な操作で免疫応答を誘導することができる経皮ワクチン製剤の研究開発に注目が集まっている。

4　親水性ゲルパッチを応用した貼るワクチンの開発

筆者らは，コスメディ製薬㈱との共同で経皮ワクチンデバイスとして親水性ゲルパッチを応用した経皮免疫製剤の開発を推進している[10~12]。親水性ゲルパッチはアクリル酸エステル系の粘着基材をベースに，吸収促進剤や湿潤剤を配合したシート状のデバイスである（図2A)。本パッチは医薬品または化粧品として既にヒトに使用されている素材のみで作製しているために，安全性には問題ないと考えられる。また，本パッチに抗原溶液を滴下するだけという簡便な方法で経皮免疫製剤を調製することができ，抗原を含有させた状態で取り扱うことができるために，輸送や保管が容易になる。さらに本製剤は水分のみが高分子ゲル体に吸収され，パッチ表面上に抗原の濃縮層が形成される特徴を有する（図2B)。

これまでに，蛍光標識モデル抗原を含有させた親水性ゲルパッチをマウス耳介皮膚に貼付すると，抗原は角質層を透過して表皮にまで到達し，LCに捕捉されることを確認している。また抗原を取り込んだLCは免疫誘導の場である所属リンパ節へと遊走し，抗原的な免疫応答を誘導できることを明らかとしている。

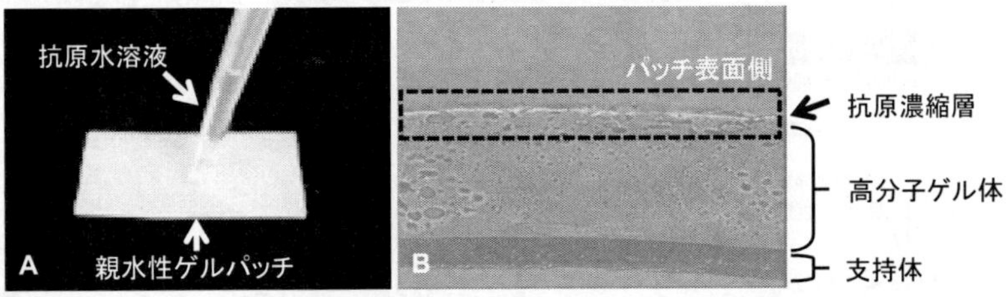

図2　親水性ゲルパッチ

5　親水性ゲルパッチを応用した破傷風・ジフテリアトキソイドワクチンの有効性

そこで，本親水性ゲルパッチを用いて破傷風・ジフテリア感染症モデルにおける経皮ワクチンシステムの有効性と安全性について検証した。破傷風トキソイド（TT）およびジフテリアトキソイド（DT）（一般財団法人阪大微生物病研究会より提供）を混合して浸み込ませた親水性ゲルパッチを調製し，ヘアレスラット背部皮膚に24時間，2週間隔で8回貼付することで経皮ワクチンを実施した（図3)。これらのラットでは，2回免疫後から血中に各トキソイド特異的なIgG抗体価の上昇が確認され，その後免疫回数を増やすことで注射ワクチン群と同等またはそれ以上の抗体価を示すことが判明した。また，誘導された各トキソイド特異的IgG抗体が破傷風毒素あるいはジフテリア毒素に対する十分な中和活性を有していることも明らかとしている。

さらに感染症予防におけるワクチンは抗原特異的抗体を一時的に産生するのではなく，長期的な免疫記憶をも形成させることが理想である。そこで本経皮ワクチンにより誘導された抗トキソイド抗体価の長期的な推移を観察した（図4)。二種混合経皮ワクチン群においては，時間経過

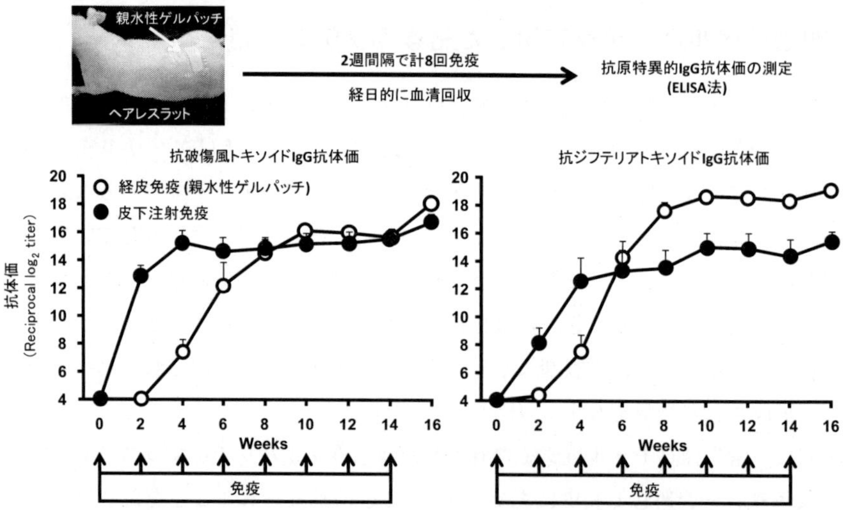

図３　TT/DT 経皮ワクチンによる抗原特異的 IgG 抗体産生

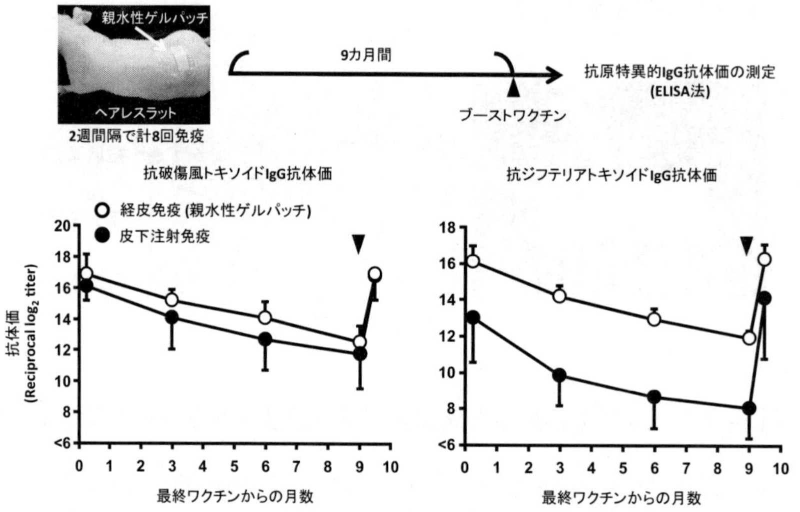

図４　TT/DT 経皮ワクチンの長期免疫誘導効果

とともに徐々に抗体価の減少が認められるものの注射免疫群と同等であり，最終ワクチンから９カ月経過した時点においても高い抗トキソイド抗体価が維持されていた。これらのラットに追加ワクチン（ブーストワクチン）したところ，抗トキソイド抗体価の回復が認められた。このことからワクチン接種してから長期間経過した状態においても，本経皮ワクチンシステムにより形成された免疫記憶によってブースト効果が得られることが示された。以上のことから，筆者ら独自の経皮ワクチン製剤は破傷風・ジフテリアに対して非常に有効なワクチン効果を発揮できることが実証できた。また，これらのラットにおいてパッチを貼付した皮膚局所に顕著な刺激性は観察されなかったこと，血液検査や主要臓器の病理組織検査においても異常は認められなかったことから，本経皮ワクチン製剤は安全性にも優れることが判明した。これらの動物実験の結果に基づき，破傷風・ジフテリア経皮ワクチンの安全性・有効性を検証する臨床研究を奈良県立大学にて実施したところ，顕著な副反応を示すことなく抗トキソイド抗体価の上昇を達成できることが明らかとなり，親水性ゲルパッチは早期実用化が期待できる非常に有用な新規経皮ワクチンデバイスであることが示された。

6　皮膚内溶解型マイクロニードルを応用した貼るワクチンの開発

親水性ゲルパッチは抗原がトキソイドのような可溶性抗原の場合には高い角質層透過促進効果を発揮できるものの，インフルエンザHA抗原をはじめとする粒子状抗原の皮膚内デリバリーには不適である。現行のワクチン抗原の大半が粒子状の形態であることを考慮すると，貼るワクチンの汎用性や利便性の拡大に向けては，可溶性抗原のみならず粒子状抗原にも対応できる新たな経皮ワクチンデバイスの開発が必要不可欠となる。

そこで筆者らはコスメディ製薬㈱との共同でヒアルロン酸を主成分とする皮膚内溶解型マイクロニードル（MicroHyala；MH）を応用した経皮ワクチン製剤の開発にも取り組んでいる（図5)。マイクロニードル法は微小針を用いて角質層を物理的に突破し，痛みを伴うことなく針に内包または吸着させた抗原を簡便に皮膚内へと送達する技術であり，それを利用した蛋白質医薬品の経皮投与，経皮ワクチンなどの開発は世界的な関心を集めている。しかしながら，ステンレスやチタンを用いる従来のマイクロニードルは微小針が皮膚内で折れ残る危険性が指摘されてきた[13]。一方，MHは生体適合性に優れるヒアルロン酸を主成分としているために高い安全性が期待できるとともに，針自体が皮膚内の水分によって溶解して内封抗原を角質層下へ送達し，針の折れ残りの心配がない。実際に，抗原封入皮膚内溶解型マイクロニードルを貼付すると，針は皮

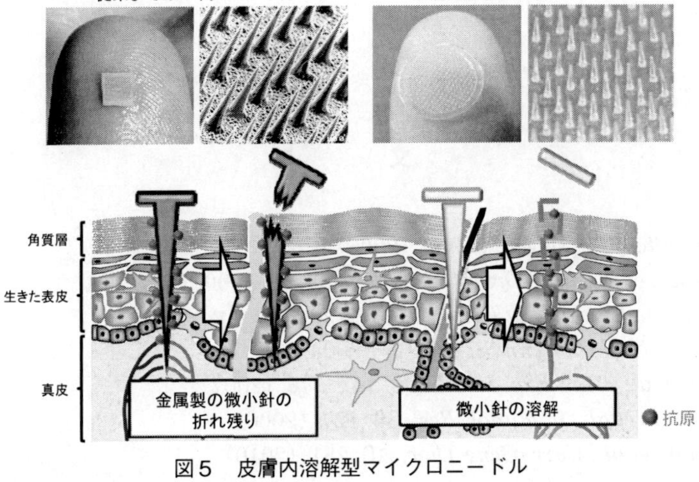

図5　皮膚内溶解型マイクロニードル

膚内で溶解しており，内包物質の形状が可溶性分子，不溶性粒子に拘わらず，LCが存在する生きた表皮，さらにはその下の真皮へと送達できることが示された。さらに本マイクロニードルはニードルの長さや形状を自由に調節することが可能である。現在，TT/DTや三価季節性インフルエンザHA抗原，SE36マラリア抗原（一般財団法人阪大微生物病研究会より提供）を用いた有効性評価において良好な結果が得られており，今後の展開に期待がもたれる。

7　おわりに

現在では他の研究グループにおいても，パッチ製剤ならびにマイクロニードルを利用した経皮免疫製剤の基盤技術開発および臨床試験が行われている。また従来の注射投与に代わる新規ワクチン手法として，抗原を経鼻的に投与する「吸うワクチン」[14]や経口的に投与する「飲むワクチン」[15]の基礎研究ならびに応用研究も進められており，最近では噴霧型のインフルエンザ生ワクチンとしてFlumistが実用化された。我が国においても，このような次世代型ワクチンの研究に多大な国家予算が投じられており，産官学が一丸となって取り組んでいる。さらに，新規ワクチンに対する臨床・非臨床・アジュバントのガイドラインも作成され，次世代型ワクチンの革新的な技術の審査基準に反映し，その開発を加速する対策も取られている。これらのことから，新規剤形ワクチンの開発，そしてその応用製品の実用化ならびに上市がいかに待望されているかが窺える。

本研究で示した親水性ゲルパッチならびに皮膚内溶解型マイクロニードルを応用した経皮免疫製剤（貼るワクチン）は，従来までの注射に代わる新規剤形ワクチンとして，接種を簡便，安全，安価にする非常に有用なアプローチであり，いずれの経皮免疫製剤も臨床応用の一歩手前の段階にある。したがって，本研究成果は世界初の貼るワクチンの実用化に向けた革新的な一歩を与えるものであると確信しており，ワクチン普及を強力に推進することで感染症に対して安全・安心な社会の実現に大きく貢献できることを期待する。

文　　献

1）E.K. Hui, *Microbes. Infect.*, **8**, 905（2006）
2）E.L. Giudice *et al.*, *Adv. Drug Deliv. Rev.*, **58**, 68（2006）
3）N. Azad *et al.*, *Curr. Drug Deliv.*, **3**, 137（2006）
4）B.W. Barry, *Nat. Biotechnol.*, **22**, 165（2004）
5）K. Sugita *et al.*, *Clin. Exp. Immunol.*, **147**, 176（2007）
6）A.R. Mathers *et al.*, *Immunol. Res.*, **36**, 127（2006）
7）P. Chiarella *et al.*, *Curr. Gene Ther.*, **10**, 281（2010）

8） Y. Wang *et al.*, *Eur. J. Pharm. Biopharm.*, **60**, 179（2005）
9） B.E. Polat *et al.*, *Expert Opin. Drug Deliv.*, **7**, 1415（2010）
10） Y. Ishii *et al.*, *J. Control. Release*, **131**, 113（2008）
11） K. Matsuo *et al.*, *J. Control. Release*, **149**, 15（2011）
12） K. Matsuo *et al.*, *Biol. Pharm. Bull.*, **34**, 586（2011）
13） S.A. Coulman *et al.*, *Curr. Drug Deliv.*, **3**, 65（2006）
14） M. Prabakaran *et al.*, *Antiviral Res.*, **86**, 180（2010）
15） T. Nochi *et al.*, *Nat. Mater.*, **9**, 572（2010）

第10章　高分子ミセル型DDS

西山伸宏[*1]，片岡一則[*2]

1　はじめに

高分子ミセル型DDSは，ポリエチレングリコール（PEG）などの親水性の高分子と水になじみにくい難溶性の高分子が連結されたブロック共重合体が水中で自律的に会合して形成される粒径数十nmのナノ微粒子であり，薬剤を搭載した内核が親水性高分子の外殻（シェル）で覆われた二層構造を有している（図1）。他のDDS担体との比較における高分子ミセル型DDSの最大の利点は，サイズや物理化学的性質，薬剤の内包と放出速度などのパラメータをブロック共重合体の精密設計によって制御できる点である。また，ブロック共重合体の分子修飾によって，環境応答性や標的認識能などのスマート機能を具備した高分子ミセルの構築も可能である。本章では，高分子ミセル型DDSの開発技術について解説する。

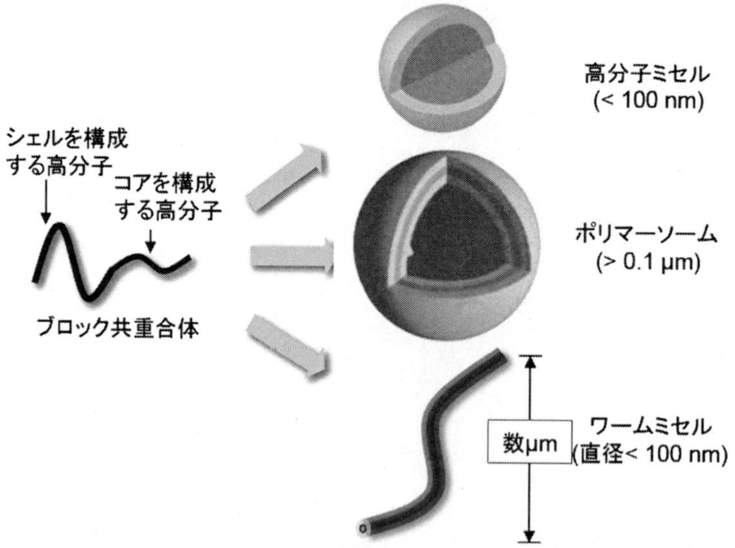

図1　ブロック共重合体の自己会合により形成される超分子集合体

＊1　Nobuhiro Nishiyama　東京大学　大学院医学系研究科　臨床医工学部門　准教授
＊2　Kazunori Kataoka　東京大学　大学院医学系研究科　臨床医工学部門　教授；
同大学　大学院工学系研究科　マテリアル工学専攻　教授

1.1　高分子ミセルの調製と薬物の封入

高分子ミセルの調製に利用されるブロック共重合体は，高分子量かつ分子量分布の狭いポリマーである必要がある。従って，ブロック共重合体の合成には，エポキシ化合物，ラクトン化合物，アミノ酸の*N*-カルボン酸無水物（NCA）などの開裂重合などのイオン重合が主に利用されている[1)]。最近では，原子移動ラジカル重合（ATRP）や可逆的付加開裂連鎖移動（RAFT）重合などのリビングラジカル重合の進歩によって様々な官能基を有する分子量分子の狭いブロック共重合体が合成できるようになっており，高分子ミセルの研究にも利用されている[2, 3)]。ブロック共重合体の組成は，高分子ミセルのコアの大きさ，シェルの厚みの決定因子であり，その制御は極めて重要である。また，ブロック共重合体は，化学構造や組成の制御によって，高分子ミセル以外に，ワームミセル，ポリマーソーム（中空粒子）などの形態（morphology）をとることも知られており（図1），DDS担体への応用が検討されている[4, 5)]。

薬物の封入における高分子ミセルの最大の利点の一つとして，様々な薬物の封入とその制御放出が可能であることが挙げられる。例えば，アドリアマイシン（ADR）を内包したPEG修飾リポソームはドキシルとして実用化されているが，ドキシルでは脂質二分子膜を通過するADRを内水相に安定に封入するために硫酸アンモニウムとADRの凝集体形成を利用しており，このためドキシルからのADRの放出特性は極めて低いことが知られている。これに対して，高分子ミセルの場合は，ブロック共重合体の内核構成セグメントにADRを化学的に結合させ（不活性型ADR），アンスラサイクリン環を有するADR同士がπ-π相互作用により高い親和性を示すことを利用して物理的にADR（活性型ADR）をミセル内核に内包させることができる（図2）[1)]。この場合，不活性型ADRの導入量を制御することにより，活性型ADRの搭載量やリリース効率を制御することが可能である。この考え方は様々な薬剤に対して適応でき，薬剤と親和性を示す化学構造をミセル内核に導入することで，任意の薬剤を内包させ，さらにその放出特性を制御することが可能となる。一方，がんや細胞内のエンドソーム／リソソームは低pH環境となっていることが知られているが，ミセル内核にpHの低下によって開裂する化学結合（シッフ塩基，アセタール結合など）を介して薬剤を結合することにより，低pH環境に応答して薬剤を放出させ

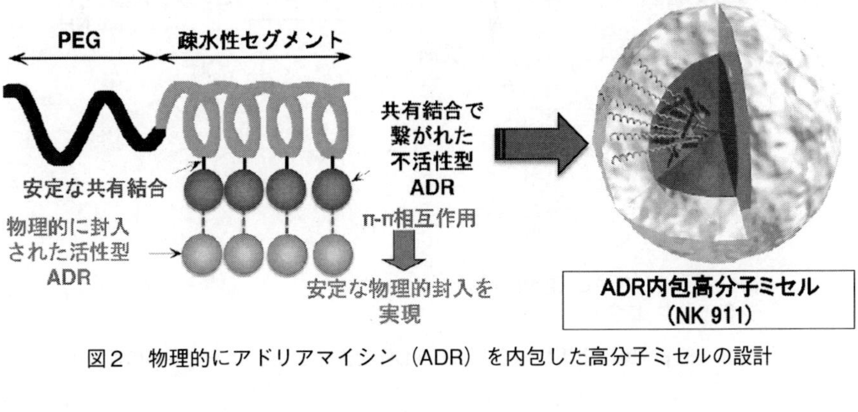

図2　物理的にアドリアマイシン（ADR）を内包した高分子ミセルの設計

ることができる。例えば，ブロック共重合体の内核構成セグメントにヒドラジド基を導入することによって，ADRのC-13位のカルボニル基とシッフ塩基を形成させることができ，低pH環境応答型のADR内包ミセルを調製することができる（図3）[6, 7]。一般的に，シッフ塩基は平衡反応であるために希釈によっても開裂するが，ミセル内核は希釈による影響を受けず，プロトンはアクセスできる環境となっているために，優れたpH応答性が実現される。

上記のような疎水性薬剤を内包した高分子ミセルの調製には，ブロック共重合体と薬剤をお互いの良溶媒に溶解しておき，ミセルが形成される水などの選択溶媒に透析によって置換する透析法やジクロロメタンなどの揮発性溶媒にブロック共重合体と薬剤を溶解してエマルションを作成し，最終的に溶媒を留去することにより高分子ミセルを形成させるO/Wエマルション法などが用いられる[1)]。一方で，高分子ミセルに封入可能な薬剤は，疎水性薬剤に限定されない。例えば，特定の官能基を有する高分子と金属錯体は難溶性の高分子-金属錯体を形成するが，高分子-金属錯体形成を駆動力として金属錯体を内包した高分子ミセルを調製することができる(図4)。このような原理に基づいて，シスプラチンやオキサリプラチンを内包した高分子ミセルが開発されている[8)]。また，プラスミドDNAやsiRNAなどの核酸医薬はアニオン性を有することからカチオン性高分子とポリイオンコンプレックス（PIC）を形成する。従って，PEG-ポリカチオンを用いることにより，核酸医薬を内核に搭載したPIC型の高分子ミセルを調製することができる（図4）[8)]。以上のように，薬剤の化学構造や物理学的特性に応じてブロック共重合体をオーダーメイドで設計することにより，その薬剤を安定に封入し，さらに放出速度を制御した高分子ミセルの調製が可能となる。

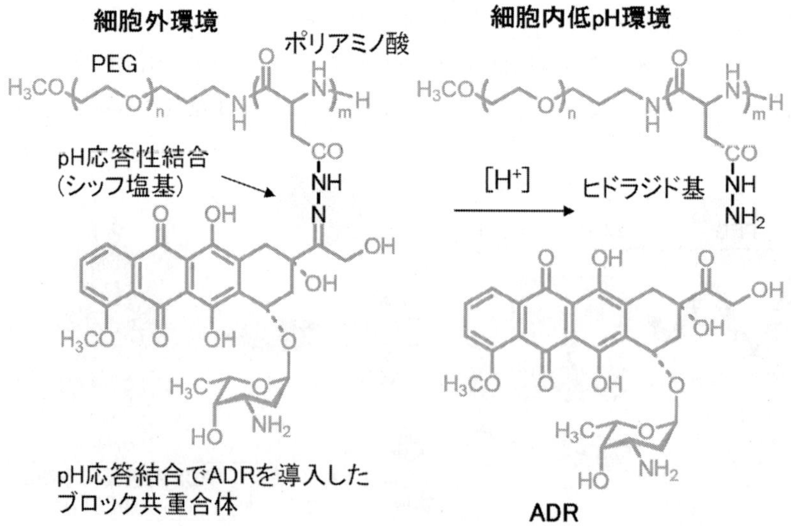

図3　低pH環境応答性結合によりADRを内包した高分子ミセルの設計

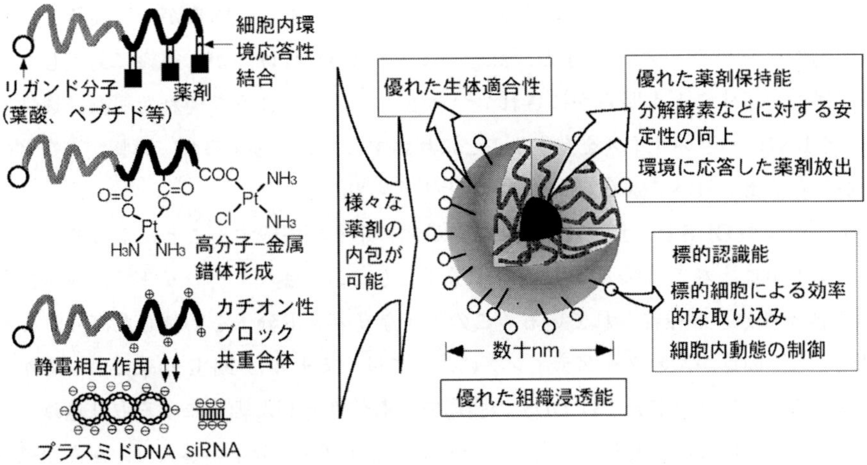

図4　ブロック共重合体の精密設計と分子修飾に基づくスマート機能型高分子ミセルの開発

1.2　高分子ミセル型DDSの体内動態

高分子ミセル型DDSは，全身投与後に，数十nmの粒径を有するためにしきい値が約4 nmの腎糸球体からのろ過排泄を免れることができ，さらに表面が生体適合性のPEGで覆われた構造を有するために血漿蛋白質との非特異的な相互作用（オプソニン作用）が抑制され，その結果として細網内皮系（Reticuloendothelial System，RES）による認識を回避することができる[8]。このために，高分子ミセルは，PEG修飾リポソームと同様に長期血中滞留性を示すステルス型キャリアと呼ばれている。PEG修飾リポソームの場合は，PEGの分子量は2,000程度と比較的小さく表面のPEG密度もあまり高くないのに対して，高分子ミセルの場合は，分子量10,000以上のPEGを用いて，さらに表面のPEG密度をできるだけ高めることが長期血中滞留性の実現において重要である。また，典型的なPEG修飾リポソームは100 nm以上の粒径を有しているが，高分子ミセルの粒径は100 nm以下であり，20 nmまで小さくすることもできるために，PEG修飾リポソームと高分子ミセルは異なる体内動態を示すものと考えられる。例えば，PEG修飾リポソームは十数時間以上の血中半減期を有するが[9]，高分子ミセルの血中半減期は8-10時間程度である[8, 10]。また，PEG修飾リポソームは肝臓，脾臓に比較的高い集積を示すが[9]，高分子ミセルは肝臓，脾臓への集積は少ないように思われる[8, 10]。一方，近年，前述のワームミセルやポリマーソームが1週間以上にわたり血中を滞留する超ステルス性を示すことが報告されている[5, 11, 12]。これらのステルス型キャリアの形態やサイズが体内動態に及す影響は今後明らかにされるべき課題である。

一方，固形がんにおいては，血管壁の透過性が亢進しており，リンパ系が未発達であるために高分子物質が集積し，滞留しやすい環境が形成されているものと考えられており，Enhanced Permeability and Retention（EPR）効果と呼ばれている[13]。ステルス型キャリアがEPR効果によってがんに効果的に集積するためには150-200 nm以下であることが望ましいと考えられており[14]，数十nmの高分子ミセル型DDSはEPR効果によって固形がんに集積することができる（受動的ターゲティング）。また，高分子ミセル型DDSは，がん組織に到達した後に，高い組織浸透性を示すことも明らかにされつつある[15, 16]。このような優れた組織浸透性は，高分子ミセルが比較的小さいサイズを有することに起因するものと考えられ，膵臓がんなどの間質が豊富ながんの治療において極めて重要であると考えられる[15]。

高分子ミセル型DDSは，PEGの末端にリガンド分子を搭載することによって，能動的ターゲティングが可能となる（図4）。リガンド分子としては，糖[17]，ペプチド[18]，成長因子[19]，抗体[20]など様々な分子が報告されている。このようなリガンド分子を搭載した高分子ミセルを用いた場合でも，固形がんのターゲティングにおいては，ミセルはEPR効果によってがん組織に集積するために，リガンド分子はDDSの腫瘍での滞留性とがん細胞による取り込みの向上に寄与するものと考えられる。実際に，高分子ミセルへのリガンド分子の導入は，がん組織への薬剤の集積量には影響を与えないが，薬剤の有効投与量を低下させることが明らかになっている[21]。これは，リガンド分子の導入によって，がん細胞による高分子ミセルの取り込み効率が向上したことに起因するものと考えられる。また，EPR効果に依存しない能動的ターゲティングのためのアプローチとして，特定の臓器・組織の血管内皮細胞に特異的な分子マーカーに対する抗体やペプチドを利用した血管ターゲティングが注目されつつある[22]。このようなDDSの組織移行性を高めるリガンド分子は，悪性脳腫瘍などのEPR効果が顕著ではないと考えられる固形がんの標的治療や血液-脳関門（Blood-Brain Barrier，BBB）を越えての中枢神経系への薬剤デリバリーなどにおいて極めて有効であると考えられる。

1.3 高分子ミセルの安全性と治療効果

表1に示すように，現在，様々な高分子ミセル製剤の臨床試験が世界中で行なわれているが，高分子ミセルは安全性において優れたDDSであることが明らかとなってきている。一般的に，「生体由来，生分解性＝安全」であると思われがちであるが，実際は，生体由来および生分解性

表1　高分子ミセル型DDS製剤の臨床試験

商標名	薬剤	ポリマー	会社	現在の状況	文献
NK911	アドリアマイシン	PEG-P（Asp）-ADR	日本化薬㈱	第Ⅱ相	[24]
SP-1049C	アドリアマイシン	PEO-PPO-PEO	Supratek Pharma（カナダ）	第Ⅱ相	[31]
PAXCEED®	パクリタキセル	PEG-PDLLA	Angiotech（カナダ）	第Ⅰ/Ⅱ相	—
Genexol®-PM	パクリタキセル	PEG-PDLLA	Samyang（韓国）	韓国で承認	[32]
NK105	パクリタキセル	PEG-PPBA	日本化薬㈱	第Ⅱ相	[28]
NK012	SN-38	PEG-P（Glu）-SN38	日本化薬㈱	第Ⅱ相	[29]
NC-6004	シスプラチン	PEG-P（Glu）	ナノキャリア㈱	第Ⅱ相	[10]
NC-4016	オキサリプラチン	PEG-P（Glu）	ナノキャリア㈱	第Ⅰ相	[16, 27]

PEG：poly（ethylene glycol）；P（Asp）：poly（aspartic acid）；PEO：poly（ethylene oxide）；PPO：poly(propylene oxide)；PAPB：polyaspartate modified with 4-phenyl-butanol；P(Glu)：poly(glutamic acid)

の化合物は，しばしば有害な生体反応や毒性を惹起する。例えば，抗体医薬やリポソーム製剤を体内に投与した場合，Infusion-related reactionを発生することが知られており，抗ヒスタミン薬や抗炎症剤の前投与が必要となるが[23]，高分子ミセル製剤は，そのような生体反応の惹起は確認されていない[24]。また，ドキシルは，Hand-foot syndromeを惹起することが報告されているが[25]，ADR内包高分子ミセル（NK911）の臨床試験では，そのような副作用は確認されなかった[24]。これらの結果は，高分子ミセルが，無毒である一方で，生体に作用しない合成高分子により構成されていることに起因するものと思われる。また，高分子ミセルは，体内においてゆっくりと構成成分であるブロック共重合体へと解離し，ブロック共重合体は腎糸球体より速やかに排泄されるために[26]，長期にわたり蓄積しないものと考えられ，これは安全性面における大きな利点となっている。

高分子ミセル型DDSは，上述の様に，効率的な薬剤リリースと優れた組織浸透性により，膵臓がんやスキルス胃がんなどの難治性がんに対して優れた薬効を示すことが明らかになっている[15, 27~29]。一方，細胞に取り込まれにくいキャリアであるリポソームと比較して，比較的サイズの小さい高分子ミセルは細胞に取り込まれやすいキャリアであると考えられ，その結果として，高分子ミセルは細胞内選択的な薬剤放出により細胞内での薬剤分布を変化させることができる。このような効果がもたらす恩恵として，近年，高分子ミセルは，化学療法における最大の課題の一つである薬剤耐性を克服する可能性がある。例えば，多剤耐性（Multi-drug resistance）は，細胞膜表面に薬剤を細胞外へと汲み出すP糖蛋白質が過剰発現することに起因するが，リガンド分子を搭載したpH応答型ミセルを利用することによって，細胞内における薬剤濃度を高め，エンドソーム/リソソームで選択的に薬剤を放出させることにより，P糖蛋白質による薬剤汲み出し機構を回避できることが示唆されている[30]。さらに，最近の研究では，細胞質内の重金属の解毒機構を構築しているMethionine SynthaseやMetallothioneinによるオキサリプラチンの解毒作用を細胞内の後期リソソーム選択的に薬剤を放出する高分子ミセルを利用することによってオキサリプラチンに対する耐性が克服されることが報告されている（図5）[16]。すなわち，高分子ミセルは細胞によって取り込まれやすいナノキャリアであり，細胞内のミクロ環境に応答して薬剤を放出する機能を創り込むことにより，「ナノスケールのトロイの木馬」として内包薬剤の薬効を著しく高める大きな可能性を秘めている。

2　おわりに

本章では，高分子ミセル型DDSの開発技術について概説した。高分子ミセルは，高分子科学を基盤としたナノデバイスとも言うべき，機能制御型DDSであり，構成要素であるブロック共重合体の精密設計によって，薬剤内包効率ならびに放出性，ステルス性，腫瘍集積性などのDDSに必要な機能を任意に制御するだけでなく，環境応答性や標的指向性などのスマート機能をDDSに賦与することができる。また，高分子ミセルは，Infusion-related reactionなどの生

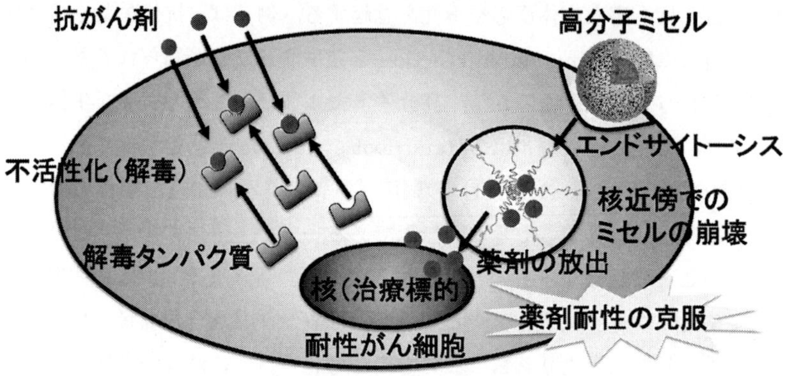

図5　高分子ミセルを利用した細胞内における薬剤分布の制御に基づく薬剤耐性の克服

体反応を惹起せず，生体に対して安全なDDSである。さらに，高分子ミセルは，診断機能を搭載することによって，診断と治療をシングルプラットフォームで行うことのできる診断-治療機能一体型ナノデバイス（Theranostic Nanodevice）[27]としても大きな可能性を秘めており，より高度なナノ医療の実現に向けて，今後の展開が大いに期待される。

文　　献

1） N. Nishiyama, *et al., Adv. Polym. Sci.*, **193**, 67-101（2006）
2） W. Zhu, *et al., J. Polym. Sci. A*, **49**, 1942-1952（2011）
3） M. H. Stenzel, *Chem. Commun.*, **30**, 3486-3503（2008）
4） D. E. Discher, *et al., Science*, **297**, 967-973（2002）
5） N. Nishiyama, *Nat. Nanotech.*, **2**, 203-304（2007）
6） Y. Bae, *et al., Angew. Chem. Int. Ed.*, **42**, 4197-4200（2003）
7） Y. Bae, *et al., Bioconjugate Chem.*, **16**, 122-130（2005）
8） N. Nishiyama, *et al., Pharmacol. & Ther.*, **112**, 630-648（2006）
9） P. K. Working, *et al., J. Liposome Res.*, **4**, 667-687（1994）
10） N. Nishiyama, *et al., Cancer Res.*, **63**, 8977-8983（2003）
11） Y. Geng, *et al., Nat. Nanotech.*, **2**, 249-255（2007）
12） Y. Anraku, *et al., Chem. Commun.*, **47**, 6054-6056（2011）
13） Y. Matsumura, *et al., Cancer Res.*, **46**, 6387-6392（1986）
14） K. Maruyama, *et al., Adv. Drug Deliv. Rev.*, **40**, 89-102（1999）
15） M. R. Kano, *et al., Proc. Natl. Acad. Sci. USA*, **104**, 3460-3465（2007）
16） M. Murakami, *et al., Sci. Transl. Med.*, **3**, 64ra2（2011）
17） Y. Nagasaki, *et al., Biomacromolecules*, **2**, 1067-1070（2001）

18) N. Nasongkla, *et al.*, *Angew. Chem., Int. Ed.*, **43**, 6323-6327 (2004)
19) F. Zeng, *et al.*, *Bioconjugate Chem.*, **17**, 399-409 (2006)
20) V. P. Torchilin, *et al.*, *Proc. Natl. Acad. Sci. USA*, **100**, 6039-6044 (2003)
21) Y. Bae Y, *et al.*, *Bioconjugate Chem.*, **18**, 1131-1139 (2007)
22) W. Arap, *et al.*, *Nat. Med.*, **8**, 121-127 (2002)
23) C. F. Verschraegen, *et al.*, *Cancer*, **92**, 2327-2333 (2001)
24) Y. Matsumura Y, *et al.*, *Br. J. Cancer*, **91**, 1775-1781 (2004)
25) P. F. Escobar, *et al.*, *J. Cancer Res. Clin. Oncol.*, **129**, 651-654 (2003)
26) Y. Yamamoto, *et al.*, *J. Control. Release*, **77**, 27-38 (2001)
27) S. Kaida, *et al.*, Cancer Res., **70** (18), 7031-7041 (2010)
28) Y. Matsumura, *et al.*, *Cancer Sci.*, **100**, 572-579 (2009)
29) Y. Matsumura, *Adv. Drug Deliv. Rev.*, **63**, 184-192 (2011)
30) E. S. Lee , *et al.*, *J. Control. Release*, **103**, 405-418 (2005)
31) S. Danson, *et al.*, *Br. J. Cancer,* **90**, 2085-2091 (2004)
32) T. Y. Kim, *et al.*, *Clin. Cancer Res.*, **10**, 3708-3016 (2004)

次世代バイオ医薬品の製剤設計と開発戦略《普及版》(B1236)

2011年11月18日 初 版 第1刷発行
2018年 3 月 9 日 普及版 第1刷発行

監 修 森下真莉子
発行者 辻 賢司
発行所 株式会社シーエムシー出版
東京都千代田区神田錦町 1-17-1
電話 03 (3293) 7066
大阪市中央区内平野町 1-3-12
電話 06 (4794) 8234
http://www.cmcbooks.co.jp/

Printed in Japan

〔印刷 株式会社遊文舎〕

ISBN978-4-7813-1273-6 C3047 ¥4900E